AF636437

Dr. Markus Strauß

DIE WALD APOTHEKE

Bäume, Sträucher und Wildkräuter, die nähren und heilen

KNAUR
MENSSANA

Dr. Markus Strauß

DIE WALD APOTHEKE

Bäume, Sträucher und Wildkräuter, die nähren und heilen

KNAUR
MENSSANA

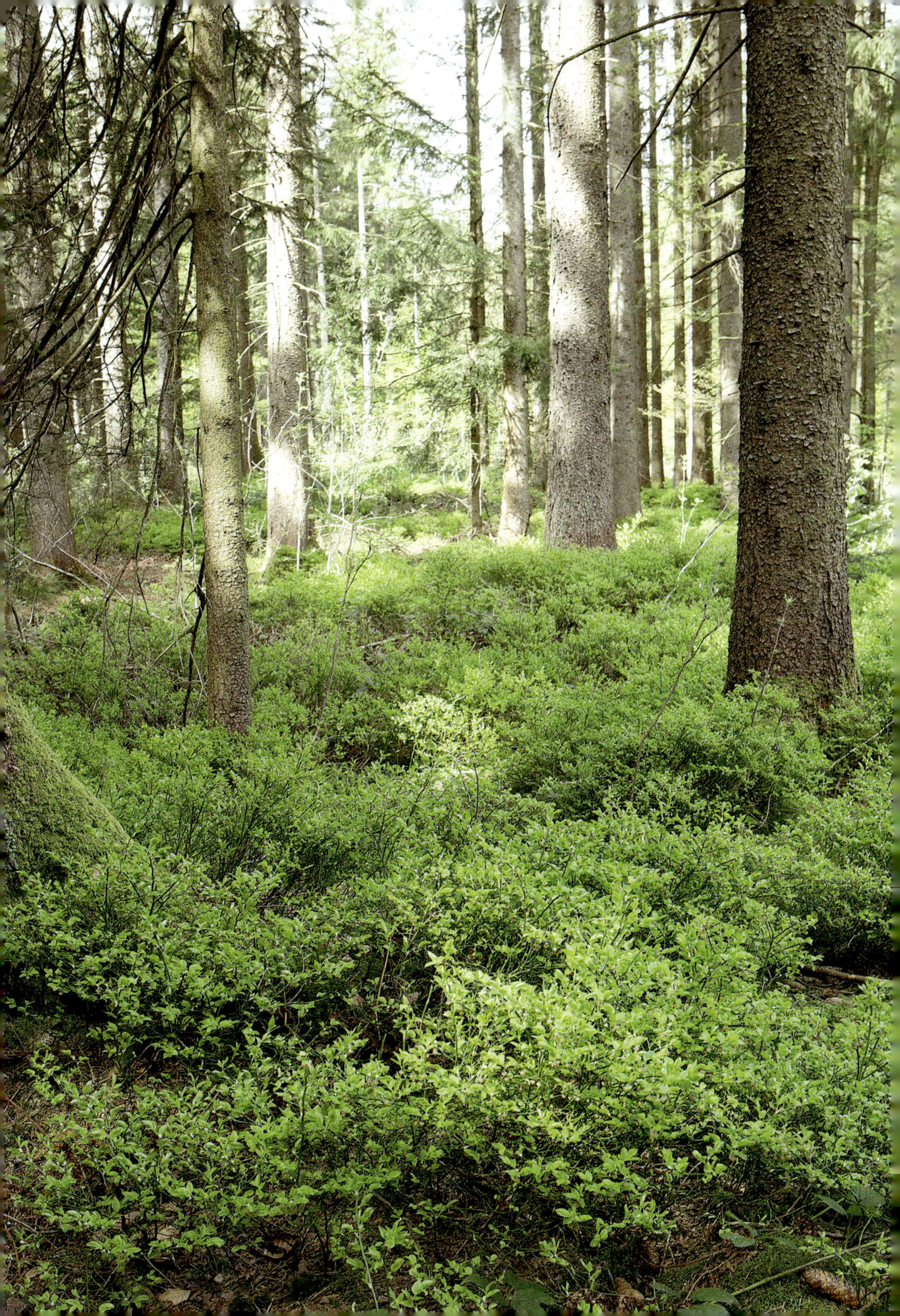

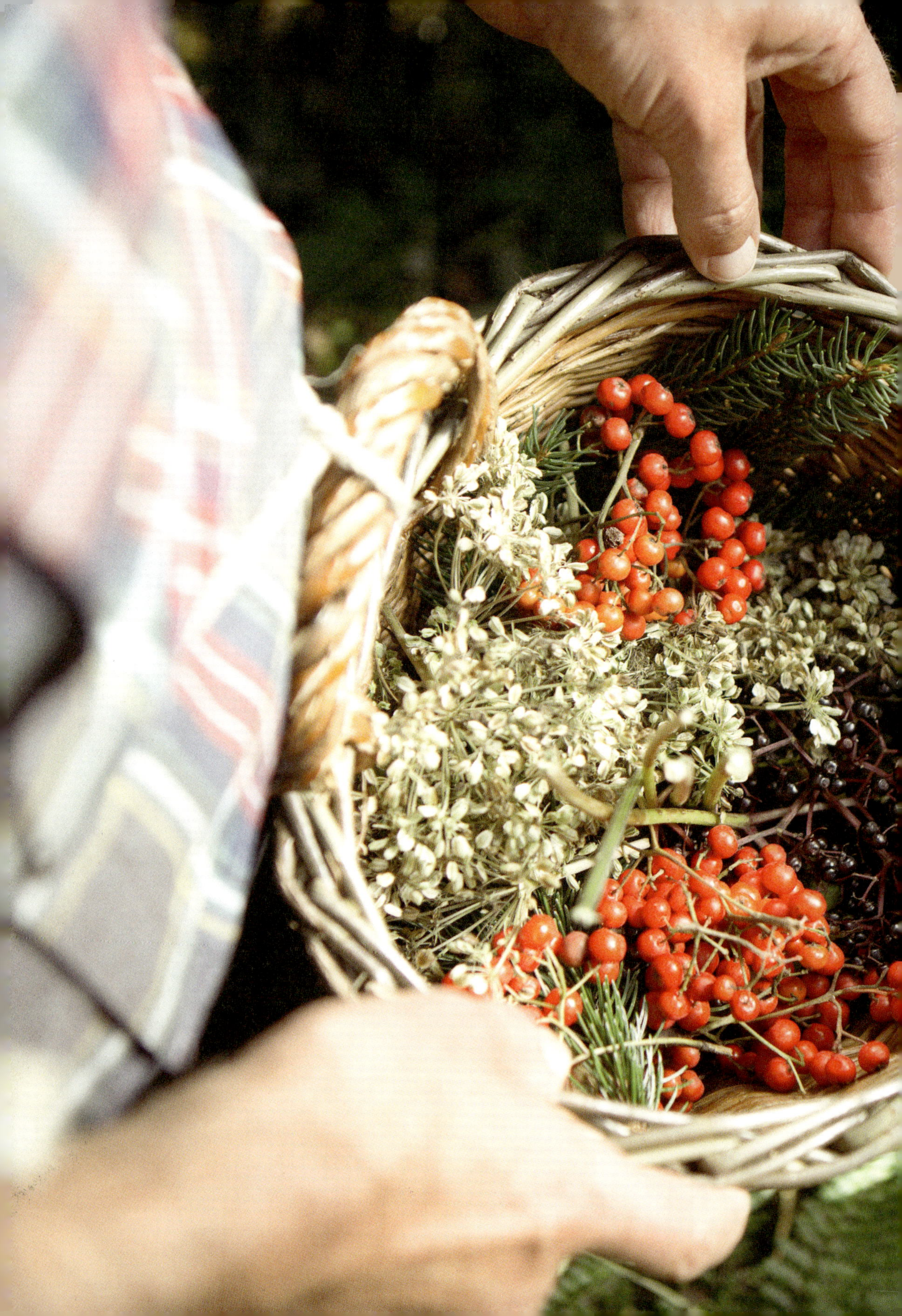

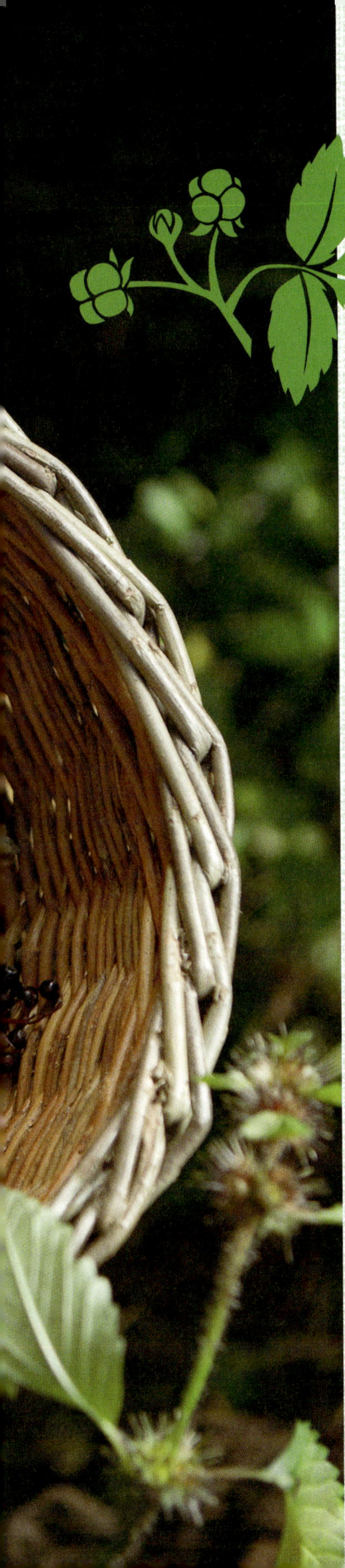

VORWORT

Liebe Leserin und lieber Leser,

mit diesem Buch möchte ich Ihnen den Wald näherbringen. Dabei denke ich ganz praktisch: Es geht mir ums Riechen, Schmecken und Genießen, Entgiften und Entspannen, Heilwerden, Kräftigen und Vitalisieren. Alles, was Sie dazu benötigen, finden Sie in unseren Wäldern! Doch bevor wir nun in die Natur aufbrechen, möchte ich Sie zur Einstimmung zu einem kurzen Gedankenspaziergang einladen:

Wo auch immer Sie jetzt gerade sind, schauen Sie einmal aus dem Fenster und betrachten Sie Ihre Umgebung. Die meisten von Ihnen blicken auf benachbarte Häuser und Straßen, vielleicht auch auf Gärten und Felder. So schön es bei Ihnen auch aussehen mag – dies ist alles Menschenwerk, Kulturlandschaft.

Ließen wir der Natur ihren freien Lauf, sähe es bei uns ganz anders aus: Mitteleuropa wäre komplett bewaldet. Im Tiefland würden dichte Laubwälder gedeihen, in denen Buchen und Eichen dominieren, während Nadelbäume wie Fichten und Tannen nur in den Mittelgebirgen und in den Alpen wachsen würden. In solchen ursprünglichen Wäldern lebten unsere Vorfahren als Sammler und Jäger. Alles, was zum Leben nötig war, bot ihnen der Wald: Lebens-, Heil- und Genussmittel, reines Trinkwasser sowie sämtliche Rohstoffe für Heizung, Bekleidung, ihre religiösen Riten und Baumaterial. Die Kultur der damaligen Menschen war ganz an das Ökosystem des Waldes angepasst – anders wären ihr Leben und Überleben nicht möglich gewesen.

Heute stellt sich uns die Frage des Überlebens auf ganz andere Weise. Seit der Einführung der Landwirtschaft vor etwa 7800 Jahren und erst recht seit der Industrialisierung vor etwa 120 Jahren haben wir den Wald zurückgedrängt und unsere Umgebung komplett umgestaltet. Doch inmitten des täglichen Trubels unserer künstlichen Lebenswelt aus Wirtschaft und Finanzen, Technik und globaler Vernetzung merken wir heute endlich: Es fehlt uns etwas, so geht es nicht weiter!

Ich bin der festen Überzeugung, dass Ihnen in dieser Situation der Wald viel zu bieten hat: Indem Sie sich dem Lebensbereich unserer Urahnen wieder bewusst nähern und deren bewährtes, archaisches Wissen in Ihren heutigen Alltag integrieren, werden Sie reich beschenkt! Kommen Sie mit in den Wald und entdecken Sie ihn mit mir. Hier finden Sie alles, was Sie brauchen für:

1. *gesunde und gleichzeitig wohlschmeckende Lebensmittel,*
2. *wunderbar aromatische Genussmittel,*
3. *kraftvolle Heilmittel sowie*
4. *sinnlich entspannte Stunden mit selbstgesammelten Wellnessprodukten und Räucherwerk.*

KRAFT AUS DEM WALD – WARUM UNSERE WÄLDER HEUTE SO WERTVOLL SIND

Zwar sind fast alle unsere heutigen Wälder in Mitteleuropa forstlich bewirtschaftet und damit keine ursprüngliche Natur mehr, doch im Vergleich zu den unter Einsatz von Agrarchemie intensivst genutzten Feldern der modernen Landwirtschaft herrschen hier geradezu paradiesische Zustände. Der Grund dafür: Es findet nicht jedes Jahr, sondern nur etwa alle 100 Jahre eine große Holzernte statt.

Essbare Wild- und Heilpflanzen aus dem Wald gedeihen ganz ohne menschliches Zutun – sie werden uns von der Natur geschenkt:

ohne Züchtung
ohne Gentechnik
ohne Dünger
ohne Agrarchemie
ohne lange Transportwege
ohne Verpackung, also ohne Müll zu machen
garantiert taufrisch
immer regional
immer saisonal

Qualität dieser Art kann man heute nirgends kaufen!

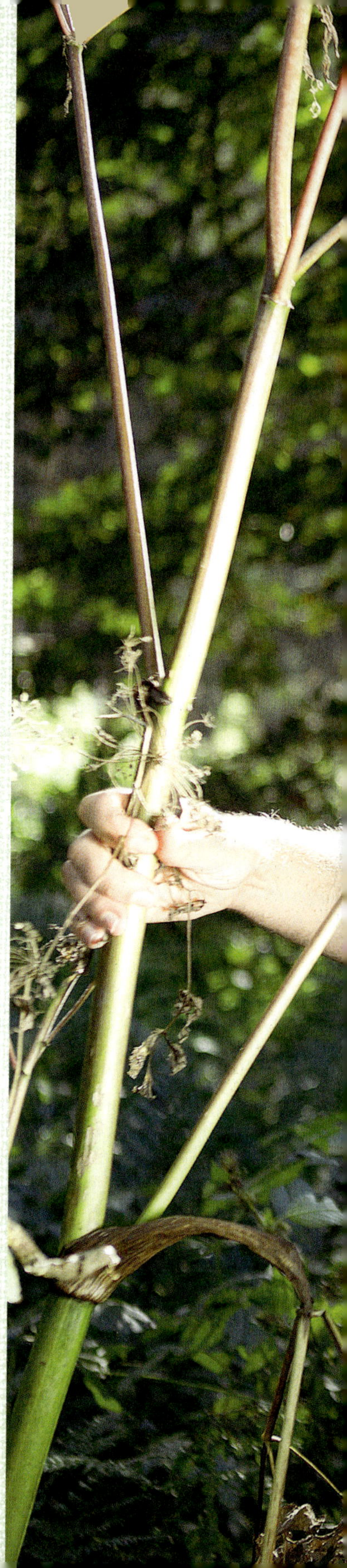

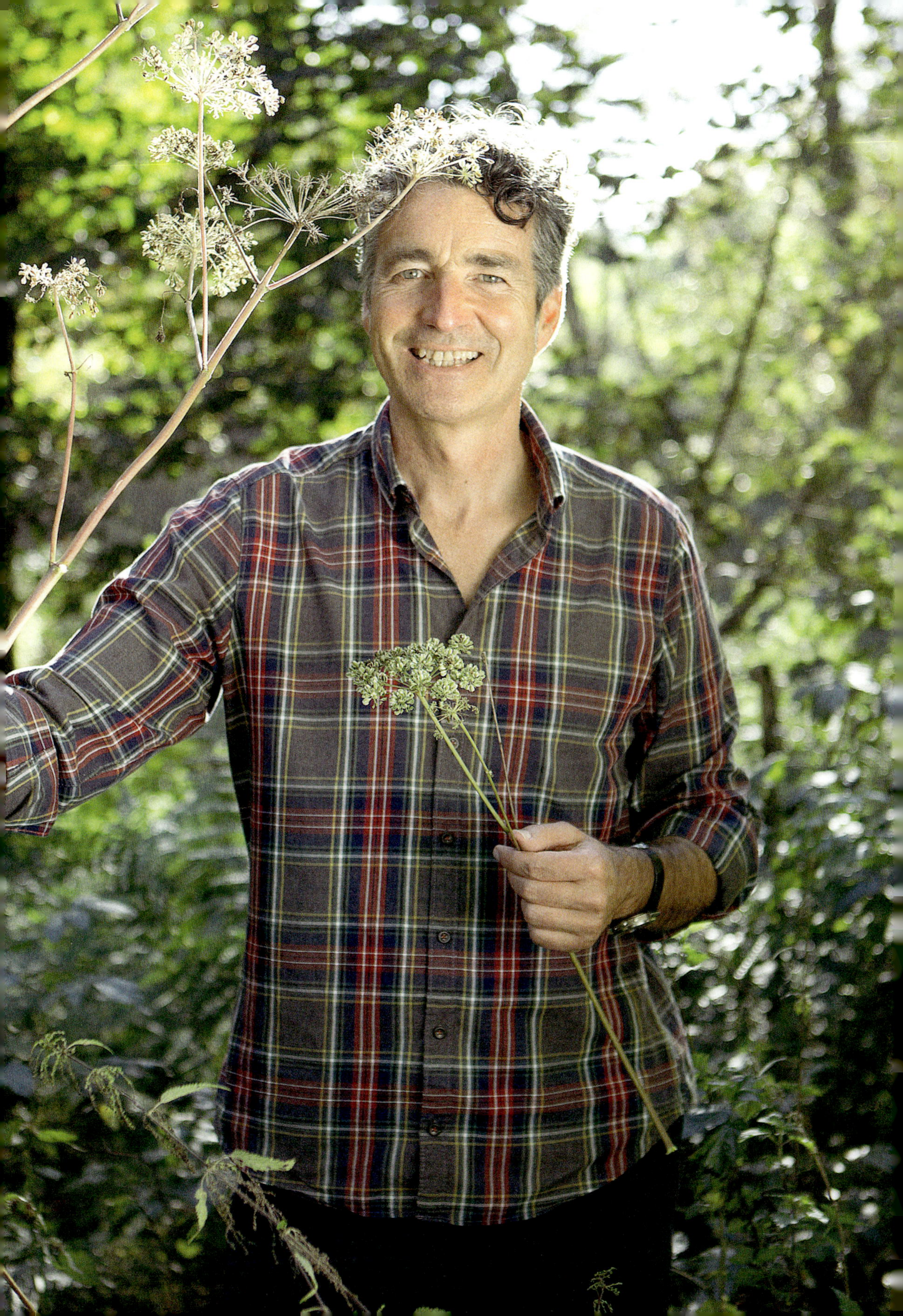

Doch es kommt noch besser: Die Waldpflanzen wachsen auf lebendigen und ausgeruhten Böden, welche im Vergleich zu den Ackerböden weitaus mehr Humus und das volle Spektrum an Mineralien und Spurenelementen enthalten. Im Vergleich mit Kulturpflanzen ist ihr Gehalt an Vitaminen und anderen Vitalstoffen daher um ein Vielfaches höher. Zudem halten sie wertvolle sekundäre Pflanzenstoffe wie ätherische Öle, Bitterstoffe und Antioxidanzien für uns bereit – eine echte Wald-Apotheke!

Apropos »Apotheke« und »Rezepte aus dem Wald«: Das sogenannte Waldbaden (»Shinrin Yoku«), bei dem einfach die Waldatmosphäre eingeatmet wird, hat in Japan, aber auch in Korea und China eine lange Tradition. Erst 2013 wurde in einer großen Studie von japanischen, chinesischen und koreanischen Wissenschaftlern veröffentlicht, dass Waldbäume aktivierend und stärkend auf das menschliche Immunsystem wirken. Ein ganzer Tag im Wald erhöht die Zahl der natürlichen Killerzellen um 40 Prozent, fördert zudem die Bildung von Anti-Krebs-Proteinen sowie von (neutrophilen) Erste-Hilfe-Zellen. Dieser positive Effekt hält ungefähr sieben Tage an.[1] Verantwortlich hierfür sind gasförmige Botenstoffe, sogenannte »Terpene«. Sie finden sich bei Nadelgehölzen in einer noch höheren Konzentration als schon bei Laubbäumen. Diese Stoffe werden nicht nur über die Lunge, sondern auch über die Haut aufgenommen. Zusätzlich reagiert das limbische System im Gehirn auf sie und sorgt für die Ausschüttung von gesundheitsfördernden Hormonen und sogenannten Neurotransmittern. In der Nähe des Stammes ist der Gehalt an Terpenen übrigens am höchsten (Stichwort: Bäume umarmen!).

Somit zeigt sich hier ein überaus geniales Zusammenspiel zwischen Waldbaum und Mensch. So komplex die Natur und der menschliche Organismus auch funktionieren – gerade in der Einfachheit eines gemütlichen Sammelspaziergangs im Wald liegt die Lösung für viele unserer hausgemachten Probleme der modernen Zivilisation!

Unsere Wälder bilden nämlich nicht nur auf der messbaren, materiellen Ebene einen Gegenpol zu unserer durch und durch technisierten und ökonomisierten Welt. Das Sammeln im Wald bietet uns auch die Chance …

[1] Clemens G. Arvay: Der Biophilia-Effekt. Heilung aus dem Wald, S. 30–35

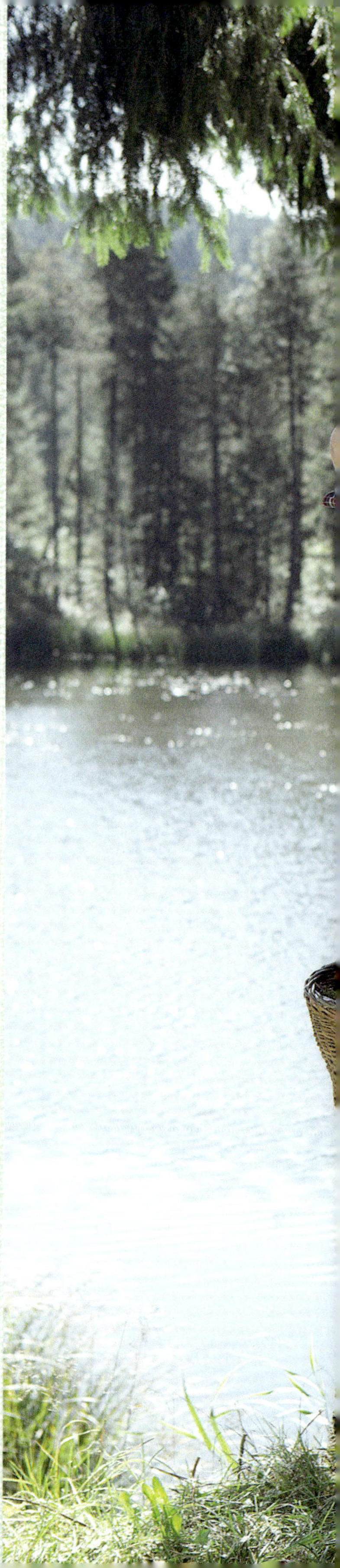

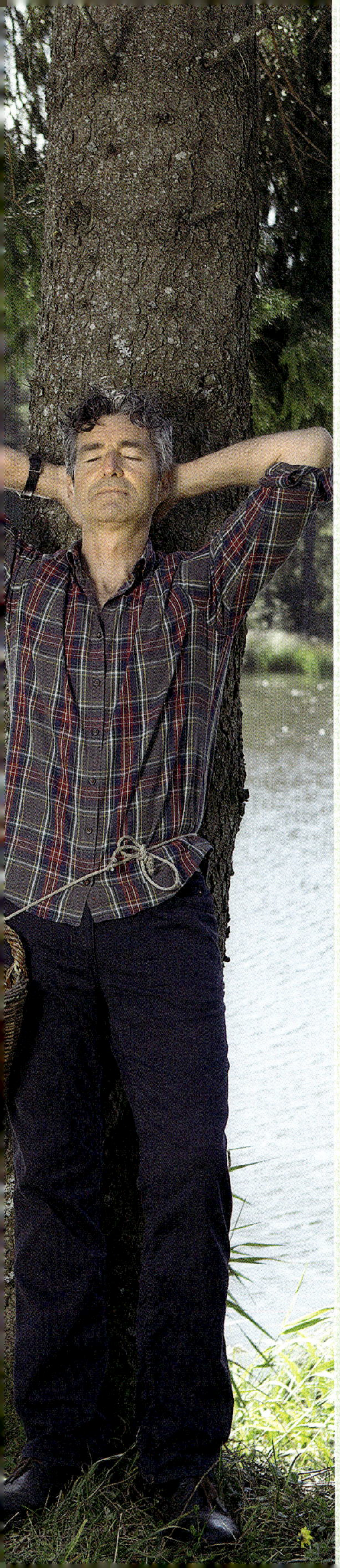

... ZUR RUHE ZU KOMMEN!

Unsere Sprache sagt es schon: Man muss nur zu ihr hinkommen, die Ruhe ist immer da. Die Ruhe des Waldes lädt uns zu jeder Zeit ein, in sie einzutauchen. Etwa beim Sammeln von süßen Blaubeeren unter alten Fichten, durch deren Kronen der Wind schweift und deren harziger Duft unsere Nase verwöhnt. Hier kann es leichter geschehen: das Loslassen von Stress und dem alltäglichen Gedankenkarussell. Im Wald können wir wieder Kontakt mit uns selbst finden, uns mit dem Leben verbunden fühlen und so auch auf einer anderen Ebene unser Heil im Sinne von »ganz sein, richtig sein« erfahren. Auf diese Weise finden wir zu unserer ganz persönlichen inneren Ruhe.

Und nun? Ziehen wir die Schuhe an und eine Jacke über, nehmen den Sammelbeutel oder Korb in die Hand, und los geht es!

Ich wünsche Ihnen eine anregende Lektüre und vor allem viele schöne Erlebnisse draußen im Wald.

Ihr Markus Strauß

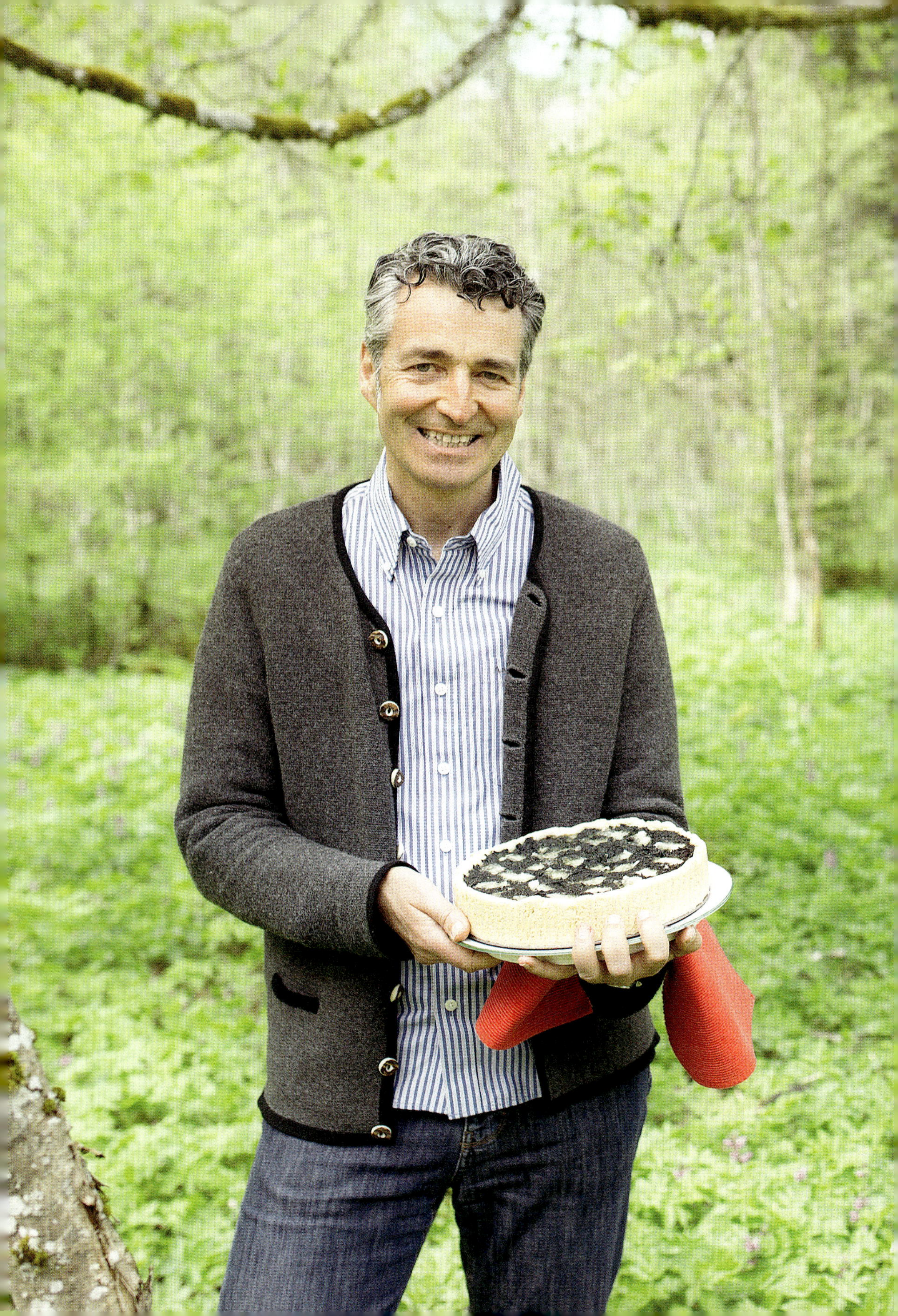

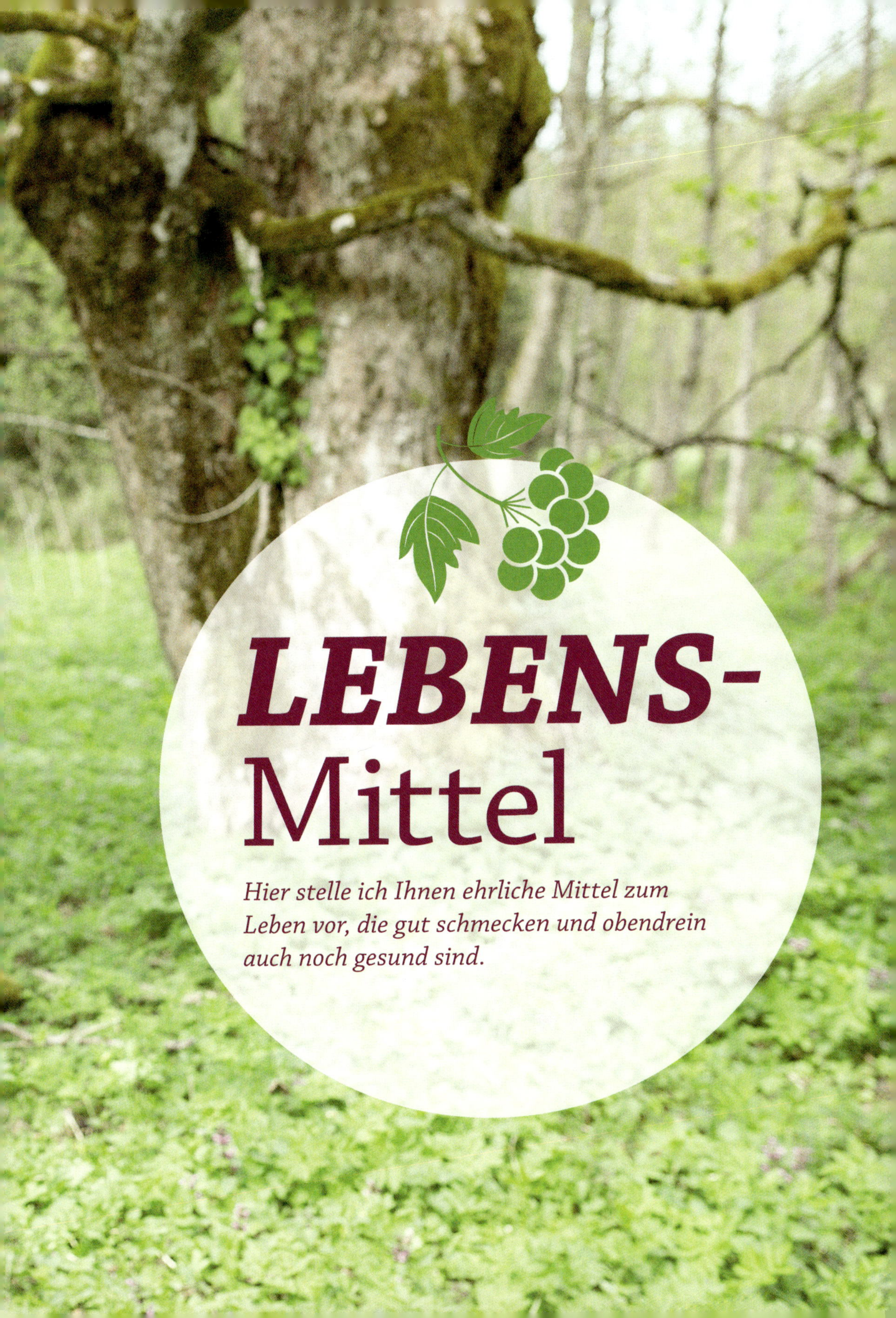

LEBENS- Mittel

Hier stelle ich Ihnen ehrliche Mittel zum Leben vor, die gut schmecken und obendrein auch noch gesund sind.

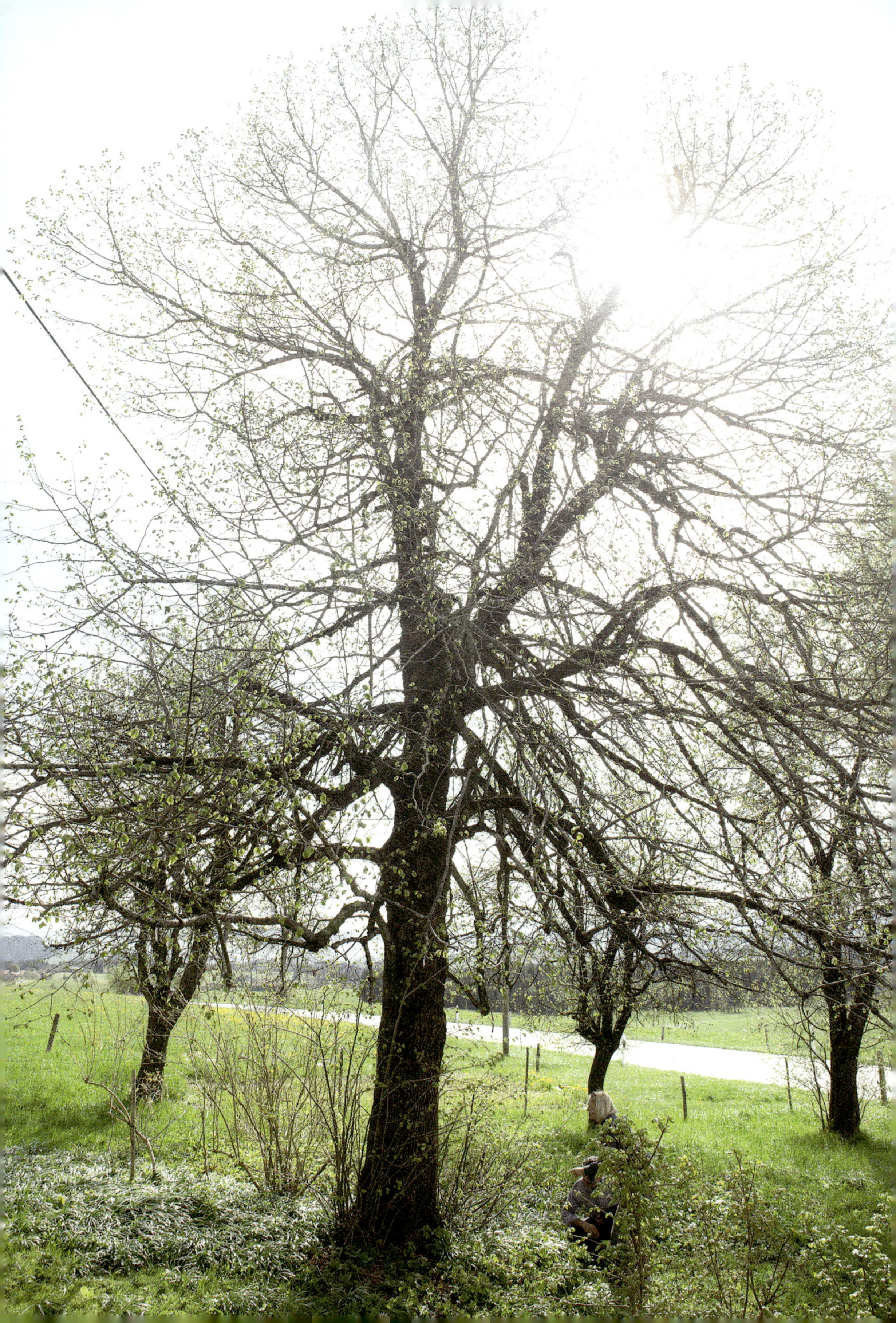

LINDEN, BESONDERS SOMMERLINDE

Ob als Dorflinde, Gerichts- oder Tanzlinde sowie in Musik, Literatur und Mystik – dieser Baum begegnet uns nicht nur im Wald. Wenn Sie sich vor Ihrer Haustür umsehen, finden Sie mit Sicherheit zahlreiche Linden, die Ihre Straße säumen oder beim Spaziergang durch den Park Schatten spenden. Ihre reichen Blüten verströmen zu Beginn des Sommers einen starken Duft, der Bienen anlockt und sie zu einer hervorragenden Bienenweide macht. Probieren Sie einmal den sortenreinen Lindenblütenhonig, er hat ein ganz besonderes Aroma. Aber wir müssen uns nicht nur auf die Bienen verlassen, wenn wir von der Linde profitieren möchten: Immer wieder im Laufe des Jahres können Sie von den Linden unterschiedliche Pflanzenteile ernten und genießen. Außerdem möchte ich Ihnen die Linde als wirkungsvolles Hausmittel ans Herz legen, denn schon unsere Großmütter wussten, was bei Erkältungskrankheiten guttut beziehungsweise im wahrsten Sinne des Wortes »Linderung« verschafft – dieses Wort geht auf die Linde zurück!

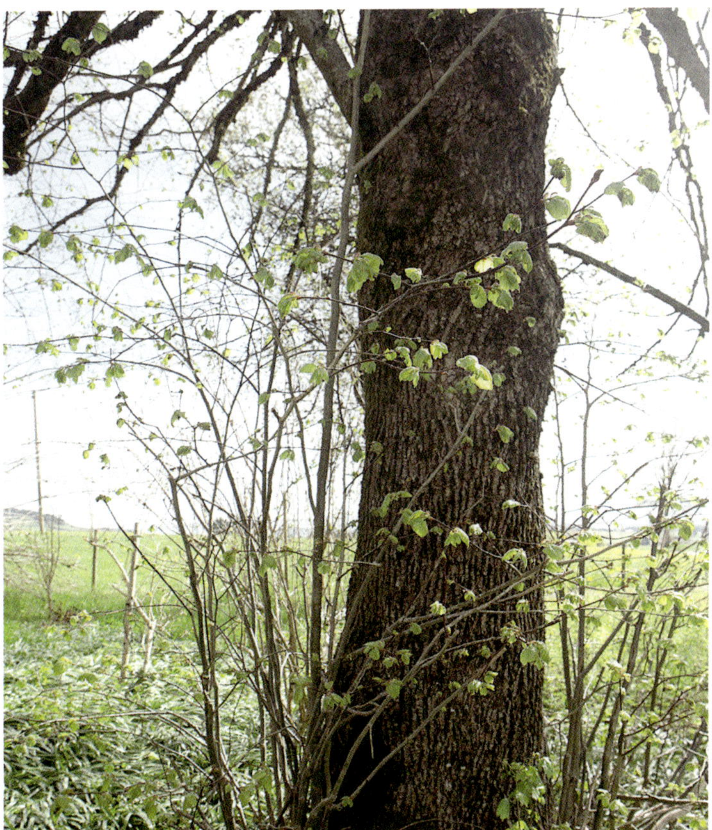

HIER WÄCHST SIE:

In der freien Natur ist sie Bestandteil von Laub- und Mischwäldern. Besonders am Waldrand hängen ihre Äste tief herab, hier können Sie besonders gut zugreifen.

Ansonsten findet man sie auch auf Dorfplätzen sowie auf Friedhöfen, in (Schloss-) Parks und Alleen. Gerade diese Bäume bilden oft Stockausschläge, von denen Sie die Blätter besonders leicht ernten können – und das, ohne ihnen zu schaden. Im Rahmen von Pflegemaßnahmen würden die Gärtner diese Pflanzenruten nämlich sowieso abschneiden.

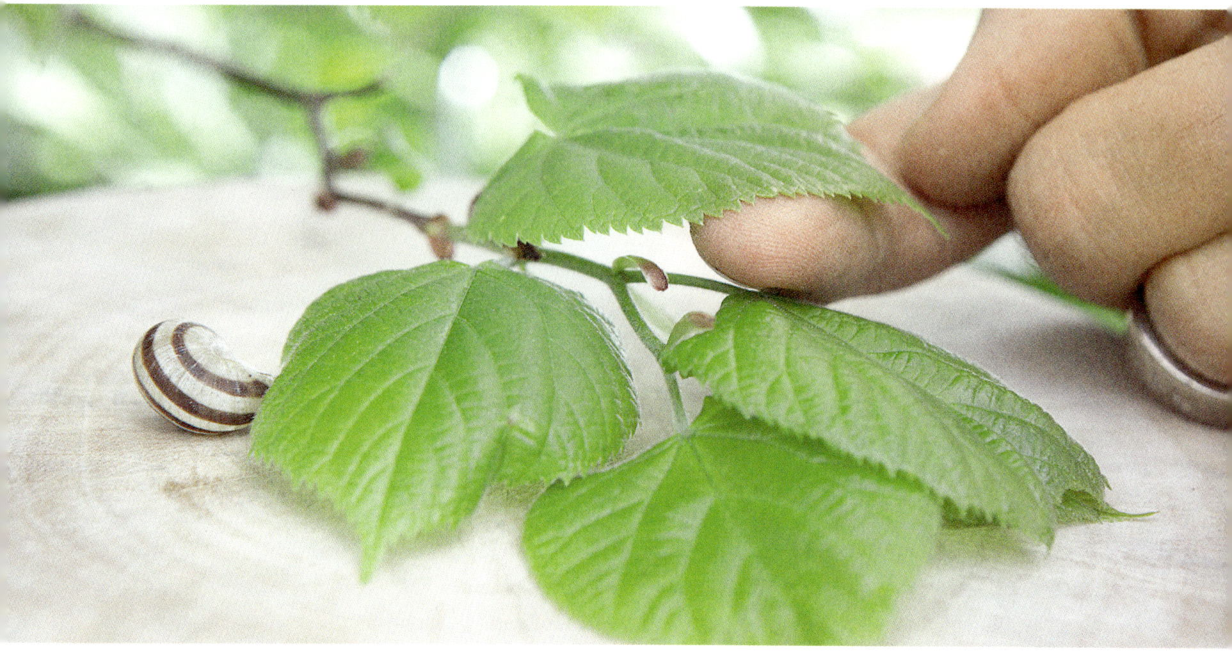

LINDENBLÜTEN IN HONIG

Geben Sie dazu 1 Tasse Lindenblüten auf 1 Tasse möglichst flüssigen Honig (z. B. Akazienhonig) und lassen das Ganze mindestens 24 Stunden ziehen, dann hat der Honig das Aroma der Lindenblüten angenommen. Wenn Sie die Blüten im Honig belassen, sieht das auf Ihrem Frühstücksbrot nicht nur hübsch aus, sondern wirkt zugleich als hervorragendes Stärkungsmittel.

DARAN ERKENNEN SIE SIE:

Man unterscheidet zwischen Winter- und Sommerlinden. Beide Arten sind essbar. Da die Blätter der einheimischen Sommerlinde aber besonders weich sind und angenehm mild schmecken, möchte ich mich in diesem Buch eher auf diese konzentrieren:

Sommerlinden können bis zu 35 m hoch und stolze 1000 Jahre alt werden. Ihre Baumkrone zeichnet sich im Alter durch steil ansteigende Hauptäste und bogig herabhängende Nebenäste aus, als junger Baum ist die Krone herz- oder halbkugelförmig. Die Blätter der Sommerlinde sind herzförmig und werden bis zu 15 cm groß (zur Unterscheidung: die Blätter der Winterlinde sind kleiner und ledrig fest), sie stehen wechselständig und haben einen gesägten Rand, sind langgestielt und sowohl auf der dunkelgrünen Blattoberseite als auch auf der helleren Unterseite samtig behaart (während die Winterlinde glatte und glänzende Blattoberflächen zeigt).

In den Winkeln zwischen den Blattnerven der Blattunterseite sind kleine, weiße Haarbüschel zu sehen. Bei der Winterlinde sind diese rötlich braun. Die stark duftenden Blüten der Linden sind gelblich weiß; immer 3 bis 7 hängen gemeinsam als lockeres Bündel an einem Blütenstiel nach unten. In der Mitte dieses Blütenstiels ist ein Hochblatt mit dem Stiel verwachsen. Es dient nach der Reife der kleinen Nüsschen als Flugsegel zur Verbreitung. Die Nüsschen der Sommerlinde sind rund, bei

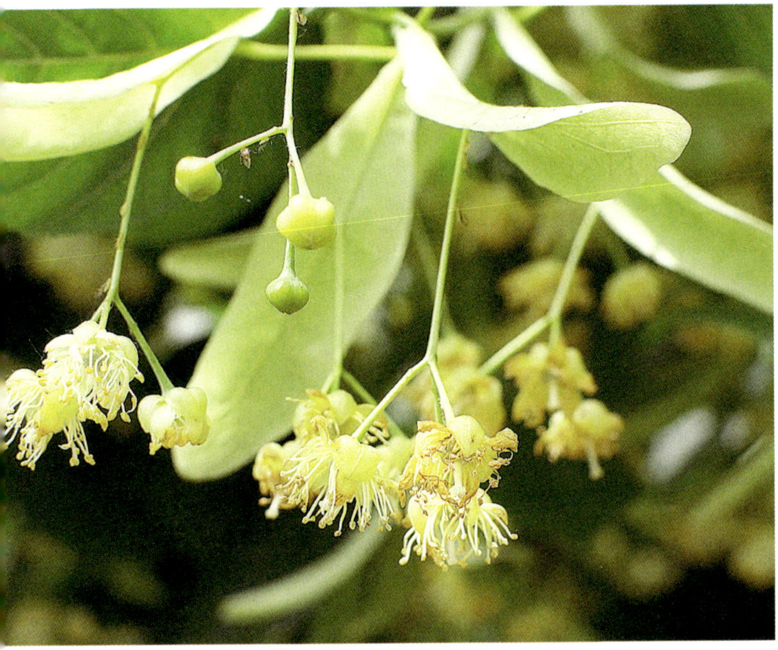

genauerem Hinsehen kann man jedoch Kanten erkennen. Sie lassen sich mit den Fingern nicht zerdrücken, die Nüsschen der Winterlinde dagegen schon.

SO WIRKT SIE:

Die Blüten beider Lindenarten werden von jeher als Tee bei Erkältungskrankheiten und Grippe verwendet. Merken Sie zum Beispiel, dass eine Erkältung im Anmarsch ist, können Sie die Lindenblüten auch zur Unterstützung des Immunsystems und zur Stärkung der Abwehrkräfte nutzen. Ist es dafür schon zu spät und Sie haben sich einen grippalen Infekt oder gar Fieber eingefangen, schafft der Lindenblütentee durch seine schweißtreibende Wirkung Abhilfe und fördert gleichzeitig den heilsamen Schlaf.

Die Blüten enthalten ätherische Öle, Flavonoide, Schleim- und Gerbstoffe. Medizinisch wirken ätherische Öle entzündungshemmend und antibakteriell. Flavonoide können ganz unterschiedlich auf den menschlichen Körper wirken, unter anderem ebenfalls entzündungshemmend und kreislaufstärkend. Mit ihren Schleim- und Gerbstoffen haben Lindenblüten zudem eine reizlindernde und einhüllende Wirkung und können Ihnen damit als wertvolle Helfer gegen Erkältungssymptome wie Halsschmerzen und Hustenreiz dienen – das können Sie sich wie eine »innere Einreibung« der wunden, entzündeten Schleimhäute vorstellen.

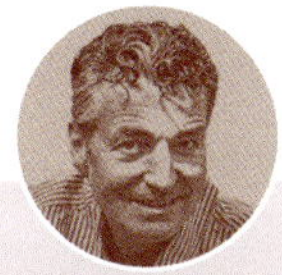

MEIN PERSÖNLICHER TIPP

Für einen Heiltee aus Lindenblüten übergieße ich pro Tasse 2 Teelöffel Teeblüten mit kochendem Wasser und lasse ihn abgedeckt 10 Minuten ziehen. So entfaltet er seine optimale Wirkung und den charakteristischen Geschmack. Nach Belieben süße ich den Tee mit 1 Teelöffel Honig.

LINDENBLÜTEN-HEILBAD

Wer die Erkältung ganz klassisch »herausschwitzen« möchte, gibt einen Heilaufguss aus 2 Hand voll getrockneter Lindenblüten und 2 Litern kochendem Wasser zu einem warmen bis heißen Vollbad. Bleiben Sie am besten nicht länger als 15 Minuten darin liegen, sonst bekommen Sie möglicherweise Kreislaufprobleme! Auch bei Rheuma oder als Einschlafhilfe am Abend kann ein solches Bad eine Wohltat sein.

> **INFO**
> Suchen Sie sich in Ihrer direkten Umgebung oder auch entlang Ihrer Stammwege eine »eigene« Sommerlinde. Das heißt, einen Baum, an dem man den Entwicklungsstand genau beobachten und so rechtzeitig ernten kann.

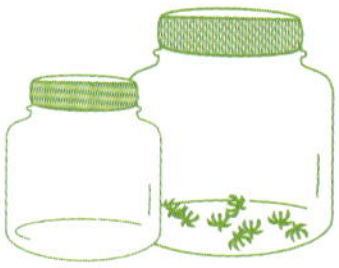

SAMMELHINWEISE:

Linden bieten fast ganzjährig ein reichhaltiges Angebot für Sammler:

Knospen:	**Oktober–März**
Blätter:	**April–Juni**
Blütenknospen:	**Mai–Juni**
Blüten:	**Juni**
Junge Früchte:	**etwa 2 Wochen nach der Blüte**
Nüsschen:	**September–Oktober**

Die Ernteperioden mancher Pflanzenbestandteile wie zum Beispiel der noch nicht geöffneten Blütenknospen, der Blüten selbst oder der jungen, noch zarten Früchte sind sehr kurz. Das heißt im Klartext: Es besteht die Gefahr, sie unter Umständen zu verpassen!

Achten Sie bitte ganz besonders bei der Ernte der für den Heiltee verwendeten Lindenblüten darauf, nur frisch aufgeblühte Blüten zu sammeln, denn der Gehalt an Vitalstoffen wie auch deren Wirksamkeit nehmen bei älteren Blüten stark ab. Auch nach längerer Lagerung nehmen der Wirkstoffgehalt ab. Pflücken Sie die Blüten deshalb jedes Jahr frisch. Der beste Zeitpunkt dafür ist der späte Morgen, wenn der Tau bereits vollständig abgetrocknet ist. Ich rate Ihnen, die Blüten dann

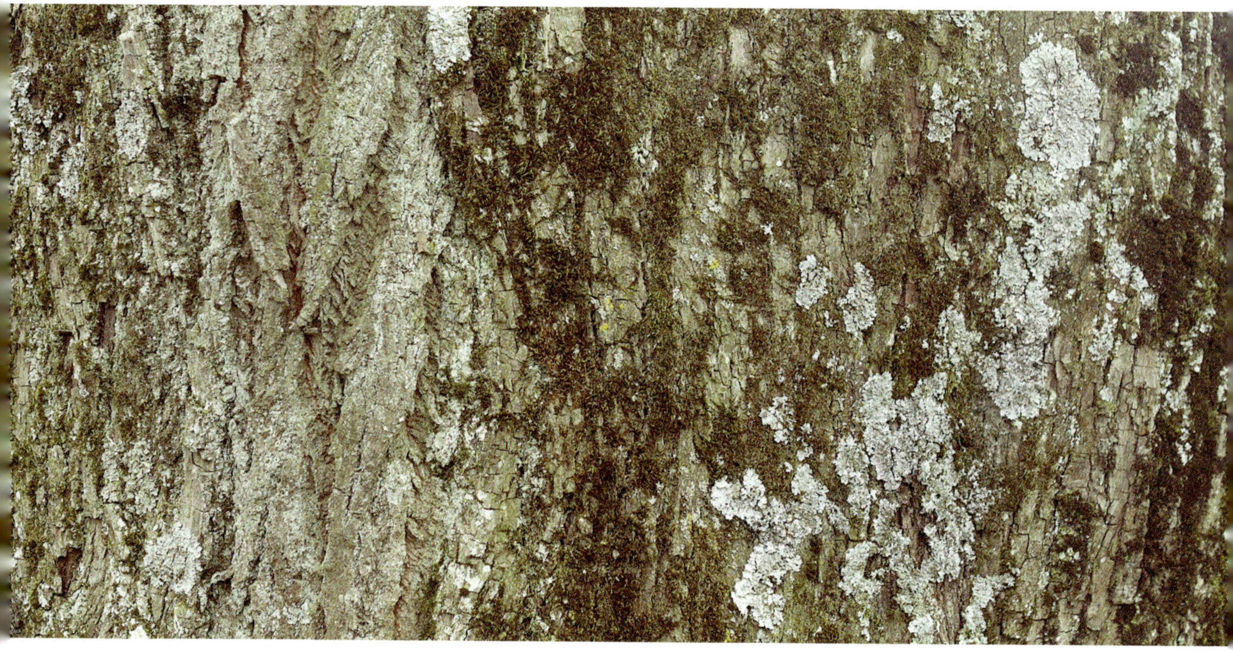

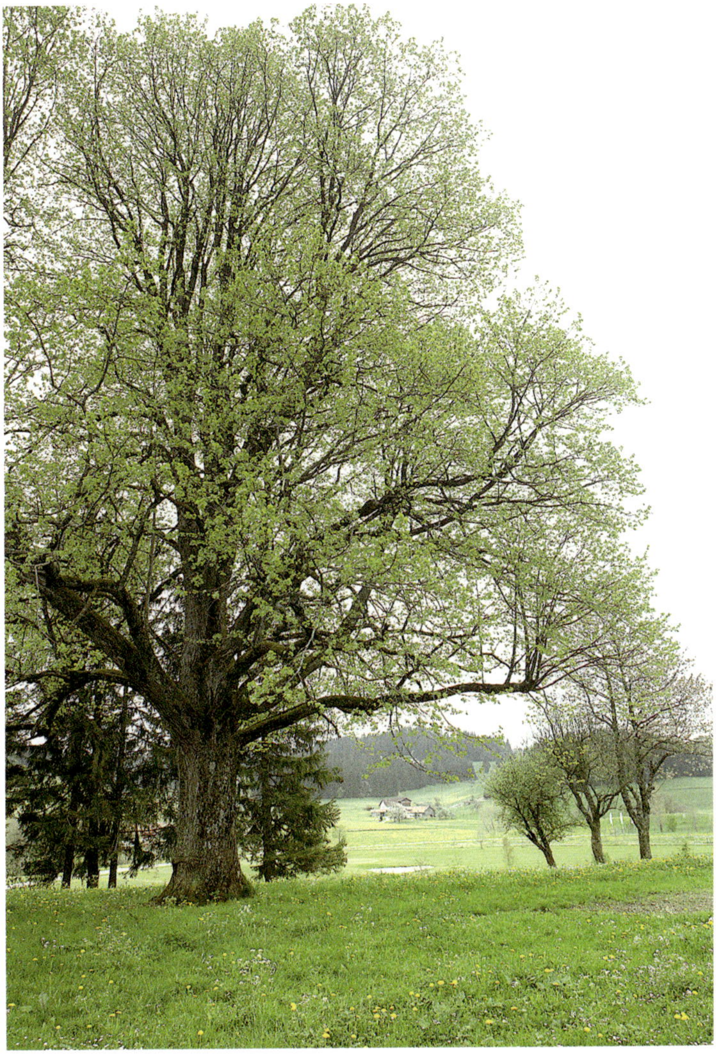

TIPP

Von Oktober bis März kann man Lindenknospen direkt vom Baum ernten. Zerkauen Sie jeweils etwa 3 Knospen langsam und genüsslich zwischen den Backenzähnen, so dass sich die Schleimstoffe gut herauslösen können. Diese wirken von Natur aus gegen das berühmt-berüchtigte Kratzen im Hals und »ölen« die Stimme. Um diese Helfer bei Bedarf – etwa bevor man eine Rede oder Präsentation halten muss – schnell zur Hand zu haben, legen Sie sich am besten einen kleinen Vorrat an getrockneten Knospen an.

möglichst schnell an einem schattigen und luftigen Platz zum Trocknen auszubreiten und sie dort liegen zu lassen, bis sie vor Trockenheit rascheln. Danach können Sie die Blütendolden grob zerkleinern, so dass der Tee etwas kompakter wird. Füllen Sie sie dann in trockene und saubere Schraubdeckelgläser ab. Um die Inhaltsstoffe noch besser zu schützen, bewahren Sie sie am besten an einem dunklen und kühlen Ort auf, dort halten sie sich problemlos bis zur nächsten Blütensaison.

DIE REZEPTE

DOLMADES VON DER LINDE (LINDEN-RÖLLCHEN)

Bringt griechisches Flair in die Küche – ohne Verreisen

Für etwa 20 Stück

FÜR DIE FÜLLUNG:

1 Tasse Goldhirse
2,5 Tassen Gemüsebrühe
150 g Schafskäse, zerbröckelt
Minzeblätter, fein gehackt
Abrieb von ½ unbehandelten Zitrone
Salz und Pfeffer

FÜR DIE RÖLLCHEN:

20 möglichst große Laubblätter der Sommerlinde

Olivenöl für die Form
Zitronensaft zum Beträufeln

Die Goldhirse mit der Gemüsebrühe in einem Topf aufkochen und 5 Minuten weich garen. Dann weitere 10 Minuten abgedeckt ausquellen lassen.
Die Hirse anschließend mit Schafskäse, Minze, Zitronenabrieb und etwas Salz und Pfeffer abschmecken und zu einer streichfähigen Masse vermischen.
Eine Auflaufform mit etwas Öl einfetten und den Backofen auf 175 °C vorheizen.
Die Blätter für die Röllchen vorbereiten: Dazu jeweils den Blattstiel entfernen und die Blätter mit einem Nudelholz kräftig weich rollen. Jeweils etwas von der Füllung in der Mitte eines Blattes aufbringen und einrollen, dabei die Seiten einschlagen. Die Röllchen, wenn nötig, mit einem Zahnstocher fixieren und in die Auflaufform setzen. Zusätzlich mit etwas Olivenöl bestreichen und für 10 Minuten im vorgeheizten Ofen backen.
Auf Tellern portionieren und mit etwas frisch gepresstem Zitronensaft beträufeln. Dazu passt ein frischer Blattsalat mit Waldkräutern.

SALAT IN GRÜN-ORANGE
Ein frühlingsfrischer Energiespender

Für 2 Personen

FÜR DEN SALAT:
2 große oder 4 kleine Karotten
etwa 40 Lindenblätter

FÜR DAS DRESSING:
1 EL kaltgepresstes Nuss- oder Olivenöl
3 EL Sahne
2 EL Zitronensaft
2 TL Apfel-, Birnen- oder Agavendicksaft
Salz und Pfeffer nach Belieben

Die Karotten waschen, schälen und fein raspeln. Die Lindenblätter waschen, die Blattstiele entfernen und die Blätter parallel zur Mittelrippe halbieren. Anschließend in feine Streifen schneiden. Karotten- und Lindenblattstreifen in einer Schüssel vermengen.
Alle Zutaten für das Dressing mischen, unter den Salat ziehen und nochmals abschmecken.

LINDENBLÜTEN-KALTWASSERAUSZUG

2 Hand voll Lindenblüten
1 l Wasser

Frisch geerntete Lindenblüten über Nacht in einem Topf mit reinem Wasser ansetzen und mit einem Deckel abdecken.

Für eine alkoholische Lindenbowle den Lindenblüten-Kaltwasserauszug einfach mit einem leichten, säurebetonten Weißwein – meine Empfehlung ist Riesling – oder auch Sekt aufgießen. Dann aber eventuell den Zitronensaft weglassen.

LINDEN-LIMONADE

1 l Lindenblüten-Kaltwasserauszug
1 l naturtrüber Apfelsaft
1 l Mineralwasser

Der Auszug (Duftwasser) kann am nächsten Tag als Grundlage zur Herstellung von Limonade (Mischungsverhältnis: jeweils ein Drittel Duftwasser, Apfelsaft und Mineralwasser, mit Zitronensaft abschmecken) sowie zur Herstellung von Sirup oder Gelee genutzt werden.

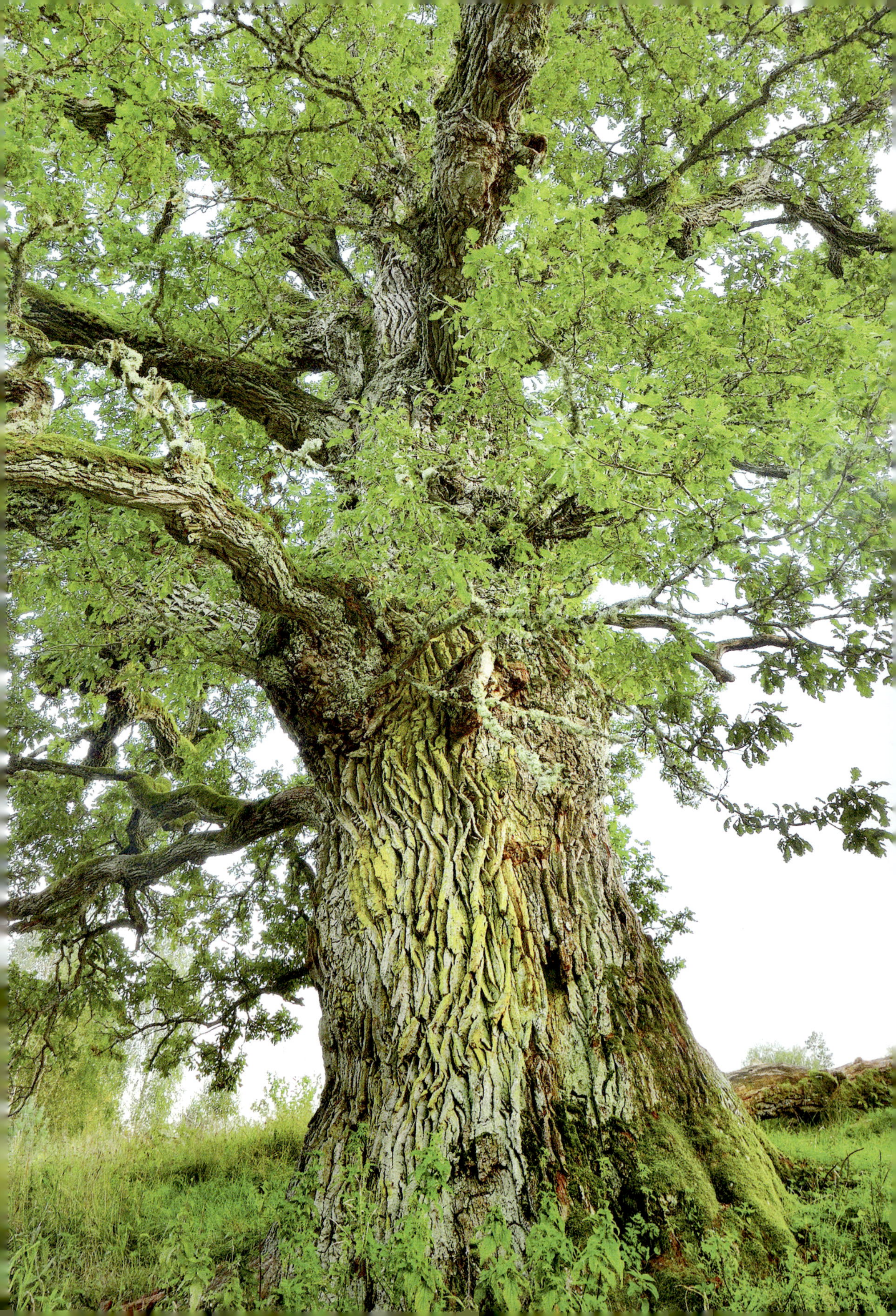

EICHE

»König der Bäume« – so bezeichnet man die Eiche. Dafür sind nicht nur ihre Langlebigkeit und die Stabilität des Holzes der Grund. Sicher sind Sie bei einem Ihrer Waldspaziergänge auch schon einmal vor einer riesigen Eiche stehen geblieben und haben sich gefragt, wie alt sie wohl ist und was sie schon alles erlebt haben mag. Die beeindruckende Größe, das knorrige Aussehen des dicken Stammes und die weit ausladende Krone haben etwas Majestätisches und vermitteln ein Gefühl von Ewigkeit. Diese besondere, unsere eigene menschliche Existenz relativierende Ausstrahlung zieht viele Menschen nach wie vor in ihren Bann.

Schon bei den Germanen galt die Eiche als heiliger Baum. Im Zuge der Christianisierung wurden alte Eichen, unter denen Versammlungen und Rituale abgehalten wurden, bewusst gefällt. An diesen »Kraftorten« errichtete man dann oft Kirchen oder Kapellen. Auch in der Symbolik wird oft mit der Eichel gearbeitet, denken Sie nur an die Eichenblätter, die zum Beispiel auf D-Mark-Münzen geprägt wurden, und auch an die »Eichel« als Blattfarbe im Kartenspiel.

Ich rate Ihnen, beim nächsten Herbstspaziergang nicht lange zu überlegen, wenn Ihnen der Sturm einen Schwung Eicheln vor die Füße geworfen hat – die Früchte der Eichen sind nämlich essbar, enthalten gesunde, glutenfreie Kohlenhydrate und schmecken richtig zubereitet sehr gut.

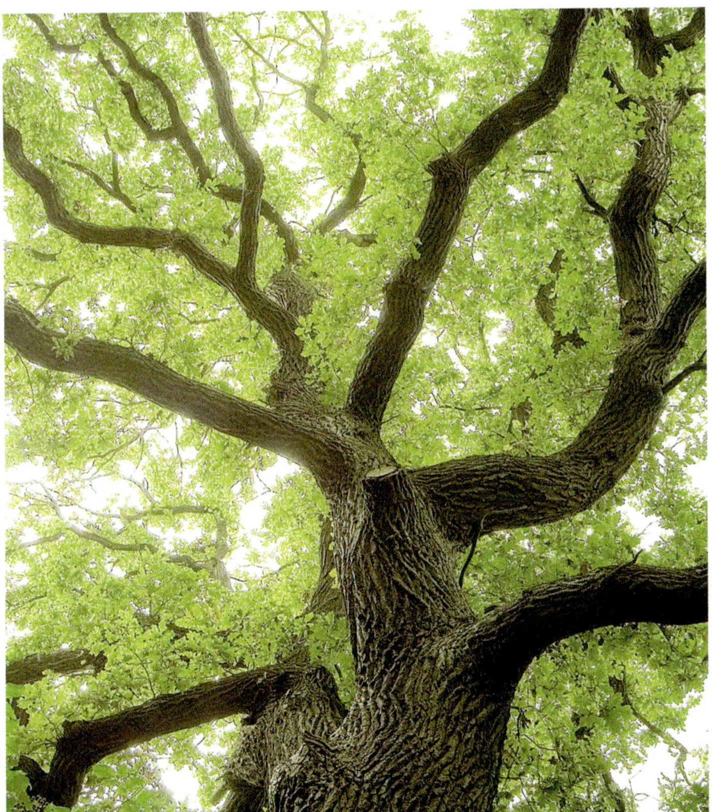

HIER WÄCHST SIE:

Eichen finden Sie besonders in Laub- und Mischwäldern. Die Stieleiche gedeiht schwerpunktmäßig in Überschwemmungsbereichen, das heißt in Auwäldern. Hier hat sie keine Konkurrenz durch die in unseren Breiten von Natur aus dominante Buche, da diese zeitweilige Überschwemmungen nicht toleriert. Traubeneichen sind typisch für eher trockene Standorte mit nährstoffreichen Böden, etwa auf Fels oder Sand.

DARAN ERKENNEN SIE SIE:

Die Eichen gehören zur Familie der Buchengewächse. In unseren Breitengraden kommen vor allem zwei Arten vor: die Stieleiche und die Traubeneiche. Beide können über 1000 Jahre alt und über 40 m hoch werden, sie sind somit die mächtigsten Bäume, die es im heimischen Wald geben kann. Ihre unverwechselbaren Kennzeichen sind der knorrige Wuchs, ihre rauhe Borke, die gelappten Blätter und natürlich die Eicheln, ihre in verholzten Fruchtbechern wachsenden Früchte. Die Eicheln beider Arten sind essbar. Die Früchte der Stieleiche wachsen an langen Stielen, ihre Blätter hingegen sind ungestielt. Im Gegensatz dazu sind die Blätter der Traubeneiche gestielt, und ihre Früchte sitzen ohne Stiel direkt auf den Zweigen.

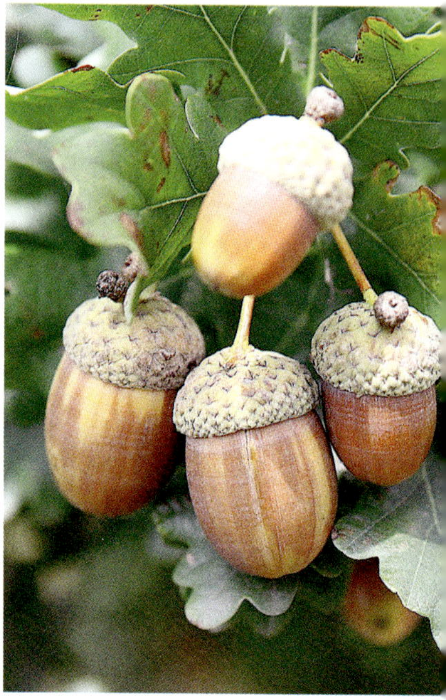

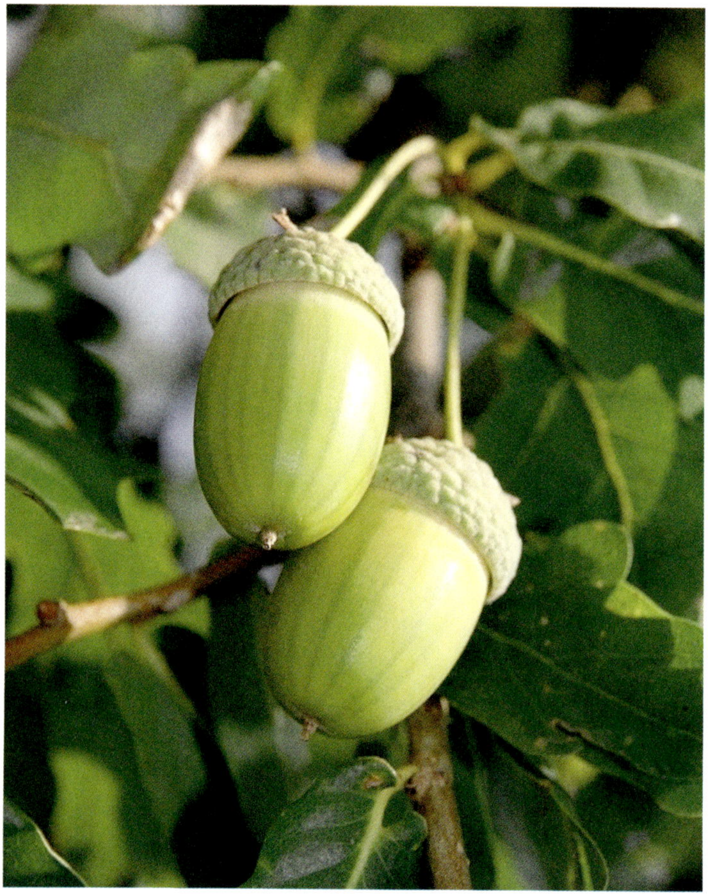

SO WIRKT SIE:

Rinde, Blätter und Früchte der Eiche haben einen extrem hohen Gehalt an Gerbstoffen. Deshalb müssen Sie den Eicheln – die übrigens als einziger Teil des Baumes als Bestandteil Ihres Speiseplanes interessant sind – diese Gerbstoffe unbedingt entziehen, bevor Sie sie weiterverarbeiten. Wie das geht, können Sie weiter unten genauer nachlesen. Die Eicheln enthalten vor allem Stärke und kleinere Anteile Fett und Eiweiß. Das macht sie zur idealen »Kohlenhydrat«-Tankstelle für die Wintermonate.

Interessant zu wissen: Das Eichelmehl ist glutenfrei und damit besonders gut für Menschen geeignet, die unter einer entsprechenden Unverträglichkeit leiden.

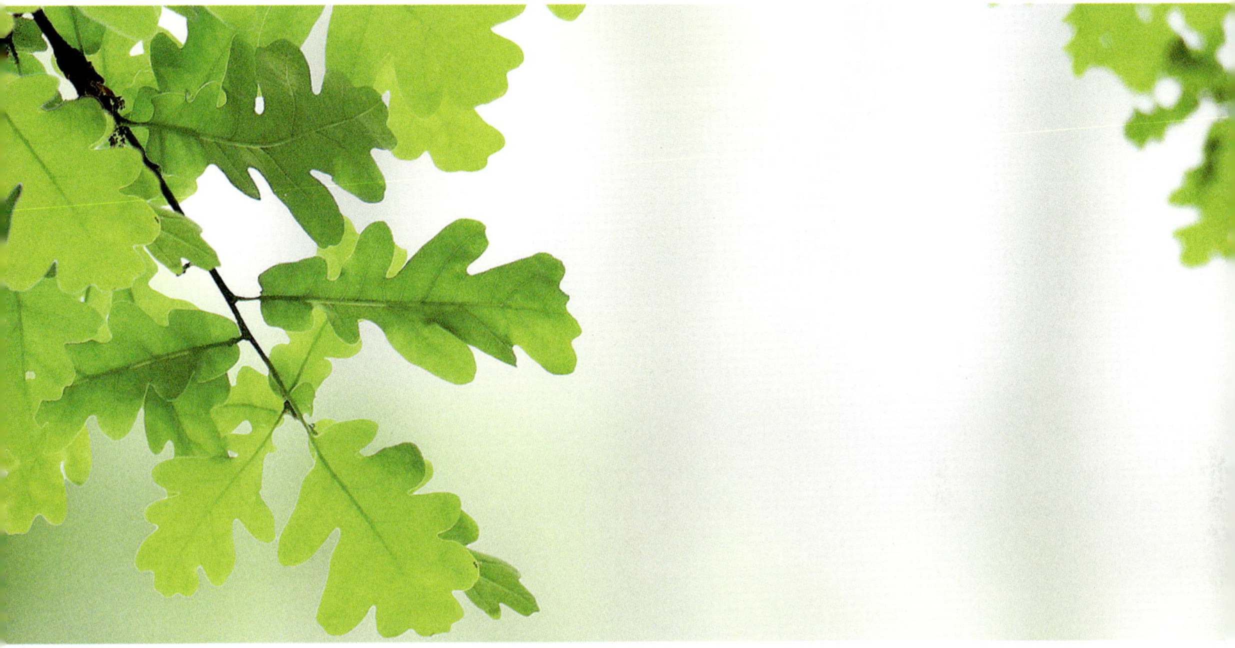

EICHELMEHL HERSTELLEN – SO GEHT'S

Zuerst müssen die gesammelten Eicheln gründlich in einem Wasserbad gewaschen werden; bitte werfen Sie die auf dem Wasser schwimmenden Eicheln weg, denn sie sind höchstwahrscheinlich wurmstichig.

Dann muss die äußere, harte Schale entfernt werden. Die rohköstliche Methode ist, die Eicheln mit einem kleinen, scharfen Messer anzuritzen und die Schale abzuziehen. Eine andere Art ist es, die noch feuchten Eicheln auf einem Backblech zu verteilen und bei 150 °C für wenige Minuten zu backen. Dabei platzt die Schale von 60–80 % der Eicheln auf und kann dann ganz einfach entfernt werden. Bevor Sie die Eicheln weiterverarbeiten, sollten Sie sie noch einmal auf schadhafte und dunkel verfärbte Exemplare überprüfen und diese wegwerfen.

Um die Gerbstoffe aus den Eichelkernen zu lösen, legen Sie diese nun für 4 bis 5 Tage zusammen mit etwas Natron in ein Wasserbad. Das Natron beschleunigt den Vorgang der Entgerbung. Wechseln Sie das Wasser morgens und abends und spülen die Kerne dabei jeweils gründlich ab. Der Vorgang ist abgeschlossen, wenn sich das Wasser kaum noch verfärbt.

Jetzt können Sie die noch feuchten Eichelkerne zu Mehl mahlen. Wenn Sie einen Fleischwolf mit feinem Siebeinsatz haben, verwenden Sie diesen. Ansonsten tut es auch eine Saftpresse mit Walzentechnik oder auch ein Cutter, dann sollten Sie aber in kleineren Portionen arbeiten. Um das fertige Mehl

EICHENRINDENSUD

Für einen Sud aus Eichenrinden schneide ich pro Vollbad etwa 500 g junge, bleistiftdicke Zweige in Stücke, gebe sie in einen großen Topf und koche sie etwa 20 Minuten lang aus. Diesen Sud füge ich dem Badewasser hinzu. Damit er seine Wirkung voll entfalten kann, empfehle ich Ihnen, mindestens 15 Minuten in der Wanne zu bleiben. Bis die letzten Beschwerden abgeklungen sind, sollten Sie diese Bäder als eine Art Kur alle 2 bis 3 Tage anwenden.

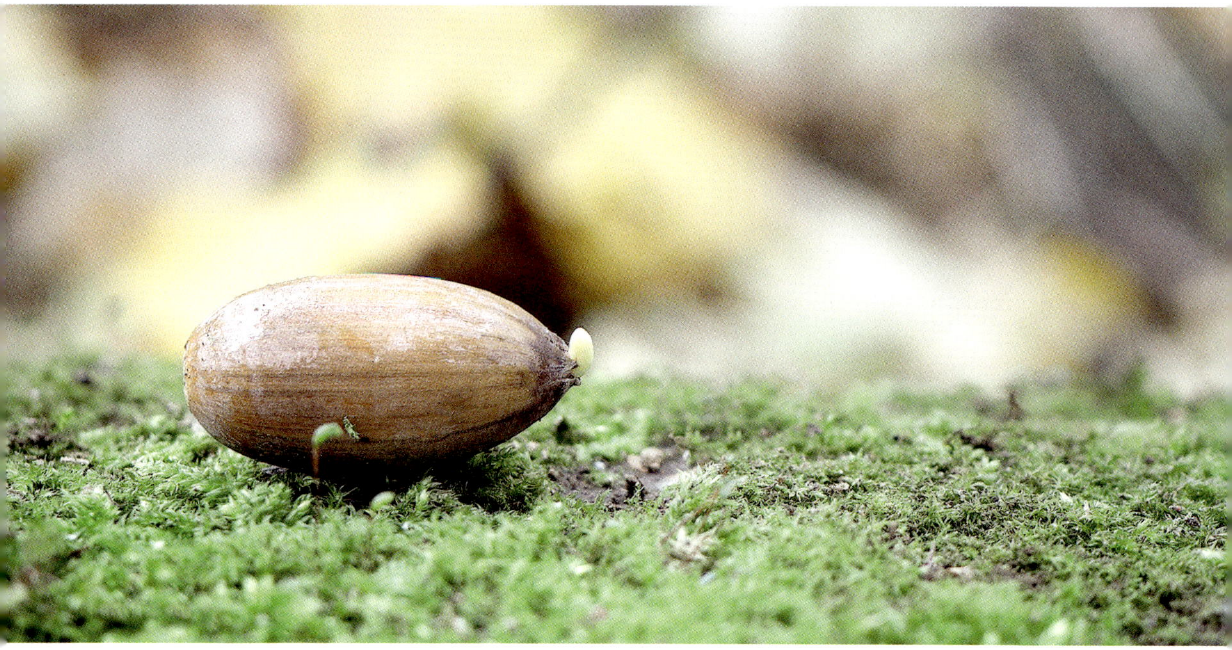

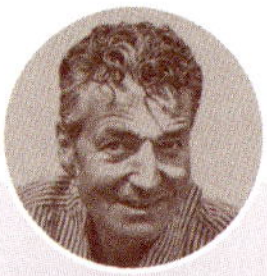

MEIN PERSÖNLICHER TIPP

Ich lege mir immer einen großen Vorrat an Eichelmehl an, das mir dann das ganze Jahr über als Grundlage für köstliche und vor allem nahrhafte Rezepte dient. Die Herstellung von Eichelmehl während einer einmaligen Großaktion ist zudem effektiver als das Einlagern der Eichelnüsse und deren spätere Verarbeitung. Außerdem vermeidet man so eine mögliche Schimmelbildung im Inneren der ungeschälten, eingelagerten Eicheln. Gut getrocknetes Mehl ist hingegen problemlos lagerfähig.

lagerfähig zu machen, verteilen Sie es am besten auf einem Backblech und trocknen es im Ofen bei 80 °C etwa 1 bis 2 Stunden. Wer ein Dörrgerät hat, kann auch gerne mit diesem arbeiten. Füllen Sie das trockene Mehl in Papiertüten oder Mehlsäcke und bewahren es an einem trockenen und kühlen Ort auf. Dort hält es sich etwa 1 Jahr.

Aber nicht nur kulinarisch kommt die Eichenrinde bei mir zum Einsatz. Leiden Sie zum Beispiel unter entzündlichen oder juckenden Hautkrankheiten oder haben eine schlecht heilende Wunde, schaffen Bäder oder Umschläge mit Eichenrinde Abhilfe.

Grund hierfür sind ebenfalls die in der Eichenrinde reichlich enthaltenen Gerbstoffe, die die Gerber schon früher verwendeten, um aus Tierhäuten haltbares Leder zu machen. In unserem Fall führt die zusammenziehende Wirkung der Gerbstoffe zu einem schnelleren Abheilen der Wunden.

SAMMELHINWEISE:

Rinde junger Zweige:	ganzjährig, vor allem im Frühjahr
Eicheln:	Ende September–Mitte Oktober

Stärkere Herbstwinde und auch Stürme machen uns das Sammeln der Eicheln leicht. Ab Beginn des Herbstes sollten Sie sich mit einem luftdurchlässigen Span- oder Weidenkorb ausrüsten und sich im Wald Vorräte anlegen. Vorteil dieser Körbe ist, dass die von der Erde noch feuchten Eicheln darin von allen Seiten gut belüftet werden.

Im Anschluss haben Sie zwei Möglichkeiten: Die gesammelten Früchte sofort zu Mehl verarbeiten und dieses lagern oder sie zunächst zu Hause trocknen und erst später weiterverarbeiten. Für Letzteres die Eicheln zunächst flach auf Zeitungspapier ausbreiten, um Fäulnis oder Schimmelbildung zu vermeiden. Verpacken Sie die getrockneten Eicheln dann möglichst luftig, ich empfehle hierzu eine recht flache Schachtel ohne Deckel. Auf jeden Fall sollten sie möglichst kühl und natürlich trocken gelagert werden.

Machen Sie sich keine Sorgen, wenn Sie im Herbst einmal nicht zum Sammeln kommen. In Jahren mit reicher Eichelernte – vorausgesetzt, Wildschweine und Eichhörnchen haben noch etwas übrig gelassen – können Sie sich ruhig auch mal bis Ende März Zeit lassen und die Eicheln nach und nach portionsweise im Wald sammeln. Denn in der feuchten Laubschicht bleiben sie von Natur aus frisch und keimfähig.

Die Eichelernte fällt von Jahr zu Jahr sehr unterschiedlich aus: Auf sogenannte »Mastjahre«, in denen der Waldboden unter Eichen dicht mit Eicheln bedeckt ist, folgen wieder magere Jahre, in denen es weniger oder auch einmal gar keine Eicheln gibt. In diesen Jahren sammeln die Bäume Kraft und produzieren mehr Holz als in einem Mastjahr. Der Begriff »Mastjahr« leitet sich übrigens von Mästen ab, da man die Schweine zur Eichelmast in den herbstlichen Wald trieb.

TIPP

Sollten Sie auch einmal auf bereits gekeimte Früchte stoßen, können Sie sie bedenkenlos verarbeiten: Gekeimte Eicheln sind sogar noch reicher an wichtigen Inhaltsstoffen, weil im Zuge der Keimung wertvolle Enzyme gebildet werden. Verarbeiten Sie also immer auch die kleinen vitamin- und enzymreichen Keimlinge mit!

DIE REZEPTE

EICHELSUPPE

Perfekt für kalte Tage – nahrhaft und von innen heraus wärmend

Für 4 Personen

FÜR DIE SUPPE:

7 EL Getreidemehl (ich empfehle Ihnen Dinkelmehl)
2 g Butter, Kokosfett oder Olivenöl
1,5 l Wasser
7 EL Eichelmehl
Salz, Pfeffer, Kräuter nach Belieben, zum Beispiel Oregano, Thymian oder Rosmarin

FÜR DIE EINLAGE:

Giersch- oder Brennnesselblätter, Knoblauchsrauke und/oder Bärlauch
Möhren, in Scheiben oder Stifte geschnitten

6 Esslöffel Getreidemehl in etwas kaltem Wasser glatt rühren und etwa 1 Stunde vorquellen lassen. Das Fett in einem großen Topf erwärmen, dann den restlichen Esslöffel Getreidemehl einrühren und so eine Mehlschwitze herstellen. Das Wasser angießen und alles aufkochen lassen. Dann das vorgequollene Getreidemehl gut einrühren, zusätzlich das Eichelmehl langsam einrieseln lassen und kräftig unterrühren. Nochmals aufkochen und etwa 10 Minuten gar quellen lassen. Die Suppe mit Salz, Pfeffer und Kräutern abschmecken.
Für die Einlage die jeweiligen Blätter waschen, klein schneiden und für 1–2 Minuten mitkochen.

EICHEL-FLADENBROT

Das glutenfreie Brot schmeckt besonders zu Salaten, Kräuterquark oder Suppen

Für 2 kleine Fladenbrote

300 g Eichelmehl
2 EL Olivenöl, plus etwas zusätzlich für das Backblech
1 Prise Salz

Den Backofen auf 170 °C vorheizen. Das Eichelmehl mit dem Olivenöl und dem Salz vermengen. Dann teelöffelweise lauwarmes Wasser hinzugeben, bis beim Vermengen und Kneten ein zäher Teig entstanden ist. Die Teigmasse halbieren, jeweils flache, fingerdicke Fladen daraus formen und diese auf ein mit Olivenöl bestrichenes Backblech legen. Für 12–15 Minuten im vorgeheizten Ofen backen und am besten noch warm servieren.

ENERGIEKUGELN

Ein süßer Energieschub am Nachmittag oder nach dem Sport

Für ca. 30 Stück à 20g

200 g Eichelmehl
200 g Datteln, entsteint
200 ml Kokosöl
zum Aromatisieren: Zimt, Kardamom, Vanillemark, schwarzer Pfeffer, Anis

Eichelmehl, Datteln und Kokosöl im Verhältnis 1 : 1 : 1 in einen leistungsstarken Standmixer oder einen Fleischwolf geben und darin zu einer Paste verarbeiten. Erscheint sie Ihnen zu trocken, einfach noch etwas Kokosöl unterarbeiten. Diese Masse ganz nach Lust und Laune mit Gewürzen wie Zimtpulver, gemahlenem Kardamom, Vanillemark, Pfeffer oder Anis verfeinern. Anschließend zwischen den Handflächen zu Kugeln rollen und diese in eine luftdichte Box geben. Im Kühlschrank aufbewahrt sind sie bis zu 8 Tage haltbar.

Besonders hübsch sehen die Kugeln aus, wenn Sie sie zum Beispiel in gemahlenen Haselnüssen, Kokosraspeln oder auch in Rohkakaopulver wälzen.

EICHEL-BROTAUFSTRICH

Vegane »Wald-Leberwurst«

1 Zwiebel
2 Knoblauchzehen
150 g Kokosöl
150 g Eichelmehl
2 TL Thymian
2 TL Majoran
2 TL Oregano/Dost
Salz, Pfeffer

Zwiebel und Knoblauch klein würfeln und in Kokosöl glasig andünsten. Eichelmehl unterrühren. Innerhalb von 2–3 Minuten zu einer Masse verarbeiten. Mit den Kräutern, Salz und Pfeffer würzen. Noch heiß in ein Schraubdeckelglas abfüllen. Im Kühlschrank ist der Aufstrich mindestens 8 Tage haltbar.

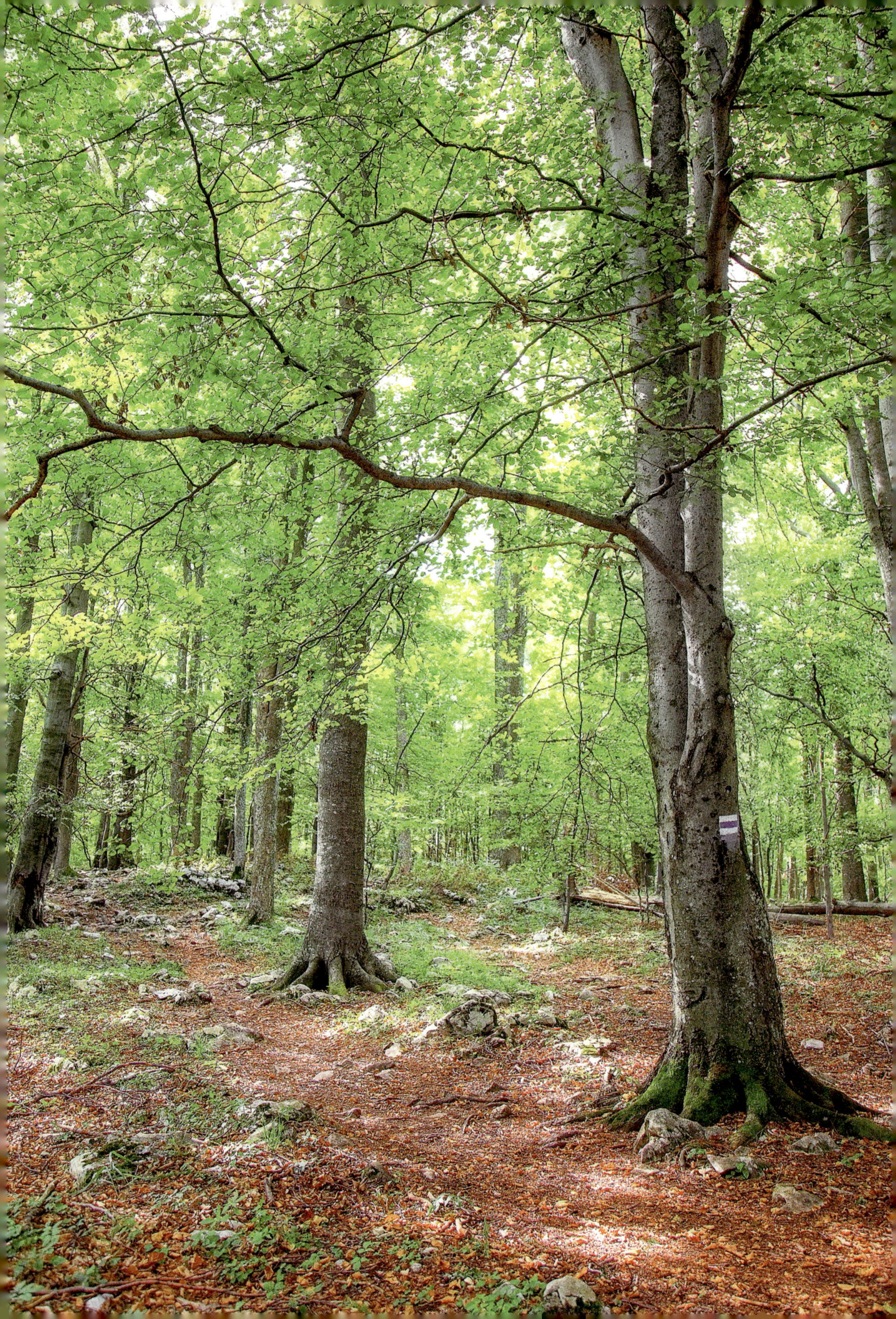

BUCHE

Die Buche kann man getrost als die dominanteste Laubbaumart in unseren Wäldern bezeichnen. Neben den Eichen gehört sie zu den »Riesen« des Waldes, denn die Bäume können ebenso hoch wie diese werden und bilden ein dichtes, geschlossenes Kronendach aus. Es lässt nur noch wenig Licht auf den Waldboden durchdringen und erstickt so jegliche Konkurrenz. Buchen scheinen nur so vor Kraft zu strotzen, und hätten wir Menschen die Wälder nicht in Gestalt und Zusammensetzung komplett verändert, so wäre die Buche die mit Abstand häufigste Baumart in den Wäldern Mitteleuropas.

Interessant finde ich die Übersetzung des botanischen Namens der Buche, Fagus sylvatica, was so viel wie »Essen« und »Wald« bedeutet. Das sagt uns schon alles, denn die Nutzung der Buche als Nahrungsquelle für Mensch und Tier hat eine sehr lange Tradition. Vielleicht haben Sie auch schon einmal den Begriff »Mastbuche« gehört. Ihre extrem nährstoffreichen Bucheckern dienten früher nicht nur als Tierfutter, sondern eignen sich hervorragend, um daraus ein köstliches, reichhaltiges und vor allem universell einsetzbares Speiseöl zu pressen.

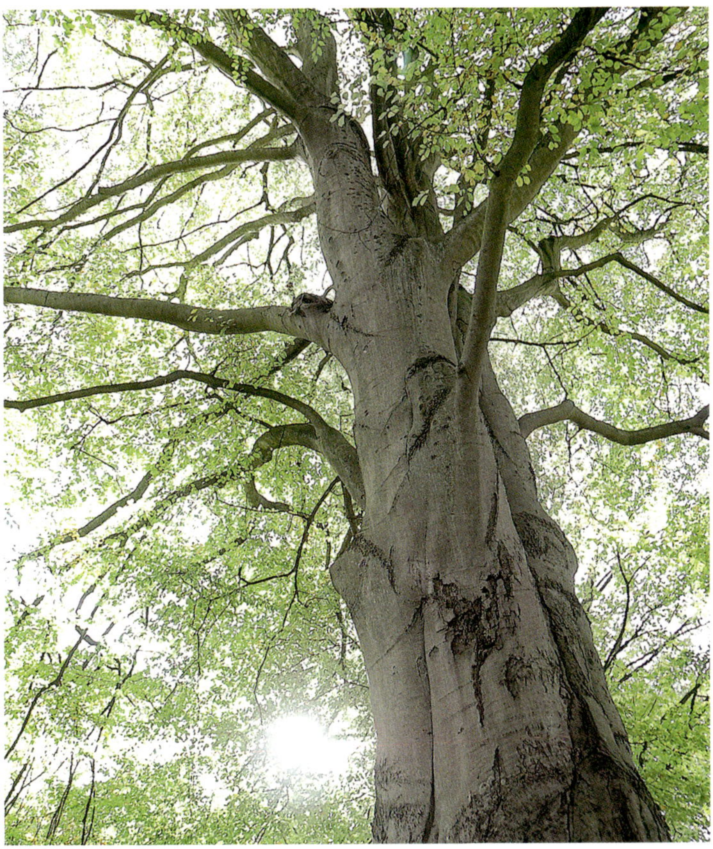

HIER WÄCHST SIE:

Zu finden ist sie in fast jedem Laub- oder Mischwald – außer im Überschwemmungsbereich von Flüssen, denn wie schon im Kapitel über die Eiche erwähnt, mag die Buche keine »nassen Füße«.

Was für Sie als Sammler wichtig ist: Buchen tragen nicht gleichmäßig jedes Jahr Bucheckern, sondern in ihrem ganz eigenen Rhythmus – den sogenannten Mastjahren. In diesen allerdings produzieren sie massenhaft Nüsse und schenken uns so eine reichliche Ernte.

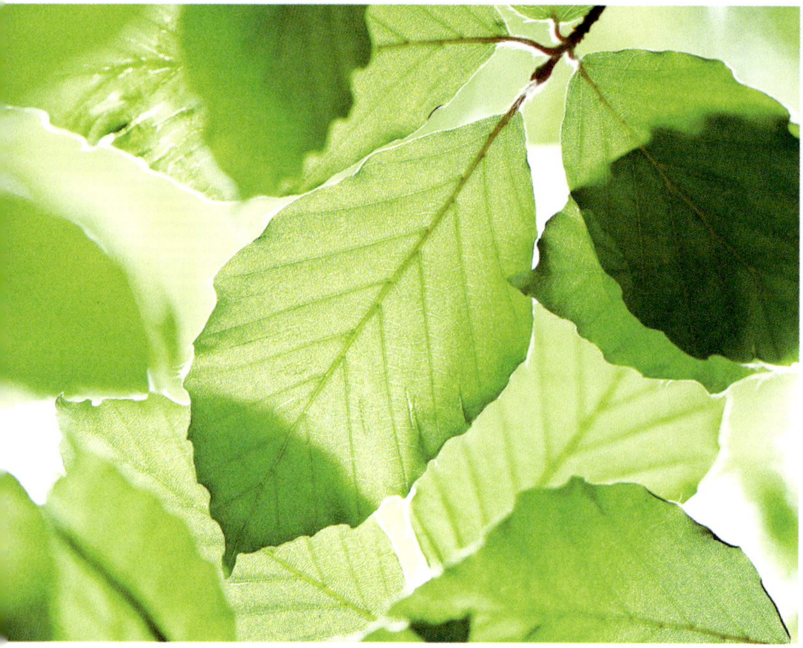

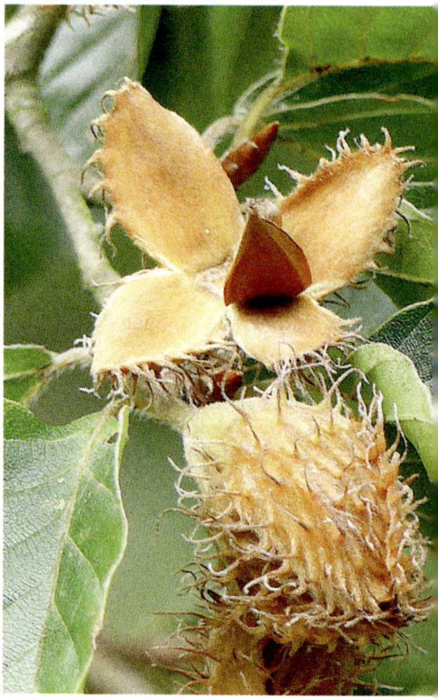

INFO

Bucheckern sind echte Kraftpakete. 100 g der kleinen aromatischen Nüsse enthalten 580 kcal, 25 % Eiweiß, 35 % fettes Öl und 40 % Kohlenhydrate.

DARAN ERKENNEN SIE SIE:

Buchen können bis zu 40 m hoch werden. Die Stämme zeichnen sich durch eine silbergraue und relativ glatte Borke aus und erinnern in ihrem Aussehen ein bisschen an Elefantenbeine. Ihr hartes und schweres Kernholz hat eine rötliche Färbung, deshalb wird die Buche auch »Rotbuche« genannt.

Die Blätter der Buche sind eiförmig und stehen wechselständig an den Zweigen, außerdem haben sie einen glatten Rand. Kurz nach Austrieb Ende April bis Anfang Mai sind die Blätter ganz zart, hellgrün und weich, aber schon kurze Zeit später werden sie wesentlich derber, fester und dunkelgrün.

Die Früchte des Baumes sind die Bucheckern. Je 2 der dreikantigen kleinen Nüsse reifen und wachsen in einem verholzten und außen hakigen Fruchtbecher heran. Im Herbst platzen diese auf und geben die Nüsse frei.

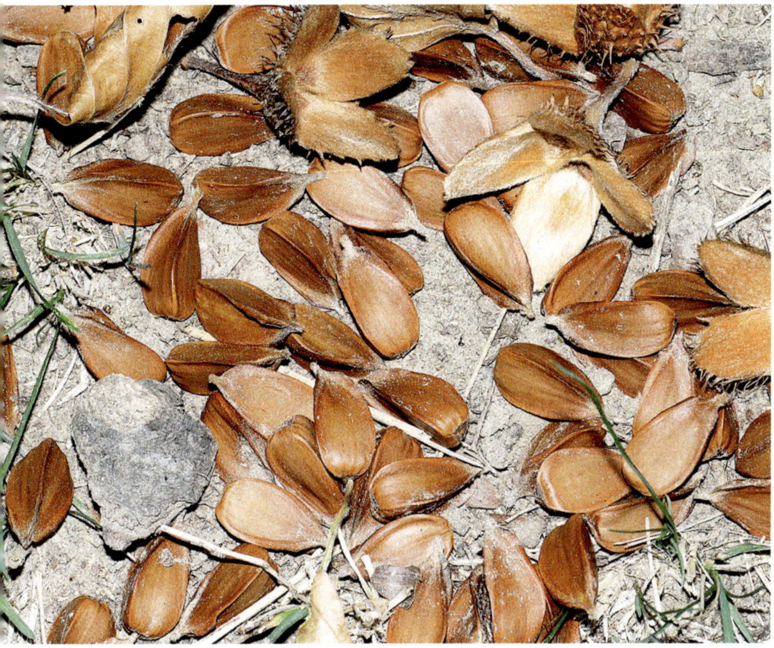

SO WIRKT SIE:

Mit ihren Nüssen bietet uns die Buche ein energiereiches und unverfälschtes Lebensmittel direkt aus der Natur. Diese Bucheckern mit ihrem mandelähnlichen Geschmack sind besonders nährstoffreich; 100 g von ihnen enthalten stolze 580 kcal, was vor allem an ihrem Gehalt an fettreichem Öl liegt. Die Nüsse stecken außerdem voller Stärke, Eiweiß, Vitamin C und B_6 sowie Calcium und Eisen. Eine heutzutage besonders wichtige Eigenschaft: Ihre Kohlenhydrate sind glutenfrei. Was will man mehr?

Eines sollten Sie aber unbedingt beachten: Bucheckern enthalten ein giftiges Alkaloid namens Fagin, welches vor dem Verzehr unschädlich gemacht werden muss. Das gelingt, indem Sie die Bucheckern kurz erhitzen, denn das Fagin verdampft dabei. Ich rate Ihnen dringend davon ab, größere Mengen an rohen Bucheckern zu essen, es kann zu Magenverstimmungen, Schwindel und Kopfschmerzen führen. Richtig zubereitet – das heißt erhitzt, geröstet oder gebacken (!) – sind sie jedoch eine wahre Delikatesse!

Auch das junge, zarte Buchenlaub kann man bedenkenlos essen. Es schmeckt angenehm und leicht säuerlich – der Geschmack ist mit dem von Sauerampfer vergleichbar. Es eignet sich als gesunde, mineralstoffreiche Zugabe zu Ihren Frühlingssalaten. Die Keimlinge der Buche schmecken nussig und sind ebenfalls eine köstliche Salatzutat.

SO VERARBEITEN SIE BUCHECKERN RICHTIG

Ob zum Knabbern oder als nahrhaftes Topping auf Salaten oder Frühstücksbreien – beim Genuss von Bucheckern sind Ihrer Phantasie keine Grenzen gesetzt. Als Erstes müssen Sie die Nüsse aber schälen. Das gelingt leichter, wenn Sie sie vorher mit kochendem Wasser überbrühen. Ihre äußere braune Schale wird dadurch weicher und lässt sich mit einem Küchenmesser leicht entfernen. Die bräunliche Haut, die den Kern umgibt, können Sie aber getrost belassen, denn sie fällt meistens beim Rösten von alleine ab, sie kann aber auch mitgegessen werden.

Geben Sie die geschälten Kerne in eine heiße Pfanne und rösten diese unter ständiger Bewegung einige Minuten. Aber Achtung, sie brennen leicht an! Wer mag, bestreut sie zusätzlich mit etwas hochwertigem Salz oder verleiht ihnen mit anderen Gewürzen eine besondere Note – probieren Sie einmal eine Gewürzversion mit Pfeffer und Currypulver.

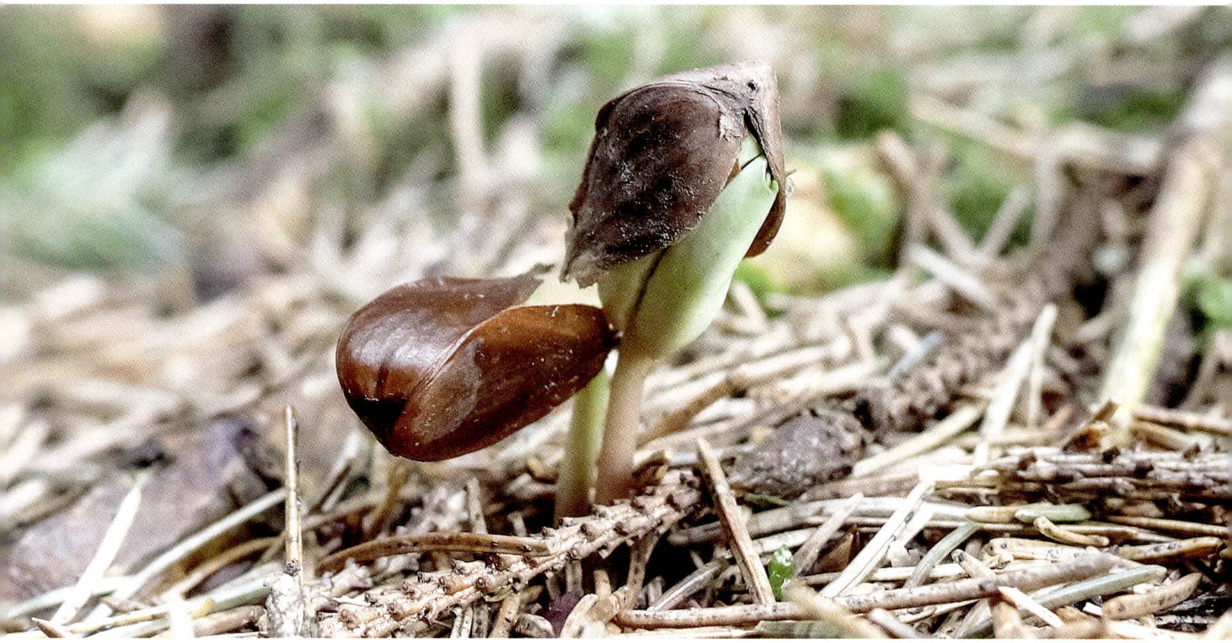

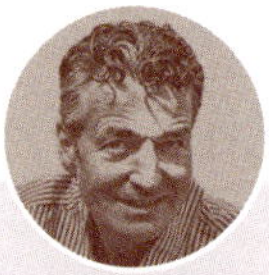

MEIN PERSÖNLICHER TIPP

Wenn ich die Bucheckern nicht sofort nach dem Sammeln weiterverarbeiten möchte, nehme ich diese aus dem Sammelgefäß und lasse sie auf einem Tuch oder Zeitungspapier ausgebreitet trocknen. So vermeide ich Schimmelbildung.

INFO

Bitte beachten Sie: Die Saison der jungen, leicht säuerlichen Buchenblätter ist kurz. Nach 10 bis 14 Tagen werden die Blätter dunkelgrün, derber und weniger schmackhaft.

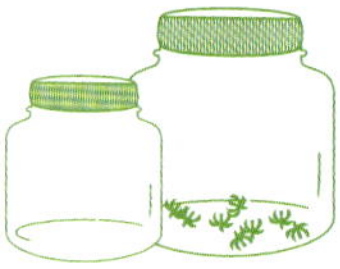

SAMMELHINWEISE:

Junge Blätter:	Ende April bis Anfang Mai
Keimlinge:	Ende April/Anfang Mai
Bucheckern:	Mitte September–Mitte Oktober

Zum Ernten suche ich mir immer Buchen, die direkt an einem Waldweg liegen. Den Grund dafür verrate ich Ihnen gerne: Wenn ein kräftiger Herbstwind die Nüsse von den Bäumen schüttelt, fallen sie direkt auf den befestigten Boden, und ich muss nicht lange in der dichten Laubschicht des Waldes nach ihnen suchen. Auch Buchen am Waldrand oder auf einer Wiese eignen sich gut zum Sammeln.

GERÖSTETE BUCHECKERN AUF KÜRBISSUPPE

Asiatisch angehaucht, mit heimischer Unterstützung aus dem Wald

Für 2 Personen

1 Hokkaidokürbis (600–700 g)
1 Zwiebel
1 Knoblauchzehe
Kokosöl
250 ml Gemüsebrühe
1 Dose Kokosmilch
3 EL Orangensaft
Salz, Pfeffer, Currypulver nach Belieben
2 EL Bucheckern, geröstet und gesalzen (Zubereitung im Abschnitt »So wirkt sie«)

Den Kürbis schälen, entkernen und das Fleisch in Würfel schneiden. Zwiebel und Knoblauchzehe ebenfalls schälen und würfeln. Etwas Kokosöl in einer Pfanne erhitzen und zuerst Zwiebel und Knoblauch darin anschwitzen, dann die Kürbiswürfel hinzugeben und für einige Minuten mitrösten. Anschließend mit der Gemüsebrühe ablöschen und dünsten, bis der Kürbis weich ist. Die Kokosmilch dazugeben, etwas köcheln lassen und dann mit einem Pürierstab zu einer sämigen Suppe verarbeiten. Mit Orangensaft, Salz, Pfeffer und Currypulver nach Belieben abschmecken. Auf Suppenschalen verteilen und mit je 1 Esslöffel gerösteten Bucheckern bestreut servieren.

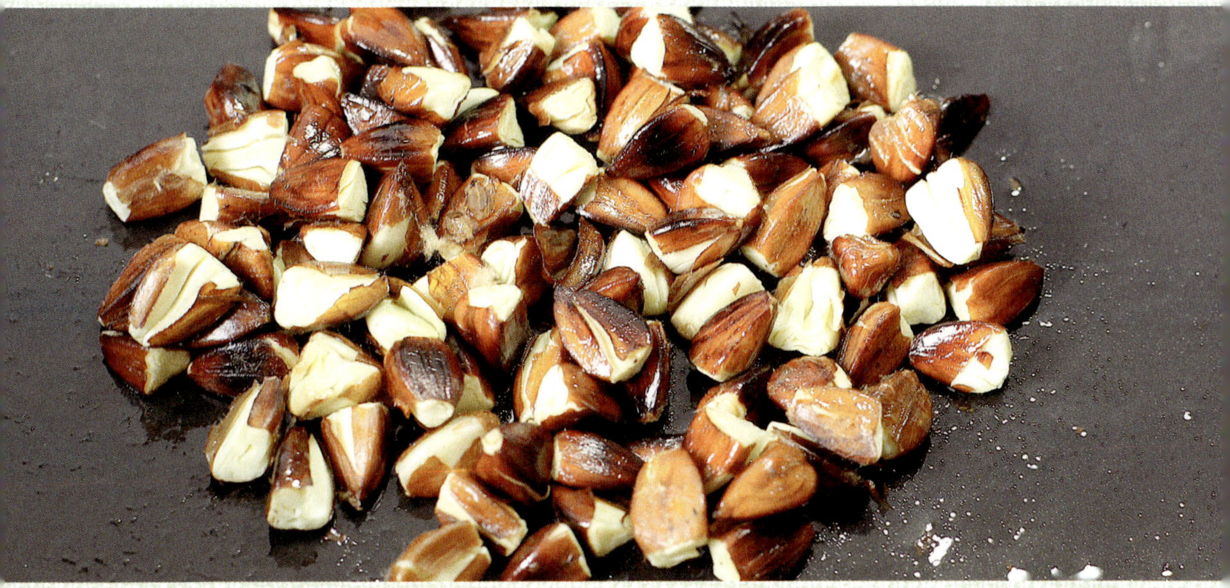

BUCHECKERNÖL

Extrem ergiebig und lange haltbar: in eine hübsche Flasche abgefüllt ein tolles Mitbringsel bei Einladungen

ALS RICHTWERT GILT:
Aus 2,5 kg Bucheckern können Sie 1 Liter Öl pressen. Dazu die Bucheckern wie im Abschnitt »So wirkt sie«, S. 33, beschrieben vorbereiten und anschließend durch eine Haushaltsölpresse drücken. Eine eigene Ölpresse erscheint Ihnen vielleicht auf den ersten Blick als eine nicht ganz billige Anschaffung, lohnt sich aber, wenn man auch Hasel- oder Walnüsse, Sonnenblumenkerne oder Leinsamen nutzt, um Öl aus ihnen zu gewinnen.

FELDSALAT MIT GERÖSTETEN BUCHECKERN

Eine echt crunchige Alternative zu Croûtons ...

Für 2 Personen

FÜR DEN SALAT:
2 große Hand voll Feldsalat
2 EL Bucheckern, geröstet und gesalzen (Zubereitung wie im Abschnitt »So wirkt sie« auf S. 33 beschrieben)

FÜR DAS DRESSING:
2 EL Walnuss- oder Haselnussöl
2 EL Himbeeressig
1 TL Apfel- oder Birnendicksaft
1 TL Senf
Salz, Pfeffer nach Belieben

Den Feldsalat verlesen, waschen und in eine große Schüssel geben.
Alle Zutaten für das Dressing vermischen und unter den Salat heben. Diesen auf Teller verteilen und vor dem Servieren mit je 1 Esslöffel gerösteten Bucheckern bestreuen. Zusätzlich zum Öl liefern sie eine weitere nussige Komponente.

Probieren Sie doch auch einmal junge Buchenblätter (säuerlich-erfrischender Geschmack) und -keimlinge (nussiges Aroma) als Zutat unter Ihre Salate gemischt – besonders gut schmeckt das mit mildem Mai-Kopfsalat.

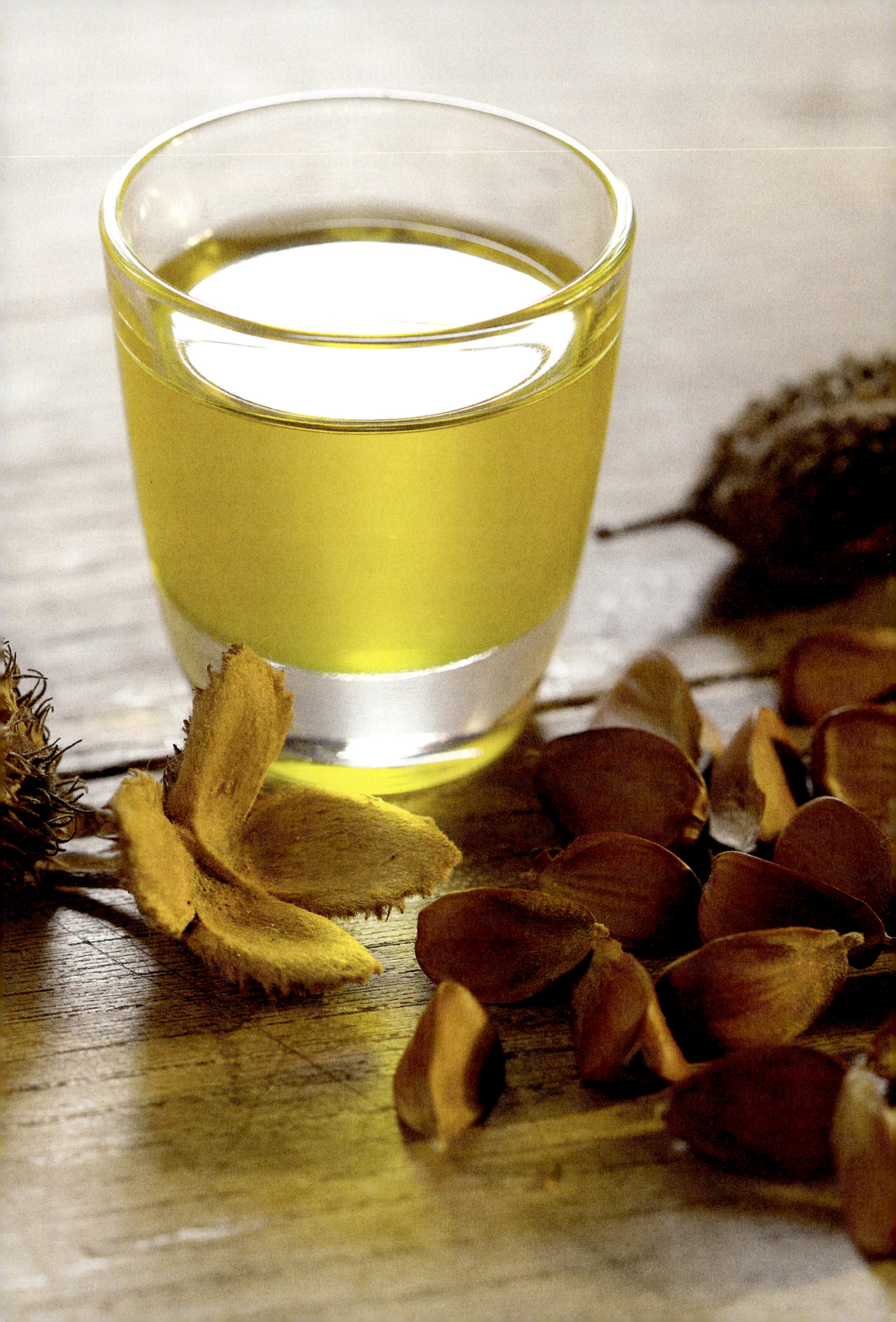

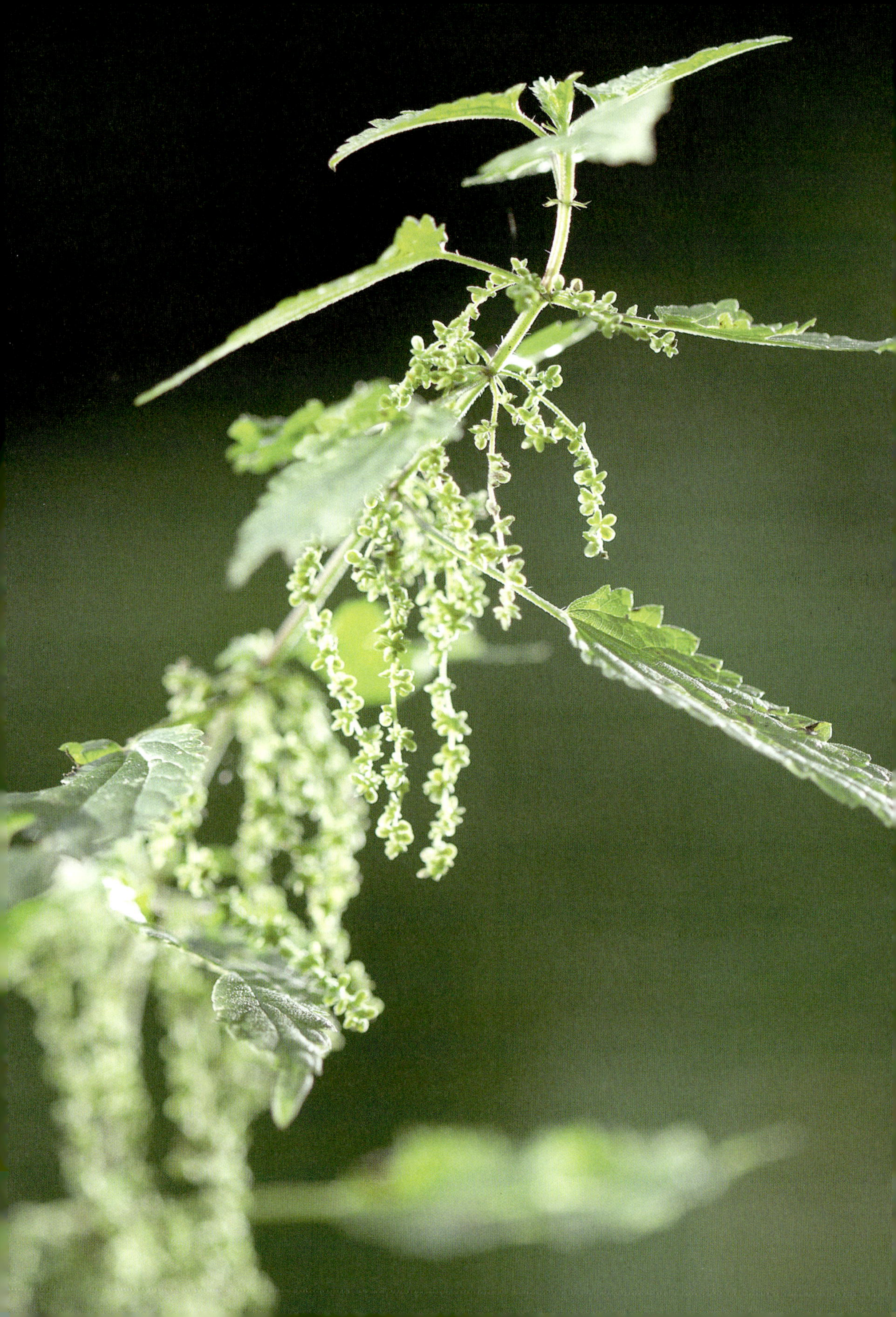

BRENNNESSEL

Die Brennnessel ist eine der kraftvollsten Pflanzen in unserer Natur – nicht nur aufgrund ihrer Wehrhaftigkeit. Wer hat als Kind beim Umherstreifen im Wald nicht schon einmal die Bekanntschaft mit ihren Brennhaaren gemacht? Heute empfehle ich Ihnen, die grüne Staude noch einmal ganz neu zu entdecken. Was ihren Vitalstoffgehalt angeht, ist die Brennnessel ein wahres Kraftpaket und zugleich eine unserer stärksten Heilpflanzen. Zusammen mit dem Giersch ist sie ein unschlagbares Doppel, wenn es um die Entgiftung und Entsäuerung Ihres Körpers geht.

Ich habe sie in zahlreichen Facetten in meine Ernährung eingebaut, denn neben all ihren positiven Effekten auf die Gesundheit schmeckt sie auch noch phantastisch. Ob mit ihren Trieben, Blättern oder Samen, die Brennnessel leistet das ganze Jahr über einen wertvollen Beitrag zu meiner Ernährung.

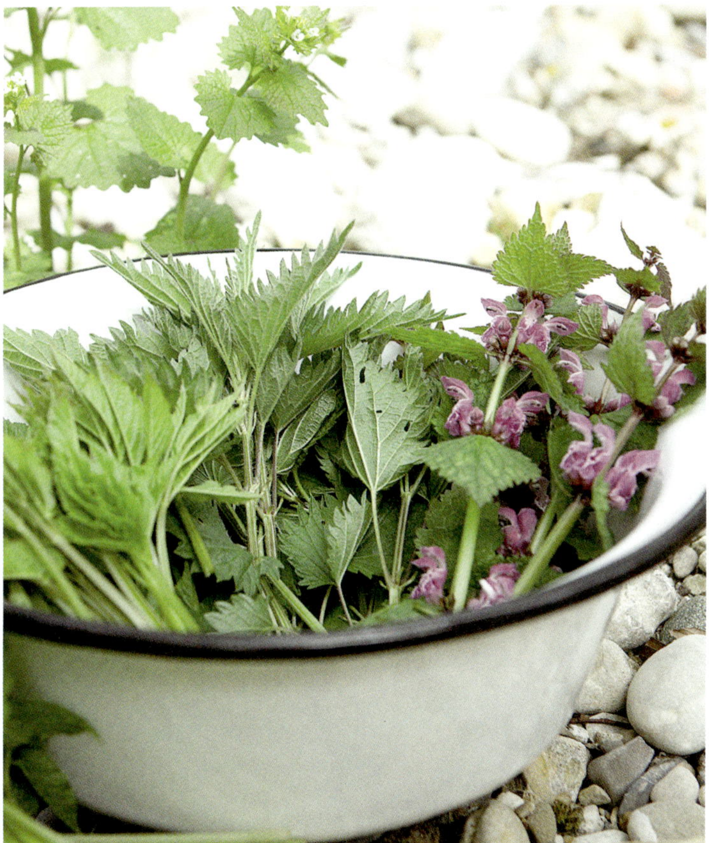

oben: Frisches Waldgemüse im Frühling: v. l. n. r. Giersch, Brennnessel, Taubnessel

links: Erntereife Samen im August

HIER WÄCHST SIE:

Die Brennnessel ist in Mitteleuropa sehr leicht zu finden. Sie wächst gerne auf nährstoffreichen Böden, man bezeichnet sie auch als sogenannte »Zeigerpflanze« für Stickstoff. Aber gerade an Wegen entlang von Feldern oder auch in Überschwemmungsbereichen von Abwässern sollten Sie lieber die Finger von den Brennnesseln lassen, denn dort sind sie meistens von Agrarchemie belastet. Wählen Sie zum Sammeln lieber Standorte direkt im Wald, da die Pflanzen dort durch organisches Material wie Laubstreu oder verrottetes Holz gedüngt werden. Solche Standorte ergeben sich überall da, wo der Waldboden auch etwas von der Sonne beschienen wird, also zum Beispiel an Lichtungen, neben Waldwegen oder am Waldrand.

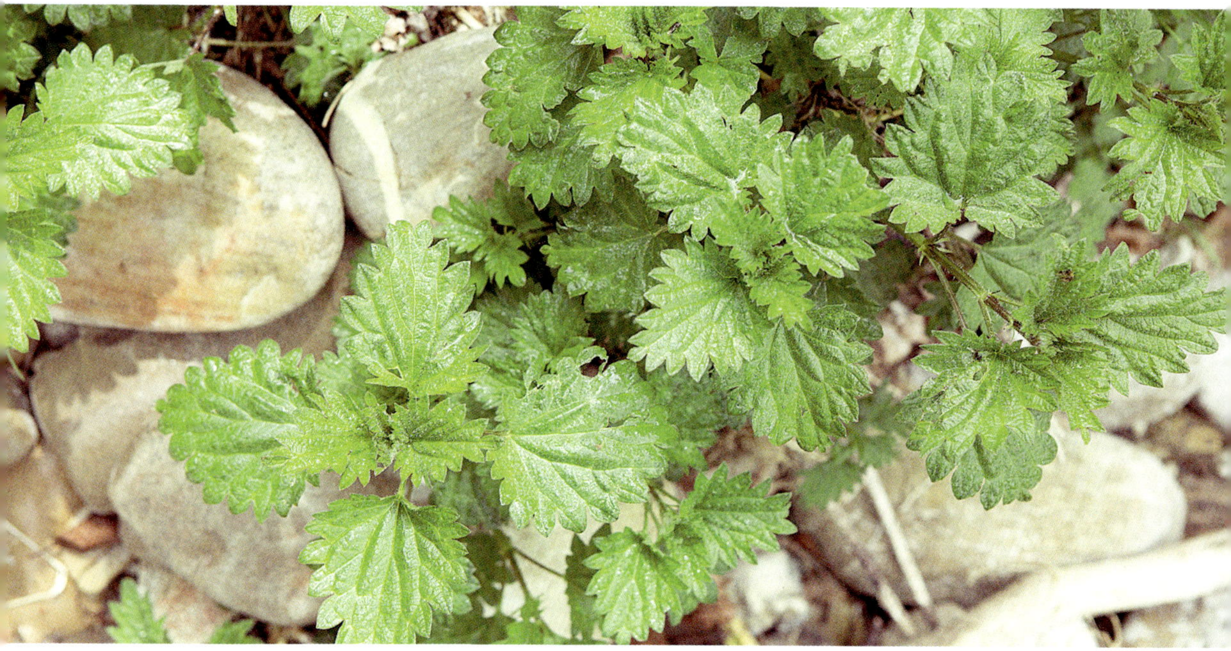

BRENNNESSELTEE

Ernten Sie von April bis Anfang August morgens die Triebspitzen (10–15 cm) der Brennnesselpflanze und hängen Sie diese als kleine Büschel im Schatten zum Trocknen auf. Gut zu wissen: Getrocknete Brennnesseln brennen kaum noch und können ganz einfach von Hand grob gerebelt werden. Lassen Sie den Tee am besten noch 1 bis 2 Tage bei trockener Witterung (geringe Luftfeuchtigkeit, kein schwüles Wetter) ohne Deckel in einer Schachtel liegen, denn erst dann ist er vollständig getrocknet und kann in kleine Tüten oder Teedosen verpackt und eingelagert werden. Vollständig getrocknete Blätter rascheln bei Berührung.

DARAN ERKENNEN SIE SIE:

Die Brennnesselstaude kann bis zu 2 m hoch werden, sie wächst aus einem ausdauernden, kriechenden Wurzelstock jedes Jahr aufs Neue heran. Spätestens wenn Sie einen stechenden Schmerz spüren, wissen Sie, dass es sich um die Brennnessel handelt, denn ihr bekanntestes Erkennungsmerkmal sind die Brennhaare an Stengeln und Blättern, nach denen die Pflanze benannt ist. Die Brennnessel ist also die einzige essbare Wildpflanze, die sich auch mit geschlossenen Augen sicher bestimmen lässt …

Weitere Merkmale sind ein vierkantiger Stengel und die gegenständig daran angeordneten eiförmig-länglichen Blätter mit gesägtem Rand.

Während der Blütezeit wachsen grünliche, leicht hängende Rispen aus den Blattachsen im oberen Drittel der Pflanze. Interessant ist, dass männliche und weibliche Blüten auf verschiedenen Pflanzen stehen und beide essbar sind. Aus den weiblichen Blüten entwickeln sich bis zum August die wertvollen Samen, welche dann in schweren und dicht bepackten Rispen an den Pflanzen hängen und auf uns Sammler warten.

SO WIRKT SIE:

Ich rate Ihnen, Ihr Augenmerk bei der Brennnessel nicht nur auf ihren Einsatz als Heilmittel zu legen, denn sie dient auch zur Vorbeugung vieler Krankheiten und Beschwerden, die gar nicht unbedingt erst entstehen, wenn man sich daran gewöhnt hat, das grüne Kraftpaket in seine Ernährung zu integrieren. Die Brennnessel steckt randvoll mit organisch gebundenen Mineralstoffen und Spurenelementen wie Kalium, Phosphor, Magnesium und ganz besonders Calcium und Eisen. Aber nicht nur das, ihr Vitamin-C-Gehalt übersteigt den des Grünkohls oder des Brokkoli um das Dreifache! Und auch ihr Gehalt an Provitamin A und Eiweiß sucht seinesgleichen. Aus diesem Grund verwende ich dieses Wunder der Natur gerne in allen möglichen Variationen wie zum Beispiel im Smoothie, als Gemüse, Tee, Pesto und sogar als Dessert (Rezepte dazu am Ende dieses Kapitels).

Trotzdem sollten Sie darauf verzichten, über einen längeren Zeitraum hinweg jeden Tag Brennnesseln zu sich zu nehmen, das ist aufgrund ihrer diuretischen, also ausleitenden Eigenschaften, nicht zu empfehlen. Abwechslung ist auch im grünen Bereich Trumpf! In den Pausen zwischen den Brennnesseltagen können Sie Giersch, anderes Wildgemüse oder auch wertvolles Kulturgemüse aus biologischem Anbau genießen.

Besonders Frauen, die häufig unter Harnwegsinfekten leiden, empfehle ich jedoch, sich die ausleitende Eigenschaft der Brennnessel zunutze zu machen: Ein Heiltee aus Brennnesselblättern hilft bei der Durchspülung der Harnwege, um krankheitserregende Keime auszuschwemmen. Achten Sie dabei aber auch hier unbedingt auf eine ausreichende Flüssigkeitszufuhr von 2 bis 3 Litern pro Tag.

Gerade für Veganer, für die Fleisch, Milchprodukte oder Eier nicht als Eisenlieferanten dienen können, ist die Brennnessel eine wertvolle Ergänzung zu einer ausgewogenen Ernährung. Und da Eisen vom Körper mit Unterstützung von Vitamin C besonders effektiv aufgenommen werden kann, ist das in der Brennnessel enthaltene Eisen sehr gut für unseren Körper verfügbar.

Durch den extrem hohen Gehalt an Mineralstoffen und Spurenelementen wirkt die Brennnessel zudem sehr basisch und blutreinigend. Der Tee und das Gemüse helfen beim Ausleiten von Giftstoffen, Schwermetallen und Stoffwechselrückständen. Die Brennnessel ist deshalb von jeher ein klassischer Bestandteil von Frühjahrs-, Reinigungs- und Fastenkuren.

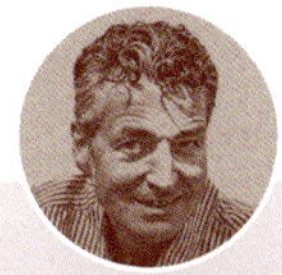

MEIN PERSÖNLICHER TIPP

Fühlen Sie sich im Frühjahr ein bisschen »schwer« und gleichzeitig kraft- und energielos, empfehle ich Ihnen eine 10- bis 14-tägige Entgiftungs- und Basenkur mit Hilfe von Brennnesseltee (Rezept dazu im Abschnitt »So wirkt sie«). Trinken Sie dazu über den Tag verteilt 4 Tassen Aufguss der Blätter und außerdem so viel reines Wasser wie möglich. Eine große zusätzliche Flüssigkeitsmenge unterstützt die harntreibenden Eigenschaften der Brennnessel. Den Tee können Sie gerne mit ein paar Spritzern Zitronensaft aromatisieren. Diese Kur können Sie natürlich mit einigen köstlichen und nahrhaften Rezepten, wie Sie sie am Ende dieses Kapitels finden, ergänzen.

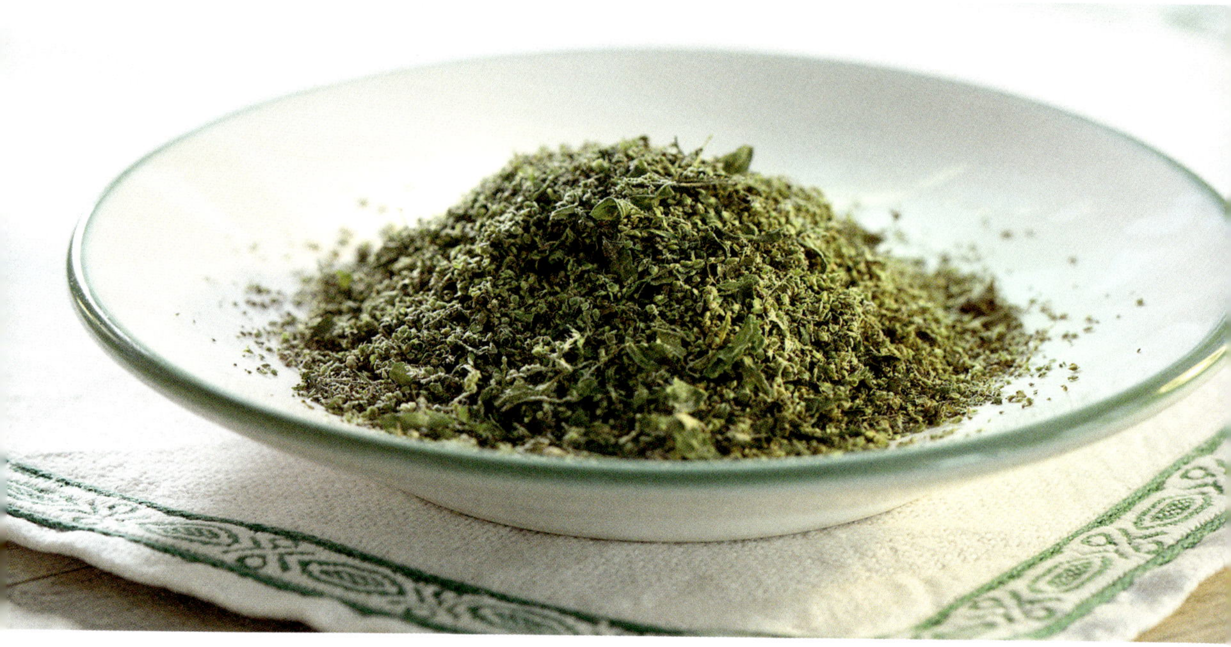

TIPP

Brennnesselsamen verwende ich im Winter als:

- *Müslizutat*
- *Topping für Salate*
- *auf Suppen und Eintöpfen*
- *als Pesto (siehe Rezept am Ende dieses Kapitels)*
- *in Kräuterquark*

Aber nicht nur als Tee sind die Blätter in meiner Küche im Einsatz, ich verwende sie bis in den Oktober hinein frisch gesammelt für Smoothies oder als Gemüse, ähnlich wie Spinat verarbeitet. Getrocknete Blätter gebe ich im Winterhalbjahr in Suppen und Eintöpfe.

Auch Brennnesselsamen mit ihren mehrfach ungesättigten Fettsäuren, Mineralien und Spurenelementen sollten Sie unbedingt einmal probieren! Sie sind ein traditionelles Mittel zur Kräftigung und Stärkung des Organismus und helfen gegen Müdigkeit oder stressbedingte »Durchhänger«. Ihr Geschmack ist nussig, und sie sind aus botanischer Sicht sogar kleine Nüsschen – das angenehme Knacken beim Kauen weist darauf hin. Immer im August besuche ich »meinen« Brennnesselstandort im Wald mit einer großen Papiertüte und Handschuhen, um die Samen zu ernten. Dazu streife ich das obere Drittel der langen Triebe ab und gebe sowohl die Samenrispen als auch einige Blätter in die Tüte. Zu Hause trockne ich die Ernte im Dörrgerät grob, dabei fallen die Samen von den Trieben ab. Dürre Triebe und grobe Blattstücke entferne ich beim anschließenden Durchsieben und fülle die Samen in saubere Schraubdeckelgläser ab. Das klingt nun alles nach viel Arbeit, ist aber ehrlich gesagt schnell und unkompliziert erledigt. Zumal man sich so einen perfekten Wintervorrat aus allerbestem »Kraftfutter« zur Stärkung der gesamten Konstitution und des Immunsystems anlegen kann.

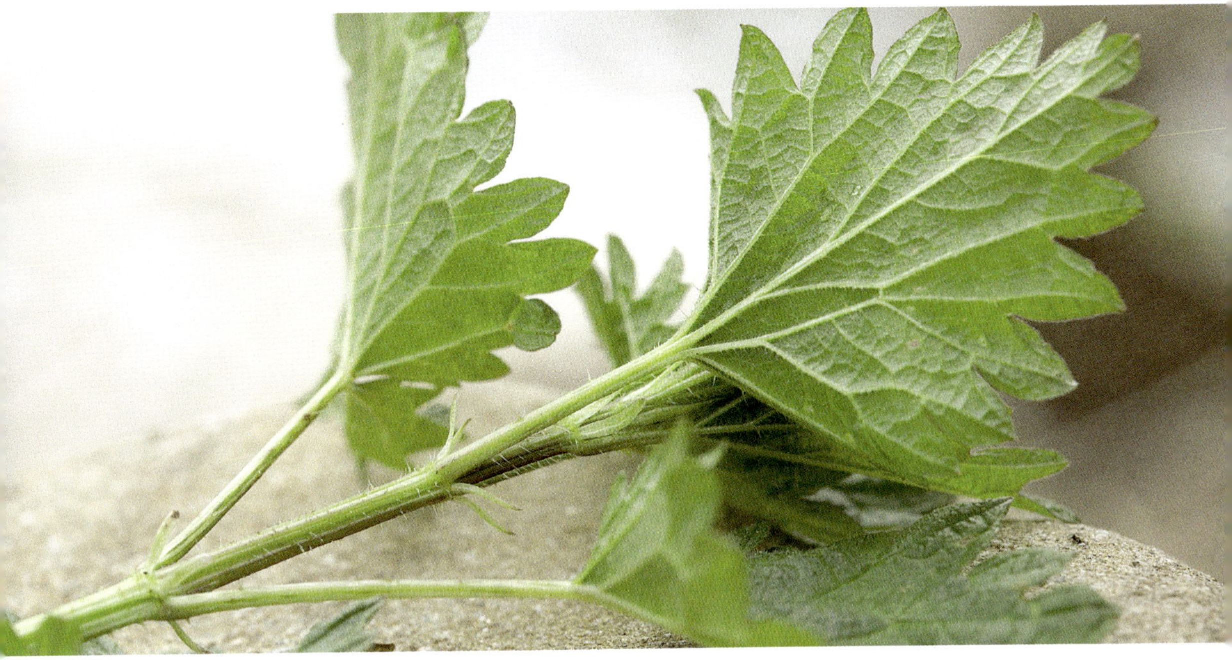

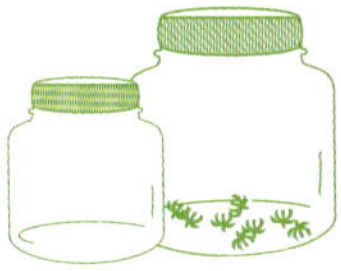

SAMMELHINWEISE:

Blätter und Triebspitzen:	**März/April–Oktober**
Samen:	**Anfang August–Anfang September**

Achten Sie bei der Ernte darauf, nur die Triebspitzen – also die oberen 10 cm – zu pflücken, denn da die Brennnessel auch eine traditionelle Faserpflanze ist, schmeckt nur dieser Teil. Nach unten wird die Pflanze immer ballaststoffreicher und somit auch faseriger. Sollten die Triebspitzen im Sommer Blüten oder Samenanlagen tragen, können diese gerne mitgeerntet werden.

Um sich bei der Ernte von frischer Ware vor den Brennhaaren zu schützen, tragen Sie am besten Handschuhe und verwenden eine Schere. Legen Sie das Erntegut locker in einen Korb und machen erst zu Hause die Brennhaare unschädlich. Das können Sie auf mehrere Arten tun: Rollen Sie entweder ein paarmal mit einem Nudelholz oder etwas Ähnlichem über die Blätter, oder überbrühen Sie die Brennnesseln kurz mit heißem Wasser. Jetzt können sie gefahrlos nach Lust und Laune verarbeitet werden.

INFO

Fast jedes Kind erkennt sie, trotzdem kann sie im nichtblühenden Zustand mit der Taubnessel verwechselt werden. Das ist aber kein Problem, denn auch diese ist köstlich und gesund.

Kennen Sie noch den Begriff »Nesseltuch«? Die Brennnessel bildete bis ins 18. Jahrhundert zusammen mit Leinen und Hanf die Grundlage der europäischen Textilindustrie und wurde erst dann durch die Baumwolle abgelöst.

DIE REZEPTE

BRENNNESSEL-KARTOFFEL-SUPPE

Die Ergänzung zu Ihrer Frühjahrskur – diese extrem basische Suppe wirkt der Übersäuerung entgegen

Für 2 Personen

4–6 Kartoffeln
1 Karotte
1 Zwiebel
1 Knoblauchzehe
Kokosöl
800 ml Gemüsebrühe
2 Hand voll Brennnesselblätter oder -triebspitzen
Salz, Pfeffer, Muskatnuss oder Bärlauch und Liebstöckel zum Abschmecken
Schmand oder Sahne und Zitronensaft zum Verfeinern

Die Kartoffeln schälen und in kleine Würfel schneiden. Karotte, Zwiebel und Knoblauch ebenfalls schälen und klein schneiden. Etwas Kokosöl in einem großen Topf erhitzen und das Gemüse darin andünsten. Anschließend die Gemüsebrühe aufgießen und alles darin weich kochen. Je nach Wunsch das Ganze mit Hilfe eines Kartoffelstampfers zerdrücken oder – für ein feineres Ergebnis – im Mixer sämig pürieren. Die Brennnesselblätter oder Triebspitzen kurz mit heißem Wasser überbrühen, dann grob hacken und zur Suppe geben. Aufkochen und etwa 5 Minuten köcheln lassen. Die Suppe nun ganz nach Geschmack mit Salz, Pfeffer, Muskatnuss oder Bärlauch und Liebstöckel abschmecken. Gibt man Schmand oder Sahne hinzu, sollte die Suppe danach am besten nicht mehr kochen. Zum Schluss das Ganze mit etwas Zucker und Zitronensaft abrunden, in Schälchen füllen und, wer mag, noch mit einigen Taubnesselblüten oder Lichtnelkenblüten (wie im Bild zu sehen) dekorieren oder Brennnesselsamen darüberstreuen.

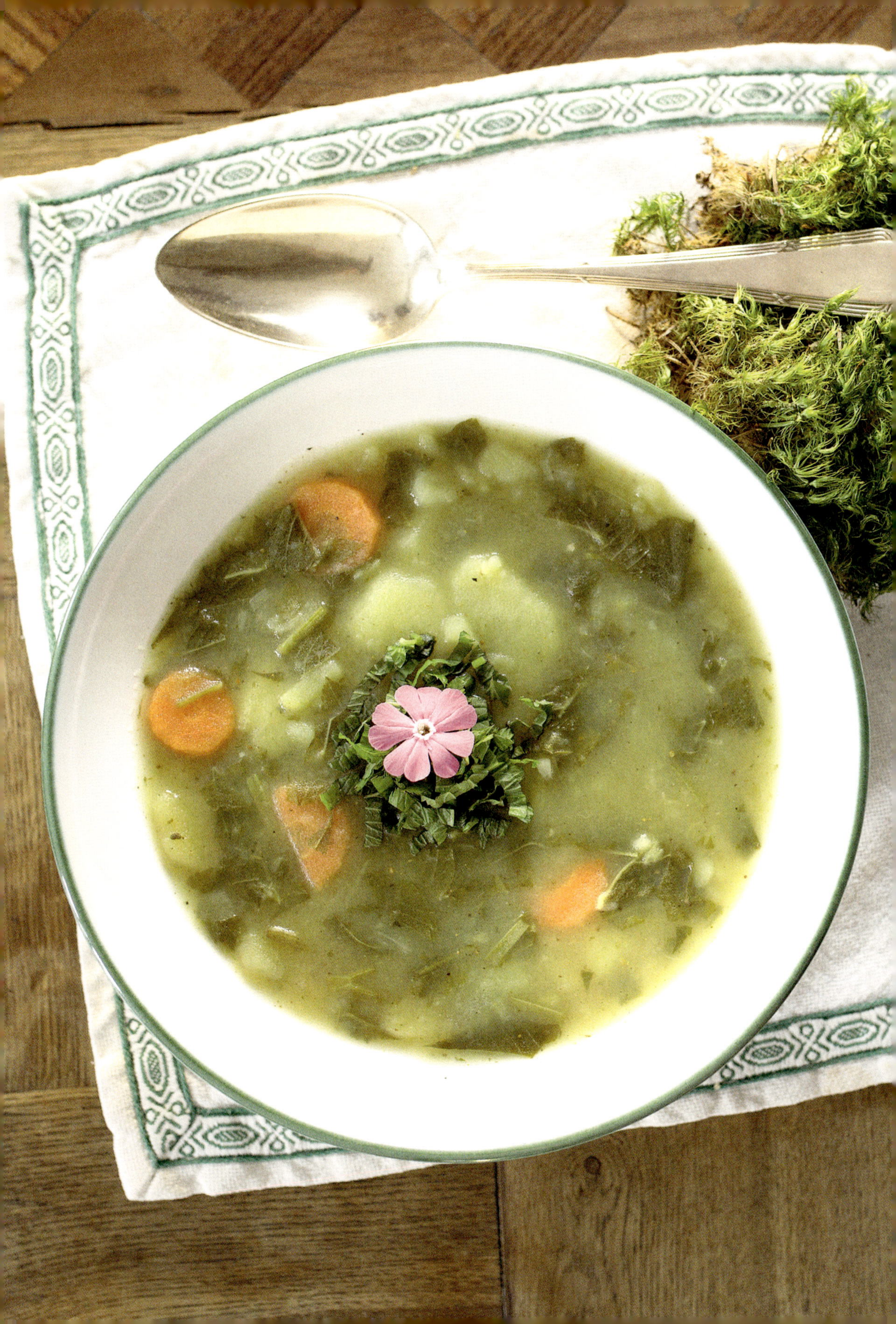

TROCKENPESTO AUS BRENNNESSELSAMEN

Ein erstklassiger Turbo für Ihr Immunsystem im Winter – einfach gemacht, köstlich und extrem wirkungsvoll

Für 1 Person

1 EL Brennnesselsamen
1 Knoblauchzehe
kaltgepresstes Olivenöl
Salz und Pfeffer

Die Brennnesselsamen in eine kleine Schüssel geben, mit wenig lauwarmem Wasser übergießen und über Nacht quellen lassen. Am nächsten Morgen die Knoblauchzehe hineinpressen und mit etwas Olivenöl zu einem Pesto mit nicht allzu flüssiger Konsistenz vermengen. Zum Schluss nach Belieben mit Salz und Pfeffer abschmecken. Vor dem Servieren mindestens 1 Stunde ziehen lassen.

BRENNNESSEL-EIS

Grünes Eis, kühl und erfrischend – der basische Sommergenuss

Für 2 Personen

1 Tasse Cashewkerne
1 Tasse Eiswürfel
3 sehr reife Bananen, geschält und gefroren
2 Hand voll Brennnessel-Triebspitzen
1–2 EL Zitronensaft
Mark von 1 Vanilleschote

Die Cashewkerne mit den Eiswürfeln und gefrorenen Bananen in einem leistungsstarken Standmixer zuerst relativ grob verarbeiten. Dann Brennnessel-Triebspitzen, Zitronensaft und Vanillemark hinzugeben und alles zu einer cremigen Masse pürieren. In Schälchen geben und für einen besonderen Augenschmaus mit essbaren Blüten wie zum Beispiel Gänseblümchen toppen.

Verarbeiten Sie alle Zutaten gekühlt oder gefroren. Die Bananen vor dem Einfrieren am besten in Stücke brechen, das erleichtert das Entnehmen und Bevorraten.

BRENNNESSEL-QUICHE

Sieht nicht nur gut aus, sondern schmeckt auch noch köstlich – damit machen Sie bei Ihren Gästen garantiert Eindruck

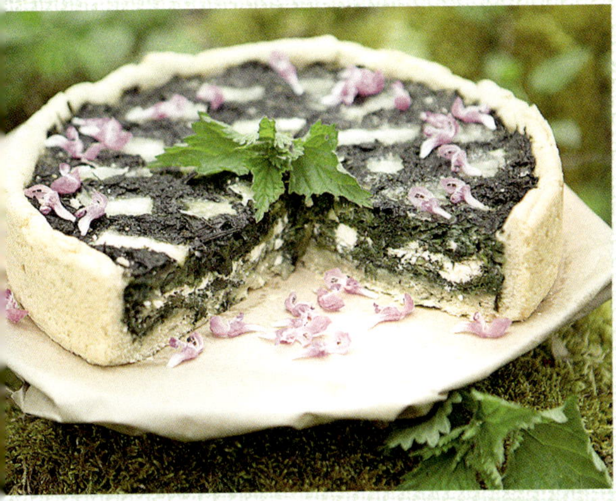

Für 1 Springform mit etwa 26 cm Durchmesser

30 Brennnesselblätter und -triebspitzen (etwa 600 g)
1–2 Zwiebeln
2 EL Olivenöl
100–150 ml Gemüsebrühe
3 Eier
200 g Sahne
Salz, Pfeffer, Muskatnuss
2 Knoblauchzehen nach Belieben
150 g Schafskäse
etwas Parmesan

1 Portion Hefeteig aus Dinkelmehl (etwa 300 g)
Fett für die Form

Den Backofen auf 175 °C vorheizen. Eine Springform einfetten und den Hefeteig dünn ausrollen. Die Form mit dem Teig auskleiden und leicht andrücken.
Zuerst die Brennnesselblätter und Triebspitzen mit heißem Wasser überbrühen und anschließend fein schneiden. Die Zwiebeln schälen und in feine Würfel schneiden. Etwas Olivenöl in einer hohen Pfanne erhitzen und die Zwiebeln darin glasig dünsten. Die Brennnesselblätter und Triebspitzen sowie die Gemüsebrühe hinzugeben, die Pfanne abdecken und die Blätter zusammenfallen lassen.
In einer Schüssel Eier und Sahne verquirlen und nach Geschmack mit Salz, Pfeffer und Muskatnuss würzen. Nach Belieben etwas Knoblauch hineinpressen.
Die Hälfte des Brennnesselspinats auf dem Teig verteilen. Den Schafskäse darüberbröckeln und die zweite Hälfte des Brennnesselspinats auf den Käse in die Form füllen. Die Sahne-Ei-Mischung daraufgießen. Zum Schluss den Parmesan aufstreuen und das Ganze im vorgeheizten Ofen 30–40 Minuten backen.
Aus dem Ofen nehmen, abkühlen lassen und vor dem Servieren mit Taubnesselblüten dekorieren.

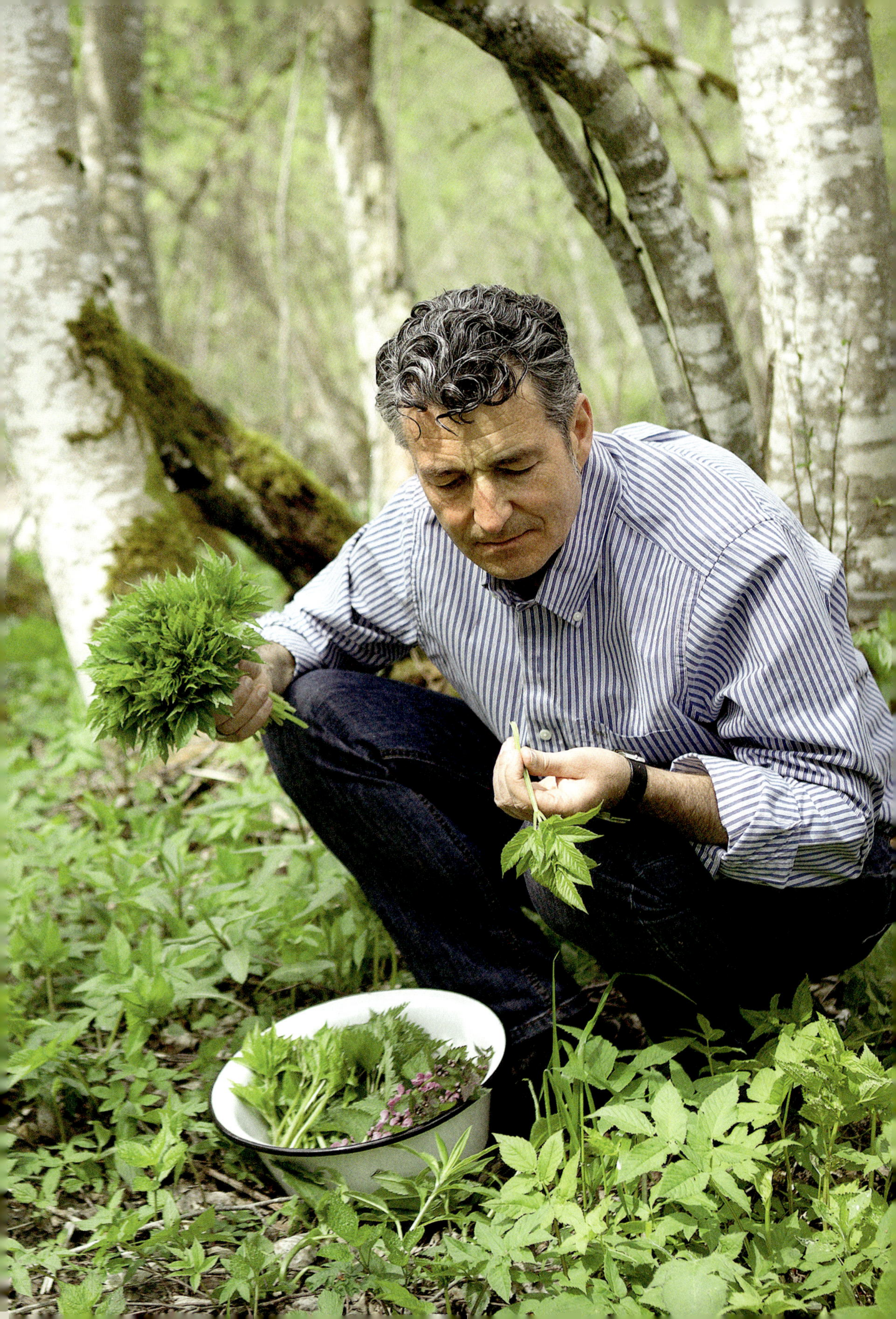

GIERSCH

Sagt Ihnen der Begriff »Zipperleinskraut« etwas? Das ist eine der vielen Bezeichnungen, unter denen der Giersch ebenfalls bekannt ist. Der Name geht auf seine vielfältigen und wirkungsvollen Heilkräfte zurück, die schon seit Hildegard von Bingens Zeiten bekannt sind. Man findet den Giersch aber nicht nur bei Spaziergängen im Wald in Hülle und Fülle, schon im Mittelalter und bei den alten Römern wurde er auch als Gemüsepflanze in Klostergärten kultiviert. Aber nicht, dass Sie jetzt denken, man müsste sich die Mühe machen, ihn extra anzupflanzen: meistens ist er schon da! Vielen Gartenbesitzern ist der Giersch als ungebetener Gast in ihrem Garten ein Graus, denn er ist eine der vitalsten Pflanzen überhaupt, verbreitet sich leicht und kann ganze Flächen für sich in Anspruch nehmen. Deshalb rate ich Ihnen: Machen Sie sich seine Vitalkraft zunutze und integrieren ihn als äußerst gesunden und schmackhaften Bestandteil in Ihre Ernährung – es kann jeder Teil der Pflanze verzehrt werden: Blätter, Stengel und auch die Blüten. Der Giersch bietet genau die Inhaltsstoffe und Qualitäten, auf die es gerade in unserer heutigen Zeit ankommt.

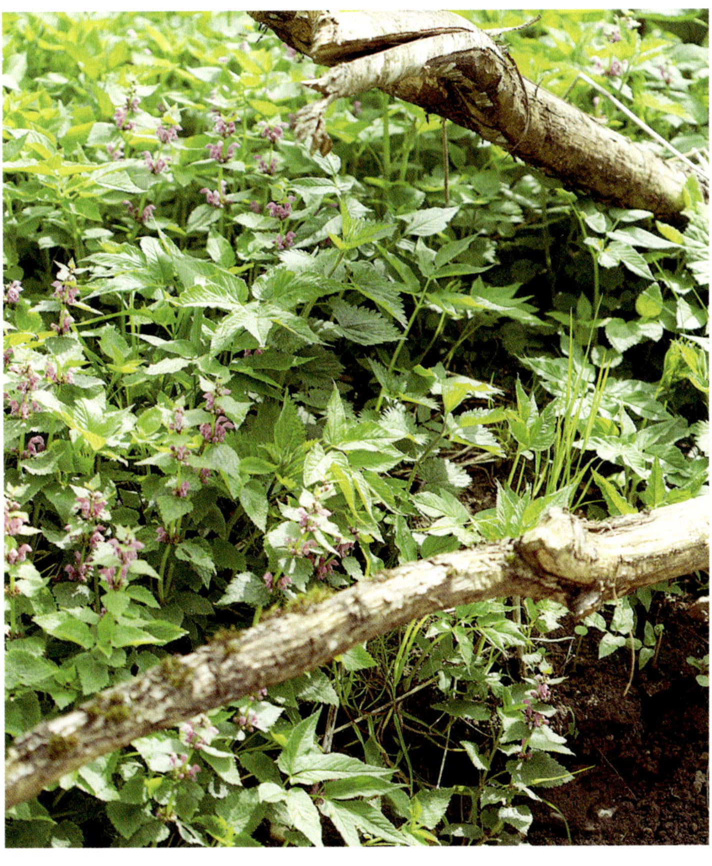

HIER WÄCHST ER:

Der Giersch ist eine typische Pflanze am Boden lichter Laub- und Mischwälder. Er liebt feuchte und nährstoffreiche Böden; halten Sie also gerade im Überschwemmungsbereich von Gewässern die Augen nach ihm offen. Auch auf Lichtungen, entlang von Waldwegen und am Waldrand können Sie ihn finden. Hier bildet er oft dichte Bestände, da er an diesen Stellen mehr Licht abbekommt.

Wilde Gemüsepracht: Giersch zusammen mit Taubnessel und Brennnessel

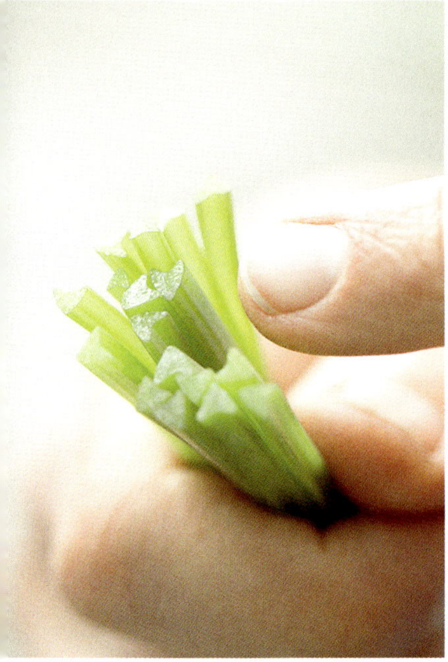 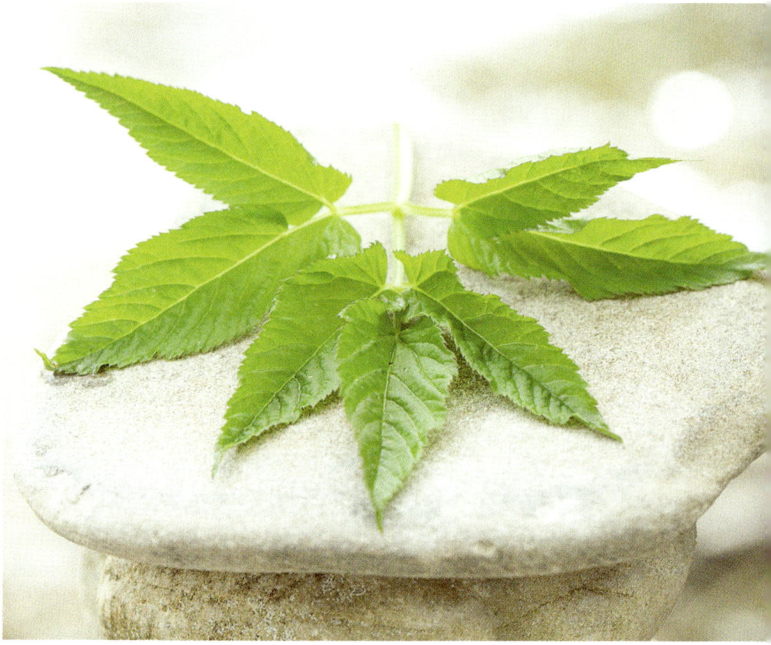

TIPP

Mein Rat bei Frühjahrsmüdigkeit und Trägheit: Greifen Sie beim Giersch kräftig zu und verzehren Sie diesen möglichst oft roh! Als Giersch-Basensaft, Smoothie oder auch Giersch-Mischsalat aus dem Rezeptteil am Ende dieses Kapitels. Giersch hilft Ihnen, Übersäuerung abzubauen und Trägheit und Frühjahrsmüdigkeit den Garaus zu machen. Zudem schmeckt er gerade im Frühling besonders köstlich.

DARAN ERKENNEN SIE IHN:

Giersch ist eine mehrjährige Staude. Die Blütentriebe werden meist etwa 60 cm hoch, die maximale Höhe ist 1 m. Der den Boden bedeckende Blätterteppich kann 20–40 cm hoch werden.

Am besten merken Sie sich beim Giersch die Zahl 3, denn der Querschnitt der Blattstiele ist immer dreikantig und die Grundform seiner Blätter dreiteilig (meistens sind die Blätter doppelt dreiteilig, in selteneren Fällen einfach dreiteilig).

Häufig sind seitliche Blattteile noch nicht vollständig voneinander getrennt, deshalb ist eine Blattform zu erkennen, die einem Ziegenhuf ähnlich sieht – daher ein weiterer Name des Gierschs: »Geißfuß«. Die einzelnen Teilblätter haben eine lanzettliche Form, und die Blattränder sind deutlich gezähnt.

Vom Blütenstiel abgehende Blätter umfassen diesen am Ansatz und bilden hier eine Blattscheide. Der Haupttrieb mit der Blüte ist im Querschnitt rund, außen kantig gefurcht und innen hohl.

Die Blüten des Gierschs sind weiß und als flache Dolde ausgebildet. Der Saft der Pflanzen duftet wie Petersilie oder Sellerie.

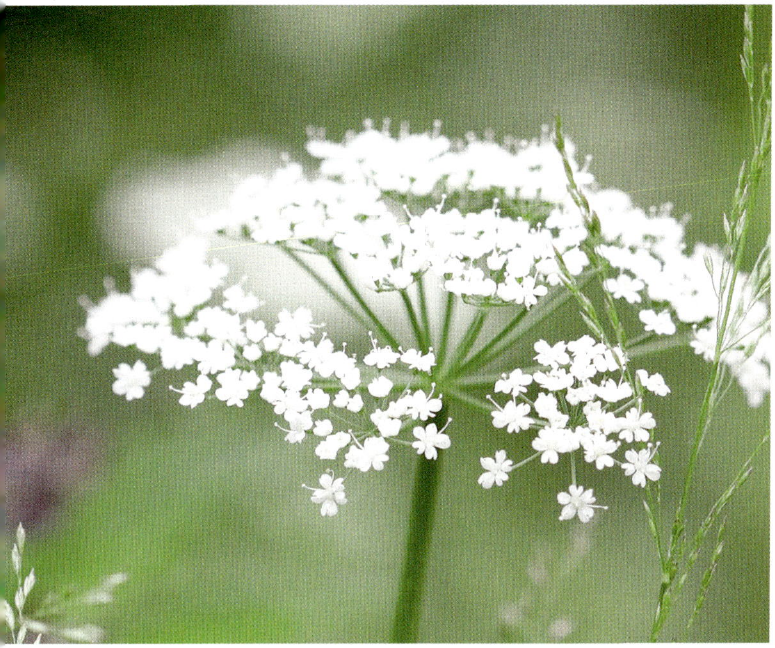
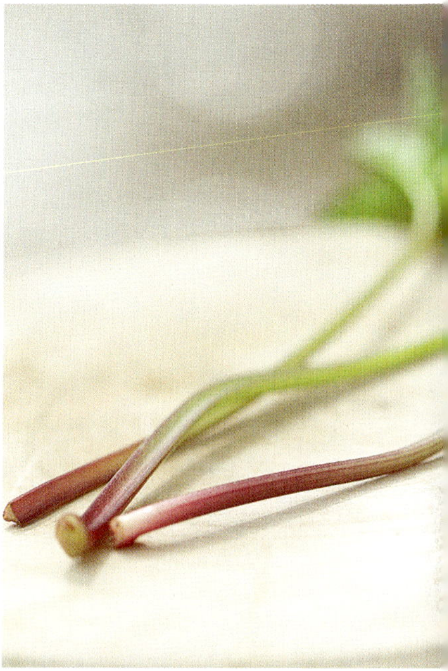

SO WIRKT ER:

Meiner Meinung nach ist es der Giersch auf jeden Fall wert, als die Gemüsepflanze des 21. Jahrhunderts wiederentdeckt zu werden! Warum? Sicher erzähle ich Ihnen nichts Neues, wenn ich sage, dass viele Menschen – gerade in Deutschland – unter einer totalen Übersäuerung leiden, die neben Stress vor allem auf den übermäßigen Konsum von Schweinefleisch zurückzuführen ist. Wenn Sie regelmäßig Giersch essen, trägt er dazu bei, den Harnsäurewert in Ihrem Körper zu senken, der durch Schweinefleisch und andere tierische Produkte zweifelhafter Qualität entsteht. Zum anderen versorgt er Sie mit einem beträchtlichen Anteil an wertvollem pflanzlichem Eiweiß (zur Info: er liefert 7 g Eiweiß pro 100 g Gemüse), das im Gegensatz zu tierischen Eiweißen, zum Beispiel aus Fleisch, Fisch und Milchprodukten, nicht zu Übersäuerung führt.

Übersetzt man seinen lateinischen Namen Aegopodium podagraria, lässt sich sofort eine seiner bekanntesten Heilwirkungen ableiten: »Podagra« ist nämlich ein alter griechisch-lateinischer Name für Gicht. Und diese Stoffwechselkrankheit zeichnet sich ja bekanntermaßen unter anderem durch Harnsäureeinlagerungen in Gelenken und Geweben aus.

Neben seinem hohen Gehalt an pflanzlichem Eiweiß liefert der Giersch auch in etwa doppelt so viel Vitamin C wie der Grünkohl, der ja derzeit in aller Munde ist. Aber nicht nur das: Die großen Mengen an Vitamin A, an Mineralstoffen und Spu-

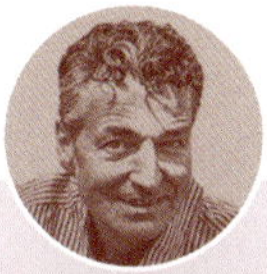

MEIN PERSÖNLICHER TIPP

Als wohltuenden Badezusatz gegen rheumatische Beschwerden, Gicht oder auch Krampfadern empfehle ich Ihnen, 2 Hand voll Gierschblätter mit 2 Litern kochendem Wasser zu übergießen und mindestens 10 Minuten abgedeckt ziehen zu lassen. Diesen Auszug können Sie als Zusatz zu einem Vollbad geben. Haben Sie einmal nicht so viel Zeit, können Sie auch einfach einige zerquetschte Blätter als eine Art Umschlag auf schmerzende Gelenke legen.

renelementen, wie zum Beispiel Eisen, die er enthält, machen ihn zum echten »Superfood«.

Im ganz übertragenden Sinne ist es sicherlich nicht verkehrt, sich seine Wuchskraft und seine Fähigkeit, sich fest zu verwurzeln und »Raum« für sich einzunehmen, zum Vorbild zu machen. In einem derart schnelllebigen Alltag, in dem wir aufpassen müssen, nicht in Hektik, Stress und überhöhten Anforderungen unterzugehen, sind das genau die Eigenschaften, die wir alle brauchen!

INFO

Damit Giersch immer wieder in frühlingshafter Qualität austreibt und es nicht zur Blüten- und Samenbildung kommt, rate ich Ihnen, die Pflanzen 3- bis 4-mal jährlich abzusensen. Auf die Art und Weise schenkt er Ihnen von März bis Oktober immer frisches Gemüse.

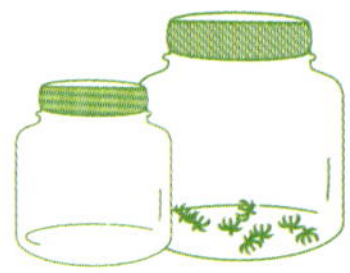

SAMMELHINWEISE:

Blätter und Stengel:	**Februar bzw. März bis in den späten Herbst**
Blüten:	**Juni**

Aufgrund seiner sehr »einnehmenden« Eigenschaften ist der Giersch meistens in Massenbeständen zu finden und die Ernte deshalb sehr einfach. Bedenken Sie nur, dass er, ähnlich wie Spinat, bei der Zubereitung in sich zusammenfällt. Deshalb sollten Sie auf jeden Fall reichlich sammeln, um nachher auch genug auf dem Teller zu haben.

Am besten ernten Sie die jungen Blättchen im zeitigen Frühjahr und verzehren diese roh oder als zarten Salat angemacht. Die älteren Blätter und Stengel können Sie fein schneiden und frisch als würziges Gemüse verarbeiten oder auch trocknen und damit Ihren Suppen einen aromatischen Geschmack verleihen.

TIPP

Ich übertrage die Prinzipien des Waldes immer gerne auch auf Gärten und Parks: Um ein ebenso stabiles Ökosystem wie im Wald zu schaffen, empfehle ich Ihnen, den Giersch in Ihrem Garten als Unterpflanzung zwischen Beerensträuchern wie Himbeeren, Stachelbeeren, Brombeeren und vor allem Johannisbeeren sowie unter Obstbäumen anzusiedeln. So können Sie den »Stockwerksbau« des Waldes mit Ihren Nutzpflanzen nachbilden.

DIE REZEPTE

GIERSCH-BASENSAFT

Für einen kraftvollen Start in den Morgen

Ergibt etwa 0,5 l Saft

5 Hand voll Gierschblätter und -stengel
4 Bio-Äpfel
1 große oder 2 kleine Bio-Zitronen
½ Bio-Salatgurke
1 Stück Ingwer (1 cm)

Alle Zutaten zusammen in einem Entsafter verarbeiten.

GIERSCH-MISCHSALAT

Mit verschiedenen Salat- und Gemüsesorten kombiniert, schmeckt er das ganze Jahr über anders

Für 2 Personen

Für den Salat:
1 kleiner Kopf Batavia- oder Kopfsalat
1 Bund junge Gierschblätter
1 kleine Zwiebel oder Schalotte
2–4 Radieschen

Für das Dressing:
2 EL kaltgepresstes Olivenöl
2 TL Senf
2 EL Zitronensaft
1 TL Apfel-, Birnen- oder Agavendicksaft
Salz und Pfeffer nach Belieben

Die Salatblätter waschen, abtrocknen und in kleine Stücke zupfen. Die Gierschblätter ebenfalls waschen, dann die Blätter und Stiele fein schneiden. Die Zwiebel oder Schalotte schälen und in Ringe schneiden. Die Radieschen waschen, putzen und in Scheiben oder Stifte schneiden. Alles zusammen in eine Schüssel geben.
Alle Zutaten für das Dressing mischen, unter den Salat ziehen und vor dem Servieren nochmals abschmecken.

GIERSCH-»SPINATGEMÜSE«

Für 2 Portionen

6 Hand voll Gierschblätter
1 Zwiebel
1 Knoblauchzehe
2 EL Olivenöl
Salz, Pfeffer, Muskat
evtl. Sahne

Die Blätter des Giersch können Sie genauso wie Blattspinat zubereiten, das heißt mit angedünsteten Zwiebeln, etwas Gemüsebrühe und nach Belieben mit Knoblauch, Sahne, Salz, Pfeffer und Muskat gewürzt. Probieren Sie dieses Gemüse doch einmal zu Spiegelei und Bratkartoffeln oder zu Hirse und Quinoa. Auch als Belag für eine Pizza oder einen deftigen Gemüsekuchen schmeckt der Giersch besonders gut.
Was Sie beachten sollten: Bei jungen Blättern beträgt die Garzeit nur 2 Minuten, bei älteren Blättern bis zu 10 Minuten.

GIERSCH-SMOOTHIE
Grüne Basenkraft aus dem Wald!

Für 2 große Portionen

2 Hand voll Gierschblätter
2–4 entsteinte Datteln
2 EL Chiasamen oder Flohsamenschalen
1 Bio-Zitrone
1 Apfel
500 ml Wasser

Für einen köstlichen Smoothie geben Sie zu 2 Hand voll Gierschblättern noch 2–4 entsteinte Datteln, 2 Esslöffel Chiasamen oder Flohsamenschalen und 500 ml reines Wasser und verarbeiten alle Zutaten in einem leistungsstarken Mixer zu einem cremigen Getränk.

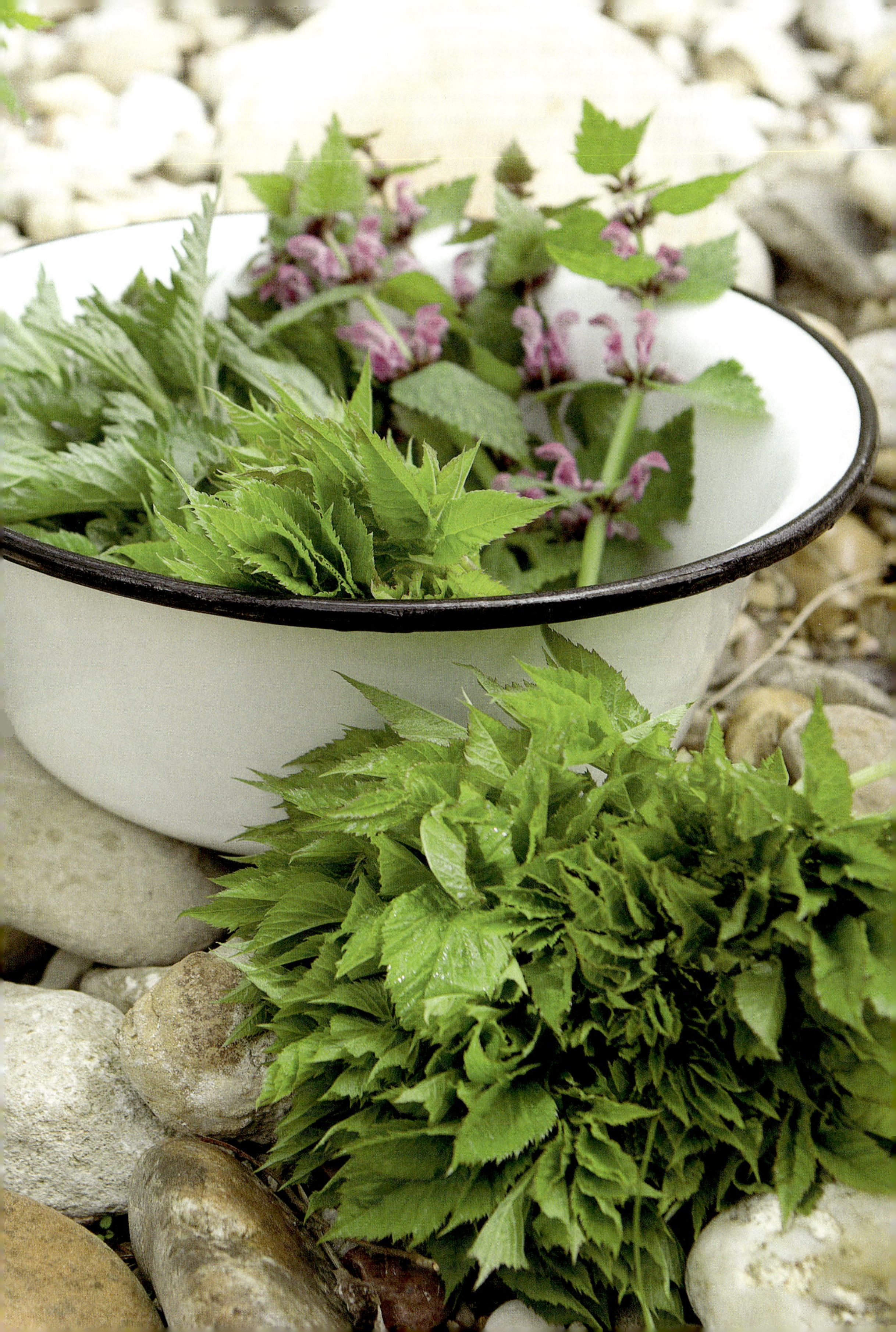

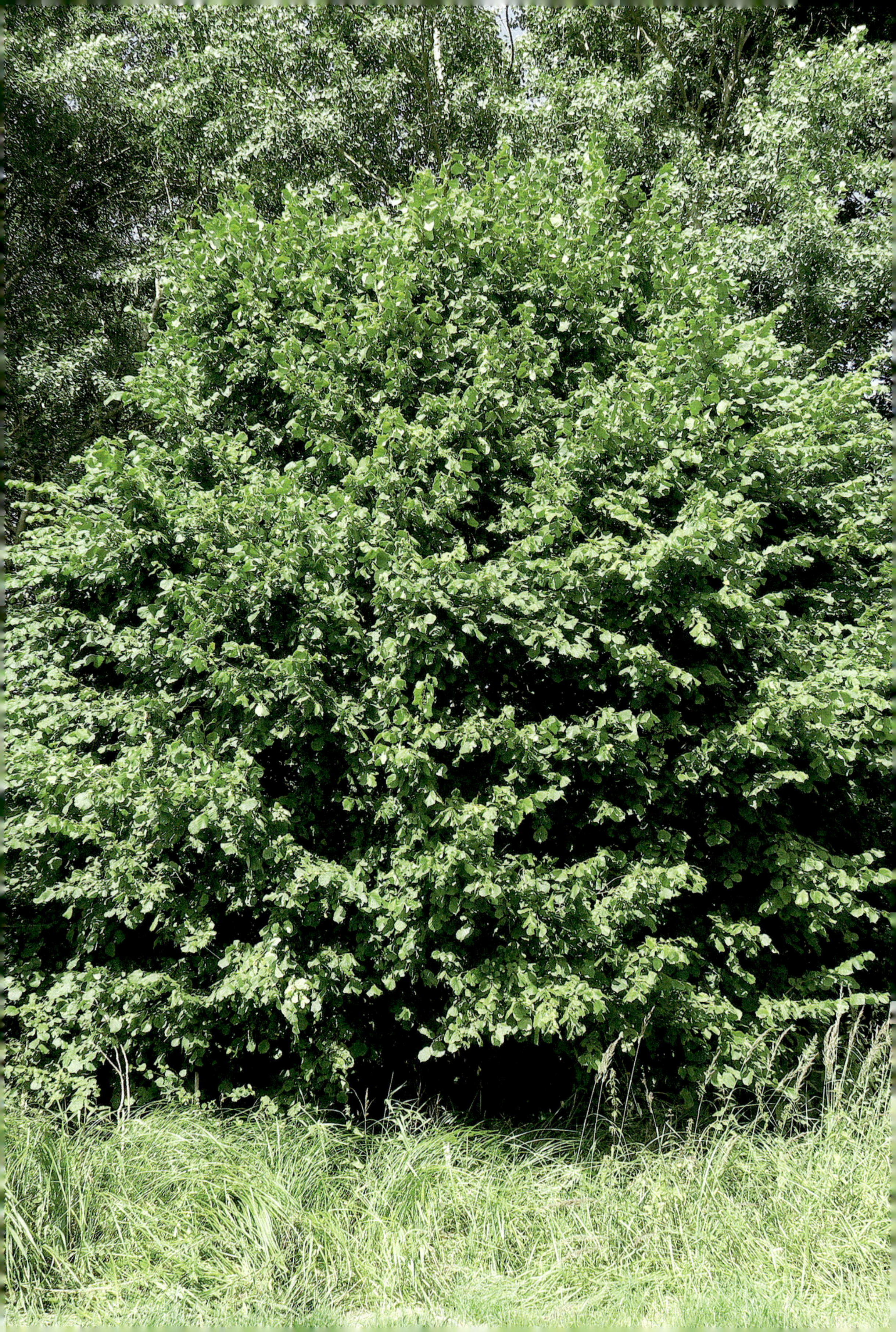

HASELNUSS

Haselnüsse finden Sie als Zutat von Schokolade, Gebäck, Nougat, im Studentenfutter oder in süßen Brotaufstrichen von oft zweifelhafter Qualität in jedem Supermarkt. Sie sind also allgegenwärtig. Haben Sie allerdings die köstlich schmeckenden und zudem gesunden Nüsse auch schon einmal selbst gesammelt? Naturbelassene, das heißt nicht erhitzte, rohköstliche Haselnüsse liefern uns zum Beispiel wertvolles Öl sowie reichlich Vitamin E; sie sind also echte Energie-Kugeln.

Das haben auch schon unsere steinzeitlichen Vorfahren gewusst: In der Mittelsteinzeit, zwischen dem Abschmelzen der eiszeitlichen Gletscher und der Einführung der Landwirtschaft etwa 5800 v. u. Z., waren die nahrhaften und gleichzeitig gut lagerfähigen Nüsse eine der wichtigsten Sammelfrüchte und sicherten somit die Lebensgrundlage der Menschen, besonders als Wintervorrat.

Zusammen mit anderen Pioniergehölzen wie Birke und Kiefer war es übrigens zu jener Zeit vor allem die Hasel, die bei der Wiederbesiedelung der kahlen Eiszeitlandschaft eine zentrale Rolle spielte und den Boden für die späteren Laubwälder vorbereitete.

Was ich persönlich an den Haselnüssen so schätze? Sie schmecken gut, sind einfach zu sammeln und lassen sich extrem vielfältig in der Küche einsetzen.

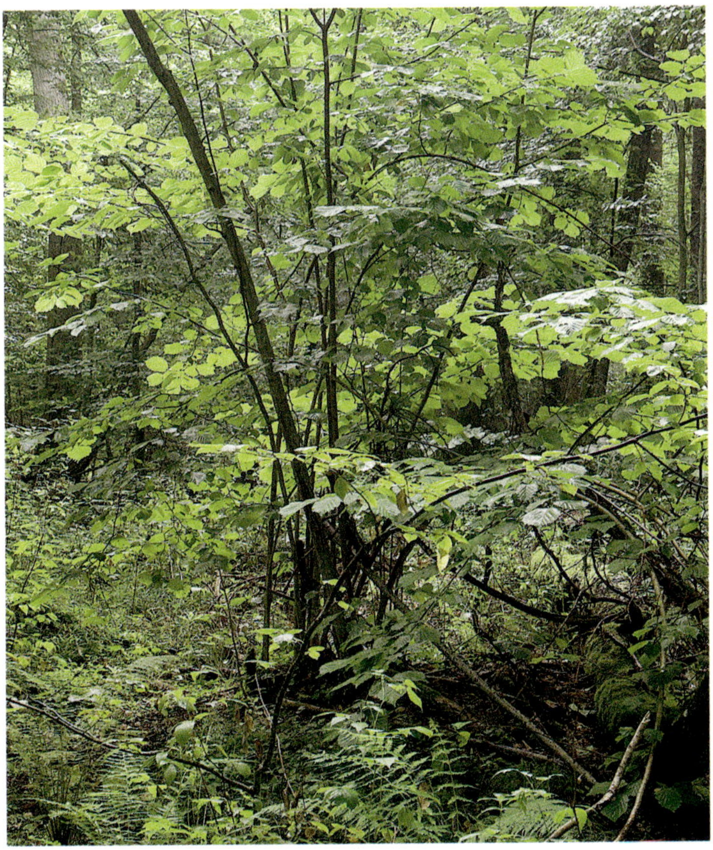

HIER WÄCHST SIE:

Die Hasel wächst vor allem im Unterholz von lichten Mischwäldern. Auch entlang von Waldwegen, auf Lichtungen oder am Waldrand können Sie die Augen nach ihr offen halten.

Die Hasel übernimmt außerdem eine wichtige Funktion im Wald: Ihre Blätter und auch die männlichen Blüten verrotten sehr schnell zu Humus. Das macht sie zu einem sehr guten Bodenbildner, denn dieses organische Material leistet einen wertvollen Beitrag zur Bodenfruchtbarkeit. Die Hasel düngt sich also zum einen selbst und schafft es auch, eine gute Grundlage für das Wachstum ihrer Nachfolger zu schaffen. Stichwort: Pioniergehölz!

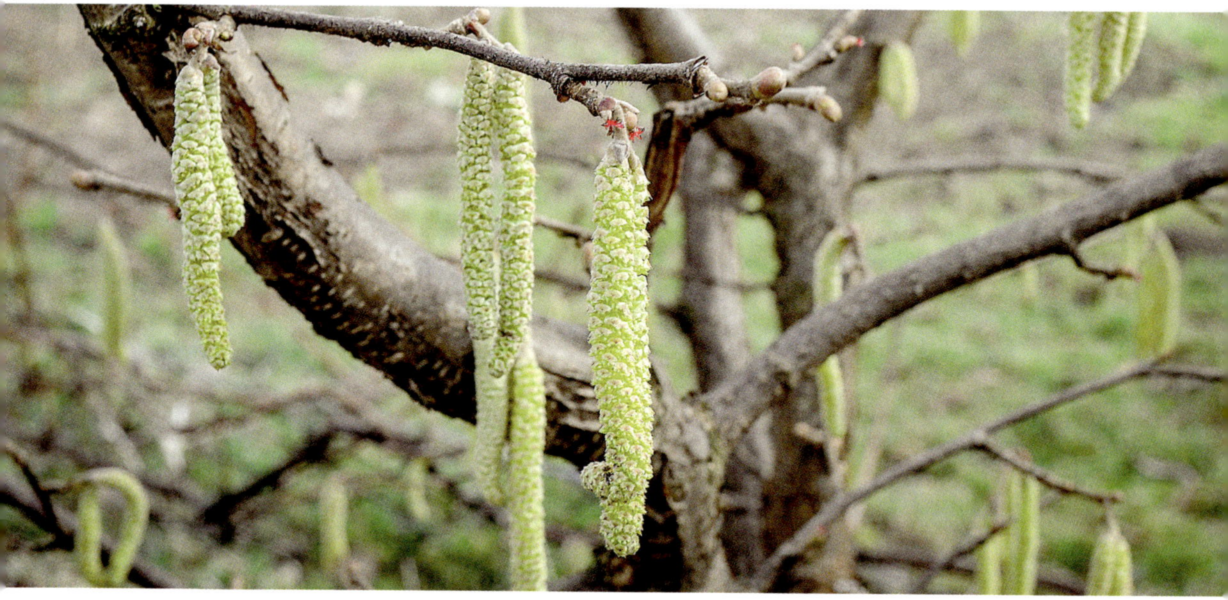

Männliche Blütenkätzchen

TIPP

Der Pollenstaub ist sehr reich an Eiweiß. Deshalb wurden die Kätzchen früher gesammelt, getrocknet und vermahlen zum Strecken von Mehl verwendet. Das können Sie natürlich heute auch noch tun: Ersetzen Sie beim Backen etwa 10 % des verwendeten Mehls durch Mehl aus getrockneten Haselnusskätzchen. Das schmeckt gut und ist gleichzeitig eine tolle Eiweißbereicherung.

DARAN ERKENNEN SIE SIE:

Die Hasel gehört zur Familie der Birkengewächse. Sie wächst als vielstämmiger Großstrauch und kann bis zu 6 m hoch werden. Ist sie noch jung, ist ihr Wuchs straff und aufrecht, im Alter dagegen bildet sie weit ausladende und überhängende Äste aus, die eine Art Schirmdach bilden können.

Ihre Blätter sind rundlich geformt, etwa 6–10 cm lang und stehen wechselständig; typisch für die Hasel sind die gesägten Blattränder.

Die Haselsträucher sind wie die Birken »Windbestäuber«, das heißt, die männlichen Blüten (längliche, herunterhängende »Kätzchen«) beginnen in milden Wintern schon im Januar, spätestens aber im März zu blühen und verlieren dann reichlich gelben Pollenstaub.

Die weiblichen Blüten sind unscheinbar, denn sie bleiben in ihrer Knospe versteckt. Es sind nur kleine, leuchtend rote, fadenförmige Narben zu erkennen. Aus diesen entwickeln sich die Nüsse, die einzeln oder in Gruppen von maximal 4 Stück zu finden sind. Ihre »Verpackung« ist besonders charakteristisch: Jede Nuss steckt in einem zerschlitzten Becher und ist 1,5–2 cm groß.

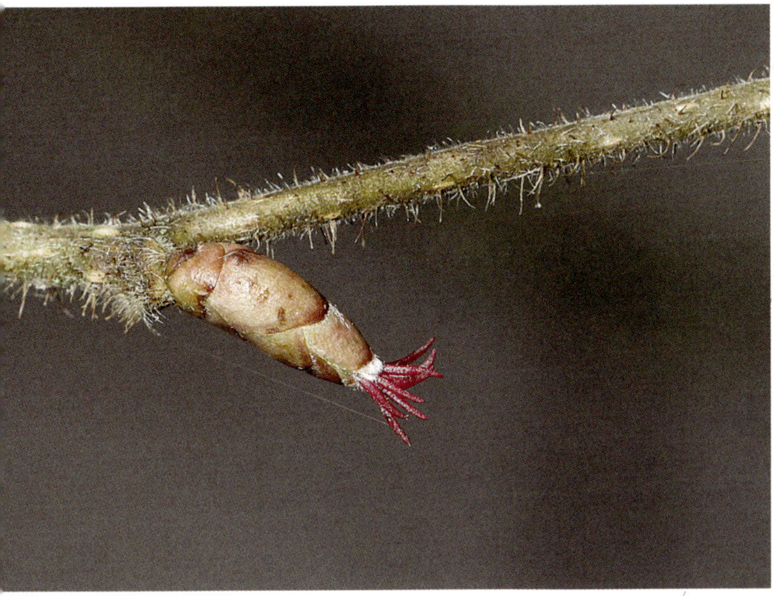

Weibliche Blütenkätzchen

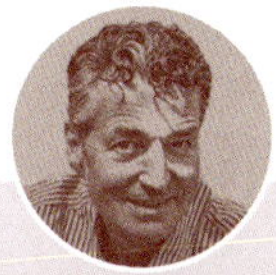

MEIN PERSÖNLICHER TIPP

Um die wertvollen Nährstoffe bestmöglich für den Körper nutzen zu können, empfehle ich Ihnen, die Nüsse in Rohkostqualität zu verzehren. Denn Hitzeeinwirkung verändert die Fette, zerstört Enzyme und manche Vitamine.

SO WIRKT SIE:

Haselnüsse stecken voller Nährstoffe. Sie enthalten 62 % Öl und 12 % Eiweiß. Außerdem bieten sie reichlich Vitamin B_1 und B_2, Vitamin E sowie große Mengen organisch gebundener Mineralien und Spurenelemente. Im eigentlichen Sinne würde ich die Haselnuss nicht zu den klassischen Heilpflanzen zählen. Aber ich bin der Meinung, dass eine naturbelassene Kraftnahrung in der heutigen Zeit unbedingt wieder stärker beachtet werden sollte, denn sie leistet einen entscheidenden Beitrag zur Gesundheitsvorsorge. Ich selbst mag die knackigen Nüsse am liebsten im Ganzen in meinem Müsli oder auch gehackt als Topping auf Salaten und Suppen. Sie sehen, man muss gar keinen großen Aufwand betreiben, gesunde Ernährung kann so einfach sein.

Ein weiterer Benefit der Nüsse: Sie sind nicht umsonst als typische Nervennahrung bekannt. Essen Sie sie regelmäßig, wirkt sich der hohe Lezithingehalt positiv auf Ihre Nervenfunktionen und auch das Gedächtnis aus. Ich habe zum Beispiel immer eine kleine Schale Nüsse auf dem Schreibtisch stehen.

Daneben enthalten Haselnüsse wichtige Mineralstoffe wie Calcium, Phosphor und Eisen und außerdem jede Menge Ballaststoffe sowie sekundäre Pflanzenstoffe, die unsere Verdauung in Schwung bringen. Die hohe Vitamin-E-Konzentration in den Nüssen schützt unsere Zellen darüber hinaus vor einer Schädigung durch freie Radikale.

HASELNUSSÖL

2–2,5 kg Haselnüsse ergeben etwa 1 Liter Öl (je nach Leistungsfähigkeit Ihrer Presse). Das Öl hat eine hellgelbe Farbe und schmeckt wunderbar vollmundig. Da es wenig haltbar ist und leicht ranzig wird, rate ich Ihnen, es unbedingt vor Licht und Wärmeeinwirkung zu schützen. Stellen Sie es am besten in dunkle Flaschen abgefüllt an einen kühlen Ort, zum Beispiel im Keller oder in den Kühlschrank. Auf diese Weise können Sie es problemlos 3 bis 4 Monate aufbewahren. Da ungeknackte Haselnüsse viel länger haltbar sind, lagere ich immer einen größeren Vorrat ein und presse bei Bedarf frisches Öl.

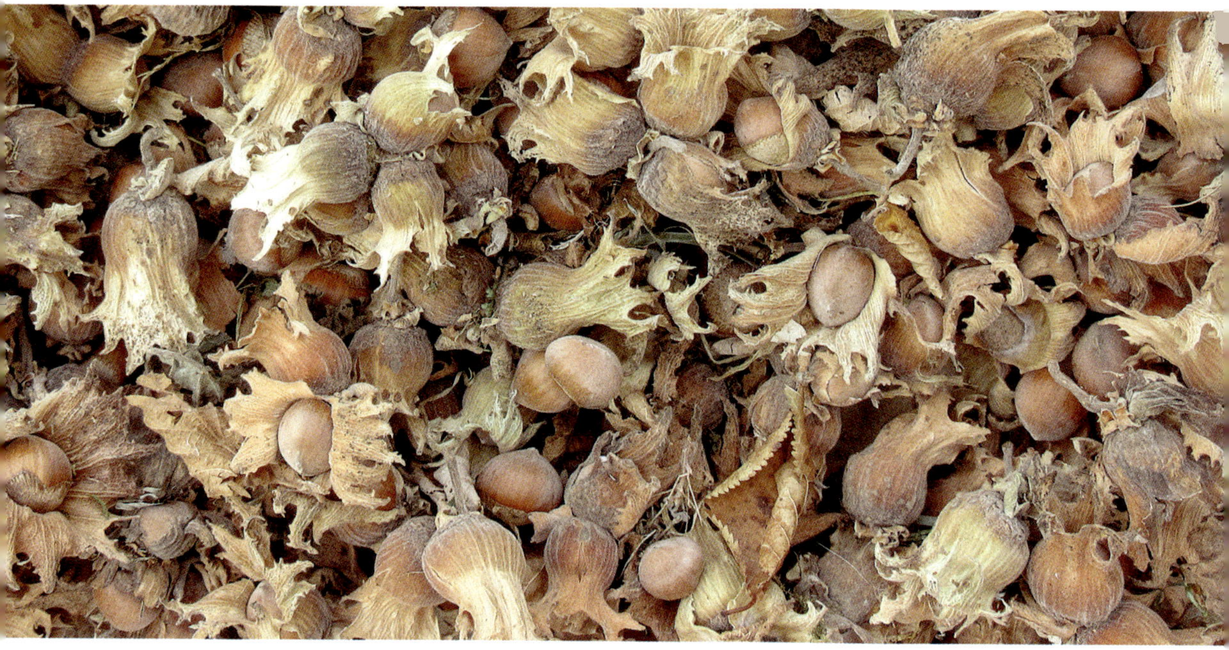

INFO

Besonders einfach klappt die Ernte, wenn Sie mehrere Leintücher mit in den Wald nehmen. Legen Sie diese unter den Haselnussstrauch und schütteln Sie die Nüsse einfach herunter. So können Sie das Erntegut gleich auffangen, und es verschwindet nicht in der Laubstreu auf dem Boden oder dem Unterwuchs aus Brennnesseln und Co.

Aber nicht nur die Nuss im Ganzen, sondern auch das daraus gepresste Haselnussöl ist eine wahre Delikatesse. Mir schmeckt Haselnussöl am besten zu Wintersalaten wie Endivie, Zuckerhut oder auch Feldsalat. Aber beachten Sie: Es sollte immer kaltgepresst und damit in Rohkostqualität hergestellt sein.

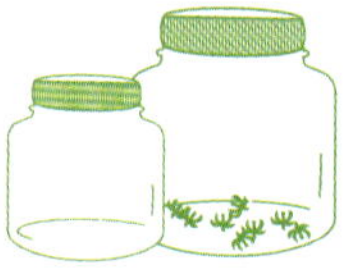

SAMMELHINWEISE:

Nüsse: **September und Oktober**

Haselnüsse sind ein begehrtes Sammelgut – nicht nur für uns Menschen, sondern auch für viele Waldbewohner wie Mäuse, Eichhörnchen oder Krähenvögel. Schon ab Anfang September fallen frühreife Nüsse vom Strauch. Diese Nüsse sind aber meistens wurmstichig und dienen kleinen Maden als Zuhause – also besser noch etwa 2 Wochen abwarten.

DIE REZEPTE

DEFTIGER HASELNUSS-BROTAUFSTRICH

Auf Crostini gestrichen und mit frischen Kräutern verfeinert, ist der Aufstrich ein toller Snack zum Aperitif für Ihre Gäste

Für 1 Glas (ca. 300 ml)

1 Zwiebel
Olivenöl
2 Knoblauchzehen
250 g fein gemahlene Haselnusskerne (z. B. im Fleischwolf oder in der Küchenmaschine)
Salz, Pfeffer, gerebelter Majoran zum Abschmecken

Die Zwiebel schälen und in feine Würfel schneiden. Etwas Olivenöl in einer Pfanne erhitzen und die Zwiebel darin glasig dünsten. Die Knoblauchzehen schälen und auspressen. Zusammen mit den Haselnüssen zu den Zwiebeln geben. Kurz weiterdünsten und zum Schluss mit Salz, Pfeffer und Majoran abschmecken.
Die noch heiße Masse in ein sterilisiertes Glas mit Schraubdeckel füllen, verschließen und abkühlen lassen. Lagern Sie das Glas am besten im Kühlschrank, dann ist der Aufstrich einige Tage haltbar.

Zwei Dinge sollten Sie dennoch beachten (diese gelten im Übrigen auch für das folgende Rezept):

1. Der Geschmack des Brotaufstriches entfaltet sich besser, wenn Sie ihn 15 Minuten vor dem Servieren aus dem Kühlschrank nehmen.

2. Wundern Sie sich nicht, auf der Oberfläche des Aufstriches kann sich etwas Öl absetzen. Das ist bei einem natürlichen Produkt, das keine Emulgatoren enthält, völlig normal. Rühren Sie den Aufstrich einfach um, bis er wieder eine cremige Konsistenz annimmt.

NUSSIGES WALDMÜSLI

Einheimische Superfoods zum Aufwachen

Für 1 Portion

10 Haselnusskerne, grob gehackt
1 EL Eichelmehl
2 EL Dinkelflocken
150 ml Wasser zum Einweichen

frisches Obst nach Wahl, klein geschnitten
150 g Naturjoghurt
Saft von 1 Zitrone
2 EL Ahornsirup oder Waldhonig
1 EL Brennnesselsamen

Die Haselnusskerne mit dem Eichelmehl und den Dinkelflocken über Nacht in etwa 150 ml Wasser einweichen. Morgens frisches Obst, Naturjoghurt, Zitrone, Ahornsirup oder Waldhonig und die Brennnesselsamen hinzufügen und miteinander vermengen.

HASELNUSS-HONIG-BROTAUFSTRICH

Eine echte Alternative zu Marmelade oder reinem Honig, der durch die knackigen Nüsse besonders satt macht

Für 1 Glas (ca. 400 ml)

200 g frisch gemahlene Haselnusskerne (z. B. im Fleischwolf oder in der Küchenmaschine)
200 g Blütenhonig nach Wahl

Beide Zutaten vermengen. Falls der Honig eine zu harte Konsistenz aufweist und sich deshalb nicht so gut verrühren lässt, können Sie ihn vorher in einem warmen Wasserbad vorsichtig etwas verflüssigen. Füllen Sie den fertigen Aufstrich in ein vorbereitetes, sterilisiertes Schraubdeckelglas und verbrauchen ihn innerhalb von 2 Wochen.

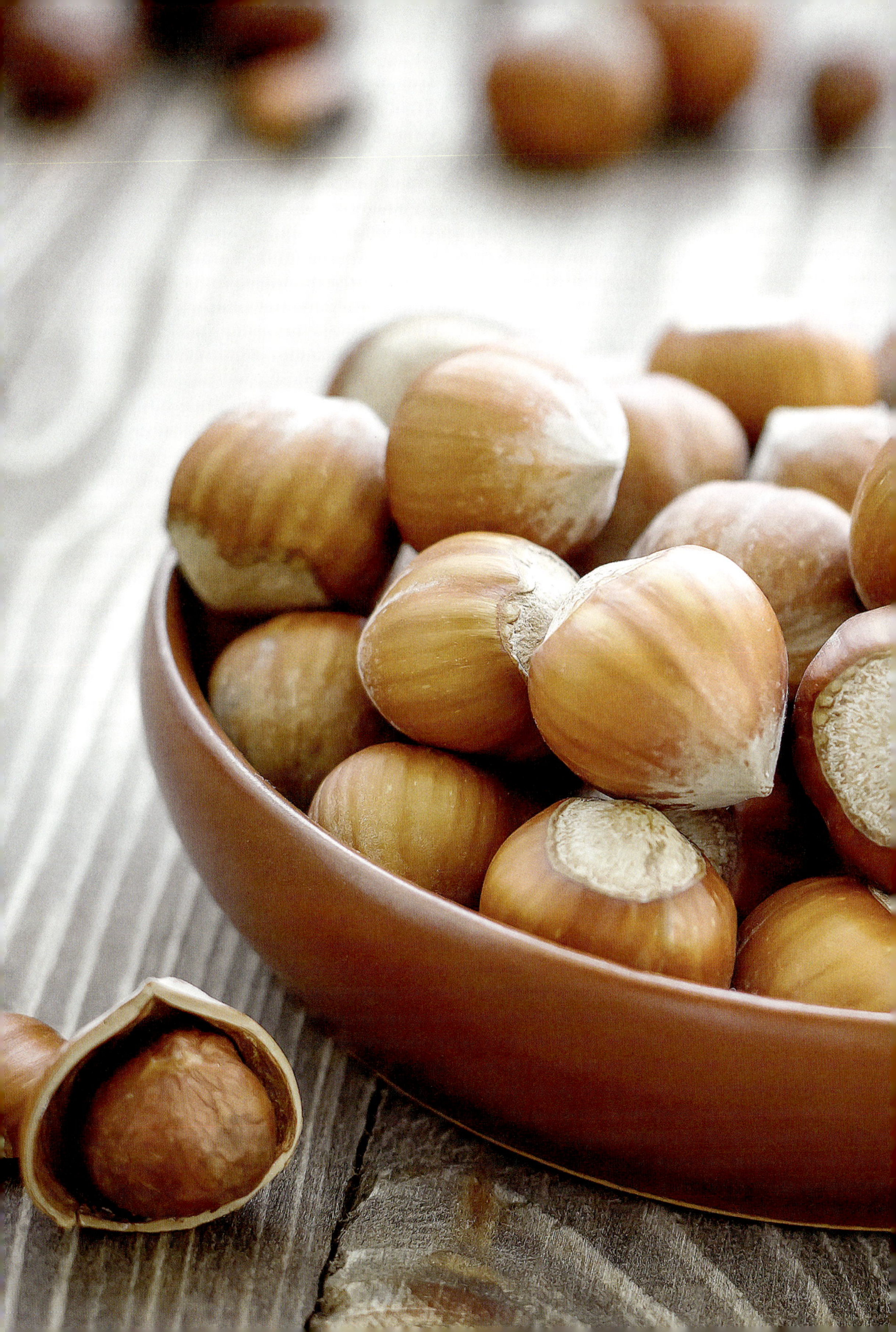

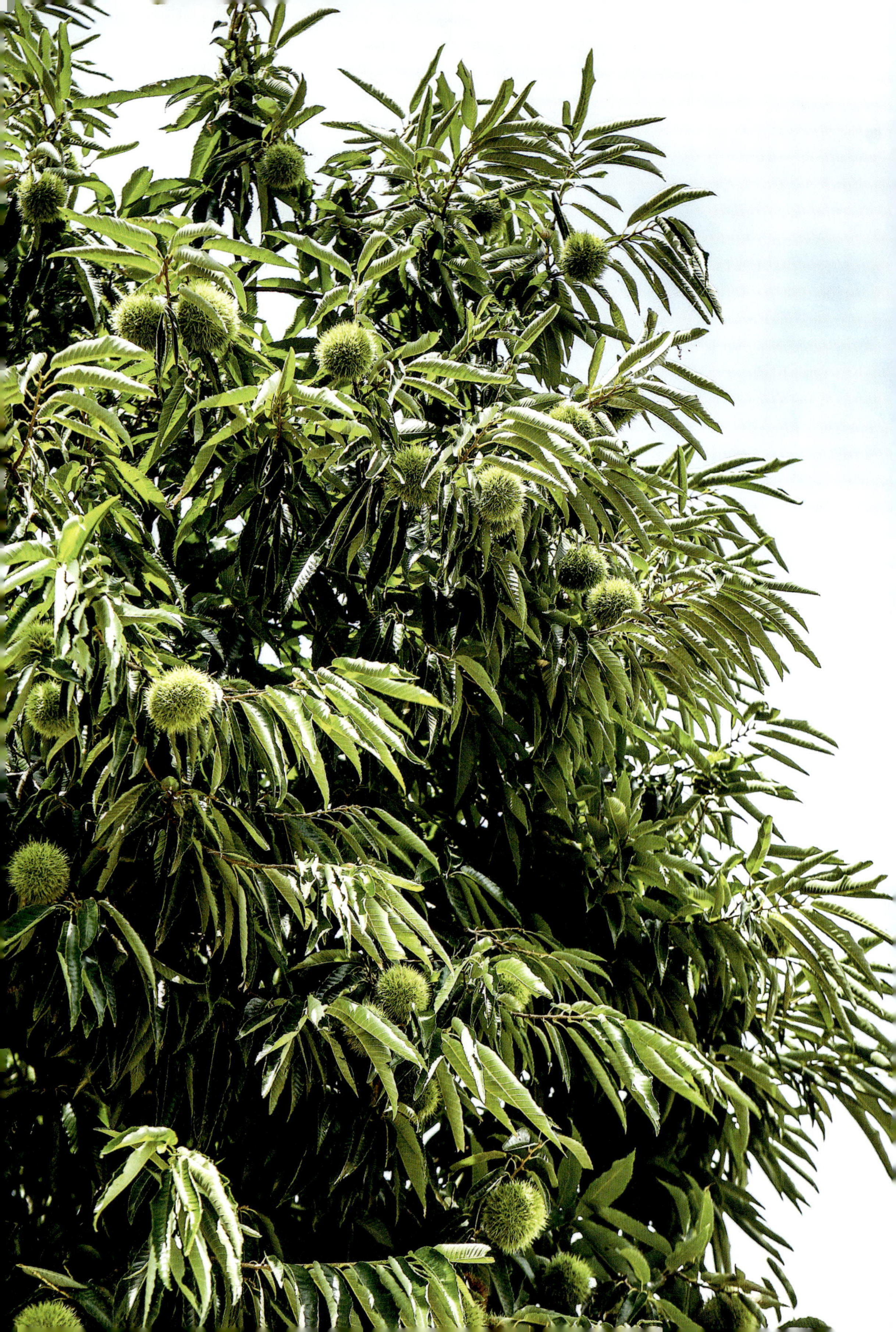

ESS- ODER EDELKASTANIE

Heiße Maroni auf dem Weihnachtsmarkt, als Füllung für die Weihnachtsgans oder auch im Dessert-Klassiker Vermicelli aus dem Tessin. Jeder von Ihnen kennt sicherlich mindestens eine dieser Verwendungsarten der Esskastanie.

Die Marone genannte Nuss der Ess- oder Edelkastanie galt bereits in der Antike sowie im Mittelalter als Grundnahrungsmittel. Und auch Hildegard von Bingen fand, dass die braunen Nüsse als »Universalheilmittel« für den Menschen uneingeschränkt gesund seien. Das kann ich voll und ganz unterstützen, denn auch ich bereichere meine Küche sehr gerne mit den vielseitigen Anwendungen der Esskastanie – sei es in Form gerösteter Nüsse, als Mehl, in diversen Backwaren, Desserts und vor allem Gemüsegerichten. Ganz zu schweigen vom köstlichen sortenreinen Esskastanienhonig, der als echte Delikatesse gilt. Wenn Sie ihn auf Ihrem Wochenmarkt bekommen können, rate ich Ihnen zuzugreifen, er schmeckt besonders kräftig und würzig aromatisch.

Wurde die Esskastanie früher als das Brot der Armen bezeichnet, ist sie heute – kauft man sie im Supermarkt – eher hochpreisig. Das muss nicht sein, wenn Sie auf Ihrem nächsten Herbstspaziergang einfach eine Tasche der köstlichen Nüsse mit nach Hause nehmen und sich einen Jahresvorrat anlegen.

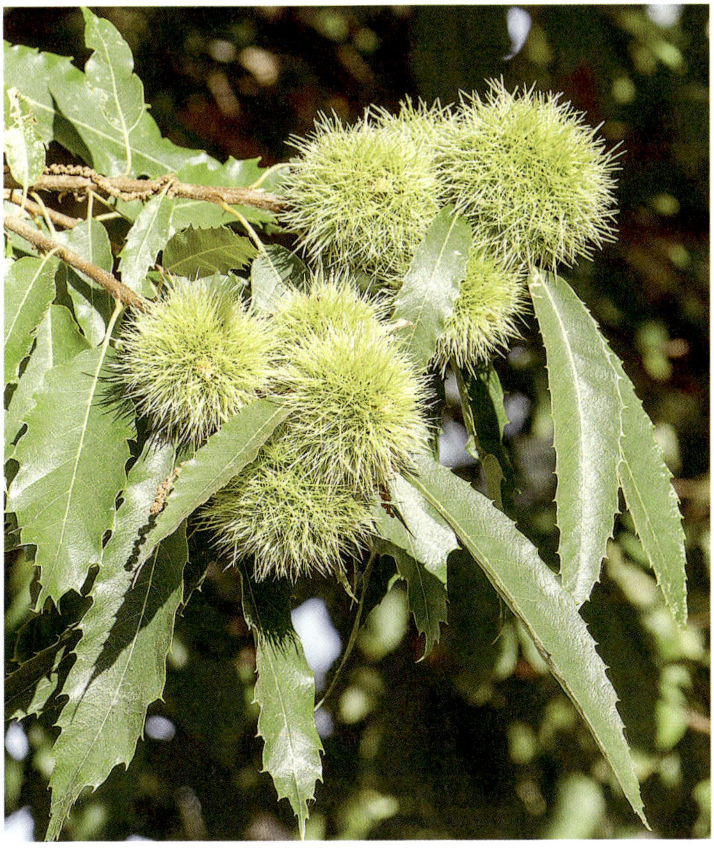

HIER WÄCHST SIE:

An dieser Stelle ist ein wenig geschichtliches Wissen notwendig: Durch die Eiszeit starb die Esskastanie bei uns aus und hat es danach auch nicht mehr geschafft, aus eigener Kraft über die Alpen hinweg zurückzukehren. Erst die Römer halfen dem Baum wieder über die Gebirgskette. Deren Verbreitungsmuster lässt sich vor allem in Deutschland heute noch gut erkennen. Die Esskastanie ist in Baden, in der Pfalz und im Saarland ein ganz normaler Waldbaum in Laub- und Mischwäldern (dort allerdings nur in Lagen unterhalb von 600 m). In den anderen Landesteilen findet man sie kaum in freier Natur und leider auch nur selten als angepflanzten

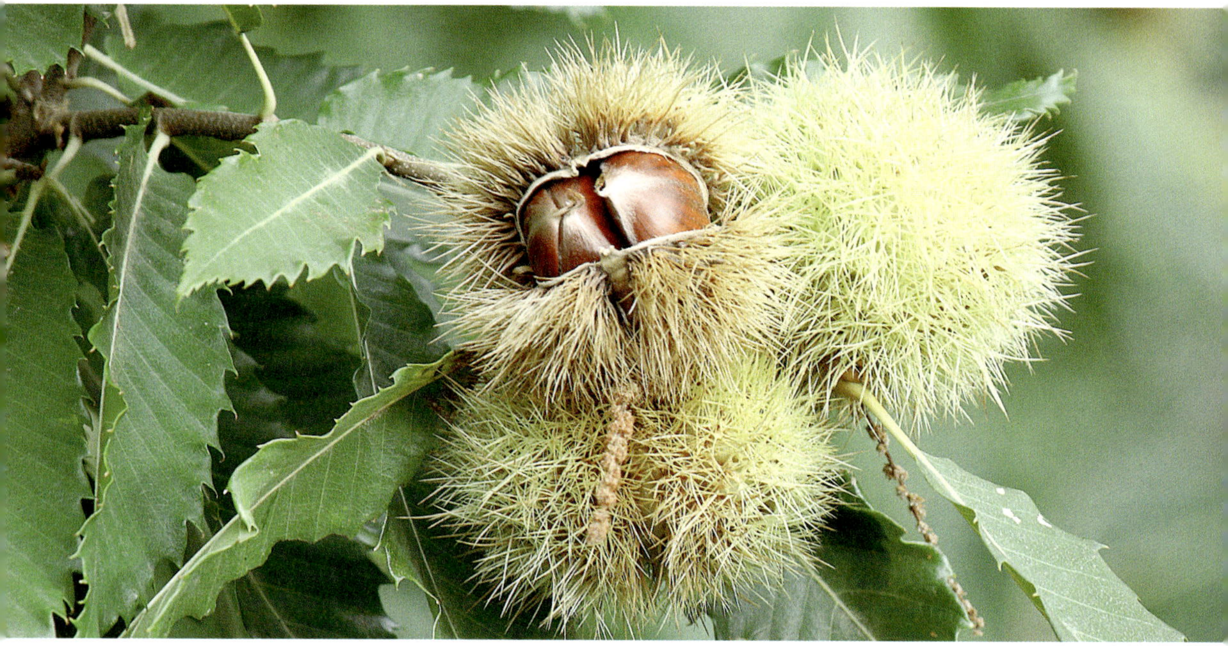

TIPP

Da Esskastanien selbst schon süßlich schmecken, können Sie mit ihnen Ihren »süßen« Hunger ganz hervorragend und nachhaltig befriedigen, denn im Gegensatz zu raffiniertem Zucker sind sie keine Säurebildner.

Park- oder Zierbaum. Das Gute: Bis hinauf nach Norddeutschland könnte der Baum aber gedeihen und auch Früchte tragen, deshalb wäre es mein Wunsch, dass er in Zukunft häufiger bei der Gestaltung von Gärten und Parks berücksichtigt würde. Ganz zu schweigen von den gesundheitlichen Vorteilen seiner Früchte, zeichnet er sich durch eine üppige Blüte im Juni und dekoratives Laub aus. Was man beachten sollte: Da es sich um einen Windbestäuber handelt, ist es sinnvoll, immer mindestens zwei Bäume in unmittelbarer Nachbarschaft zu pflanzen, da so die Chance auf Befruchtung und damit auch der Ertrag steigt.

DARAN ERKENNEN SIE SIE:

Edelkastanien können bis zu 30 m hoch werden und zeichnen sich durch einen beeindruckend knorrigen Wuchs aus. Im Alter wirken diese Riesen sogar noch imposanter durch ihre dunkelbraune Rinde, die durch spiralig um Stamm und Äste verlaufende Risse gegliedert ist. Die Rinde junger Bäume dagegen ist zunächst silbrig und glatt, erst später bilden sich die streng vertikal angeordneten Risse und die dunkle Borke.

Die Blätter der Esskastanie werden bis zu 25 cm lang und sind von lederartiger, recht derber Struktur. Ihre Oberseite ist glänzend, die Unterseite matt. Das Blattwerk ist an den Zweigen wechselständig angeordnet und von länglicher Form. Besonders bemerkenswert ist der Blattrand, denn die Spitzen der

Zähnung sind stachelartig verlängert, und so wirken die Blätter fast ein wenig exotisch.

Blütezeit der Esskastanie ist im Juni, dann stehen männliche und weibliche Blüten gemeinsam an bis zu 20 cm langen Blütenständen. Auffällig daran sind die gelblich weißen männlichen Blüten. Die weiblichen Blüten sind deutlich unscheinbarer und sitzen am unteren Teil des Blütenstandes. Aus ihnen entwickeln sich dann die runden, spitzstacheligen Früchte (Achtung: Verletzungsgefahr!). In jeder Stachelkugel verbergen sich 1 bis 3 bauchige Nüsse mit einem Durchmesser von 2 cm.

Die Esskastanie kann zuerst einmal mit einem beträchtlichen Anteil an Nährstoffen punkten: Sie ist extrem fettarm (1,9 % Fettgehalt!) und bietet Ihnen gleichzeitig wertvolle, glutenfreie Kohlenhydrate.

Die Maroni sind außerdem sehr ballaststoffreich, eiweißhaltig, reich an Vitamin C und einigen Vertretern der Vitamin-B-Gruppe. Das macht die braunen Leckerbissen zu einem wertvollen und gleichzeitig vollwertigen Lebensmittel und mich zu einem echten Fan von ihnen. Aber auch in der Hildegard-Medizin spielt die Esskastanie eine wichtige Rolle: Hildegard von Bingen hat im Hinblick auf unsere Verdauung einen reichlichen Konsum von Esskastanien empfohlen, denn sie wirken harmonisierend auf den Magen-Darm-Trakt, da sie zum einen leicht verdaulich sind und zum anderen durch ihre basischen Eigenschaften die Verdauung unterstützen. Hat sich die Übersäuerung in Ihrem Körper zum Beispiel schon durch das Symptom Sodbrennen bemerkbar gemacht, rate ich Ihnen, die Esskastanie öfters in Ihren Ernährungsplan aufzunehmen. Sie werden sehen, wie sie dazu beitragen kann, das Milieu in Ihrem Körper wieder in die basische Richtung zu drehen.

Neben Hildegard von Bingen erkannte auch Edward Bach die Besonderheiten des Baumes. Als »Sweet Chestnut« wirkt sie im Rahmen der Bachblütentherapie positiv gegen Verzweiflung und Hoffnungslosigkeit. Sie sehen, dieser Baum ist ein echter »Allrounder« …

Da er zudem sehr dekorativ aussieht und für die Bienen eine attraktive Tracht bietet, sollte die Esskastanie unbedingt häufiger angepflanzt werden.

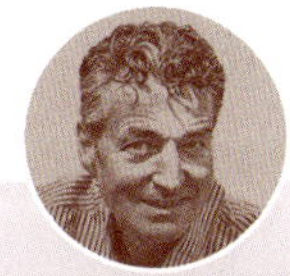

MEIN PERSÖNLICHER TIPP

Leiden Sie unter Zöliakie, also Glutenunverträglichkeit, können Sie problemlos Esskastanien essen. Diese bieten eine wunderbare, leicht verdauliche Alternative zu herkömmlichem Getreide.

INFO

Die schmackhaften Nüsse enthalten kaum Fett (< 2 %!). Die Kohlenhydrate der Esskastanie sind glutenfrei. Ihr Anteil beträgt 27 %. Der 14 %ige Gehalt an Zucker ist für den dezent süßen Geschmack verantwortlich.

INFO
Spricht man im Deutschen von »Kastanien«, so meint man meist die Früchte der nicht essbaren Rosskastanie. Nur in Südtirol, Baden und der Pfalz versteht man unter Kastanie beziehungsweise den »Keschte« oder »Keschde« die leckeren Nüsse der Esskastanie. Um Verwechslungen zu vermeiden, verwende ich hier die italienische Bezeichnung »Maroni«, die auch in der Schweiz üblich ist.

SAMMELHINWEISE:

Nüsse (Esskastanien): **Mitte September–Mitte Oktober**

Wenn Sie sich zum Sammeln auf in den Wald machen, denken Sie an feste Arbeitshandschuhe und geschlossenes Schuhwerk, denn die vielen Stacheln an den die Nüsse umgebenden Fruchtbechern sind sehr spitz und können zu unangenehmen Verletzungen führen. Der Rest ist meist einfach: Viele der stacheligen Kugeln fallen mit einem kleinen geöffneten Schlitz zu Boden, so dass Sie die herausschauende Nuss dann nur noch herauspulen müssen.

Was Sie aber unbedingt beachten sollten: Im Wald gesammelte Kastanien sind erfahrungsgemäß sehr anfällig für Schimmelbildung. Ich empfehle Ihnen deshalb diese in südlichen Ländern traditionelle Methode der Vorratshaltung, mit der ich selbst immer gute Erfahrungen gemacht habe (siehe Rezepte, S. 70).

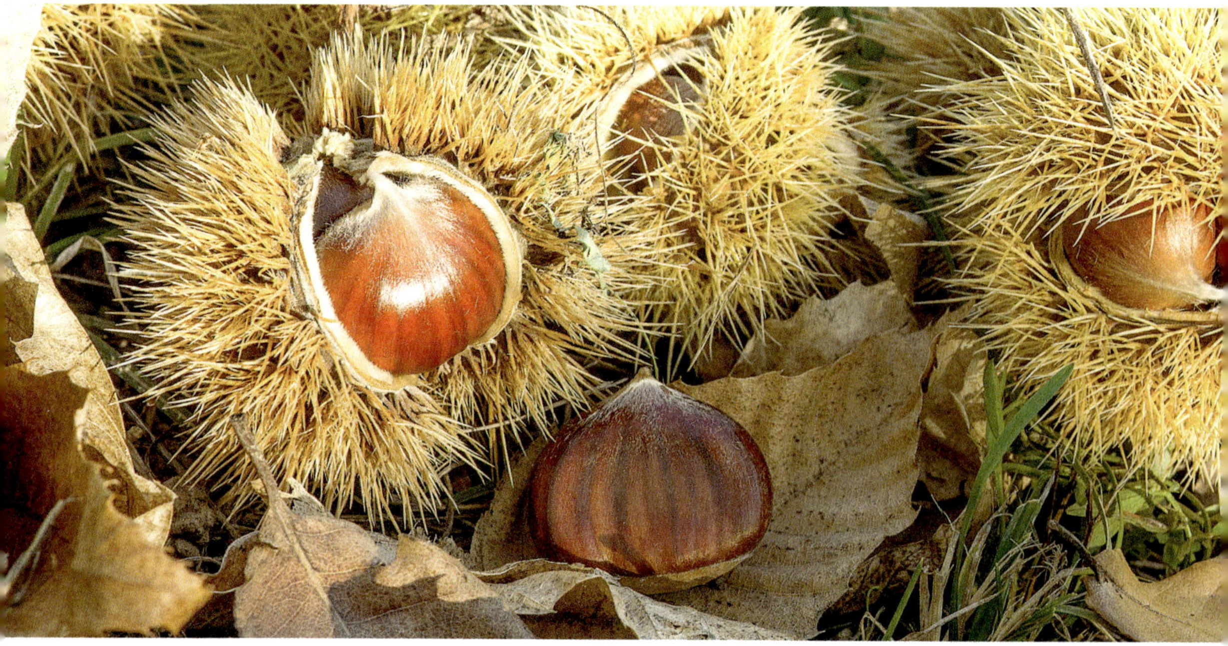

DIE REZEPTE

MARONI-CURRY-GEMÜSE

Ein ganz besonderer Genuss, der richtig satt macht und dazu extrem gesund ist

Für 2 Personen

Maroni: als Beilage 4 Hand voll, als Hauptspeise 6–8 Hand voll
1 Zwiebel
2 Knoblauchzehen
½ TL gemahlener Ingwer oder
1 cm Ingwerwurzel
2 EL Kokosöl
1–2 TL Garam Masala (indische Currymischung)
Abrieb von ½ unbehandelten Zitrone
200 ml Wasser
2 EL Sojasauce

Die Maroni, wie im Rezept »Heiße Maroni« auf S. 70 beschrieben, anritzen, in einen Topf mit kochendem Wasser geben und 10–15 Minuten darin kochen lassen. Das Wasser abgießen, die Maroni etwas abkühlen lassen und anschließend schälen.
Die Zwiebel schälen und in Würfel schneiden. Den Knoblauch ebenfalls schälen und in dünne Scheiben schneiden. Wenn Sie frischen Ingwer verwenden, diesen schälen und in sehr feine Würfel schneiden. Dann Zwiebeln und Knoblauch in einem Topf im Kokosöl glasig dünsten. Anschließend gemahlenen Ingwer oder frische Ingwerwürfel, Garam Masala sowie den Zitronenabrieb dazugeben und etwa 1 Minute mitdünsten. Mit Wasser und Sojasauce ablöschen, dann die geschälten Maroni dazugeben. Einen Deckel auf den Topf setzen und alles bei geringer Hitze etwas einköcheln lassen, bis sich um die Maronistücke eine sämige Sauce entwickelt hat.
Wer mag, serviert noch Vollkornreis oder Fladenbrot (siehe die Rezepte im Kapitel »Eiche«) dazu.

Dieses Maroni-Curry-Gemüse lässt sich variationenreich erweitern. Insbesondere die Kombination mit würzig schmeckenden Kohlarten wie Rosenkohl oder Wirsing ist kulinarisch sehr interessant.

MARONI-DESSERTCREME

Süß muss nicht immer ungesund sein …

Für 2 Personen

2 Hand voll gekochte und geschälte Maroni (siehe Abschnitt »Sammelhinweise«)
100 g Sahne
1 Msp. Ceylon-Zimt
2 TL Honig
(meine Empfehlung: Esskastanien-Blütenhonig)
1 TL Vanillezucker
Saft von ½ Zitrone

Alle Zutaten zusammen in einen leistungsstarken Standmixer geben oder mit Hilfe eines Pürierstabs zu einer samtig feinen Dessertcreme verarbeiten. In Portionsschalen füllen und kühl stellen. Habe ich Gäste, dekoriere ich die Creme für einen tollen optischen Effekt gerne noch mit einem Teelöffel Preiselbeer- oder Cranberry-Konfitüre.

HEISSE MARONI

Nicht nur für die Weihnachtszeit – eine gesunde Knabberei für zwischendurch

Für 2 Personen

etwa 2 Hand voll Maroni

Den Backofen auf 150 °C vorheizen. Die Nüsse mit einem scharfen Messer kreuzförmig einritzen und auf einem Backblech verteilen. Bei 150 °C etwa 15 Minuten rösten, etwas abkühlen lassen, dann schälen und noch warm genießen.

Vorratshaltung: Maroni dörren – so legt man in südlichen Ländern einen Vorrat an und vermeidet Schimmelbildung

Kastanien kreuzweise anritzen, im Backofen bei 150 °C einige Minuten rösten, abkühlen lassen und schälen. Die geschälten Esskastanien nun erneut im Backofen oder in einem Dörrgerät einige Stunden lang dörren, bis sie steinhart geworden sind. Früher nutzte man die Restwärme des Ofens nach dem Brotbacken. Wer einen Kachelofen besitzt, kann auch auf diesem dörren. Die gedörrten Kastanien sind, im Schraubdeckelglas dunkel und kühl gelagert, jahrelang haltbar. Vor dem Verzehr müssen sie allerdings wieder für 1–2 Tage eingeweicht werden.

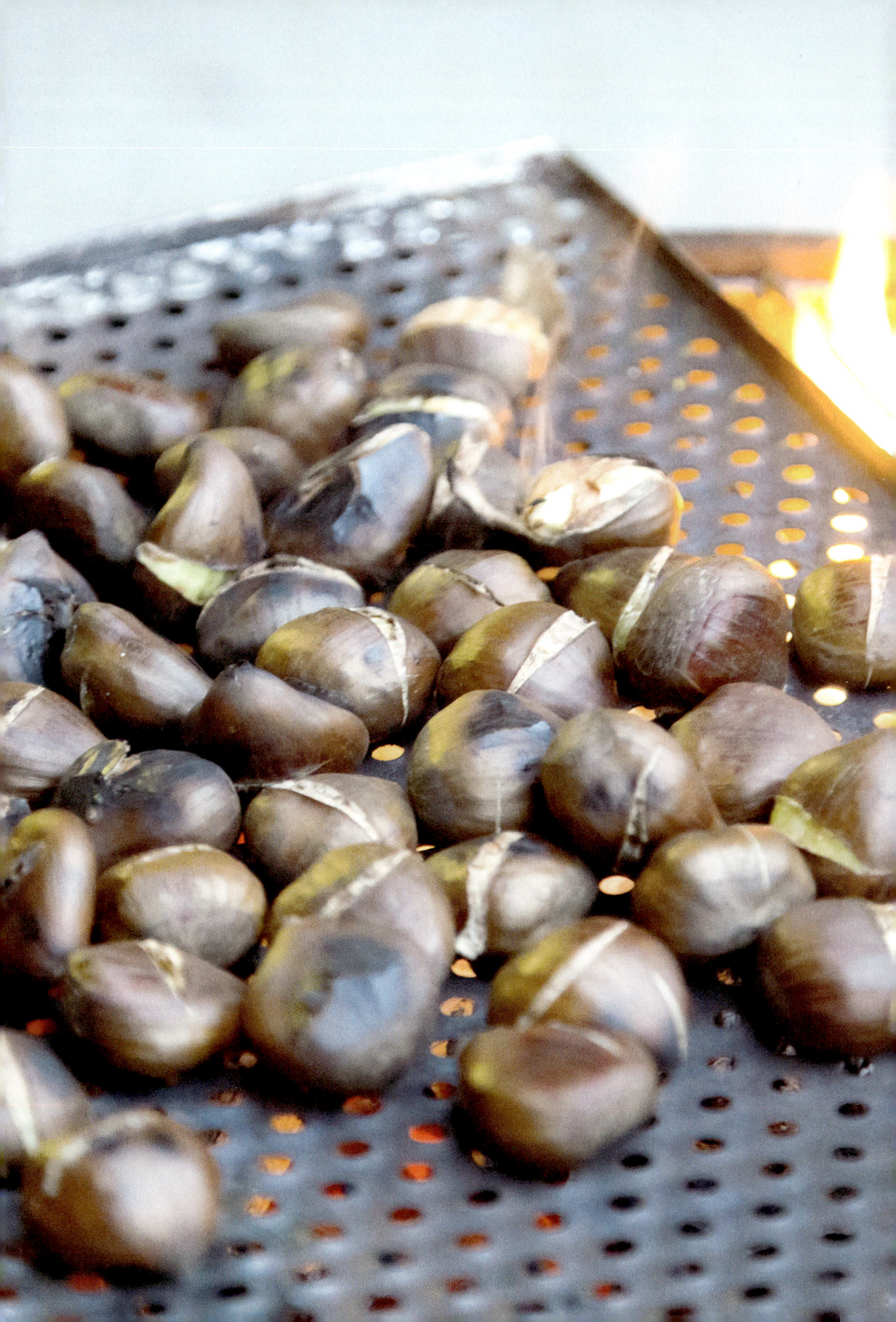

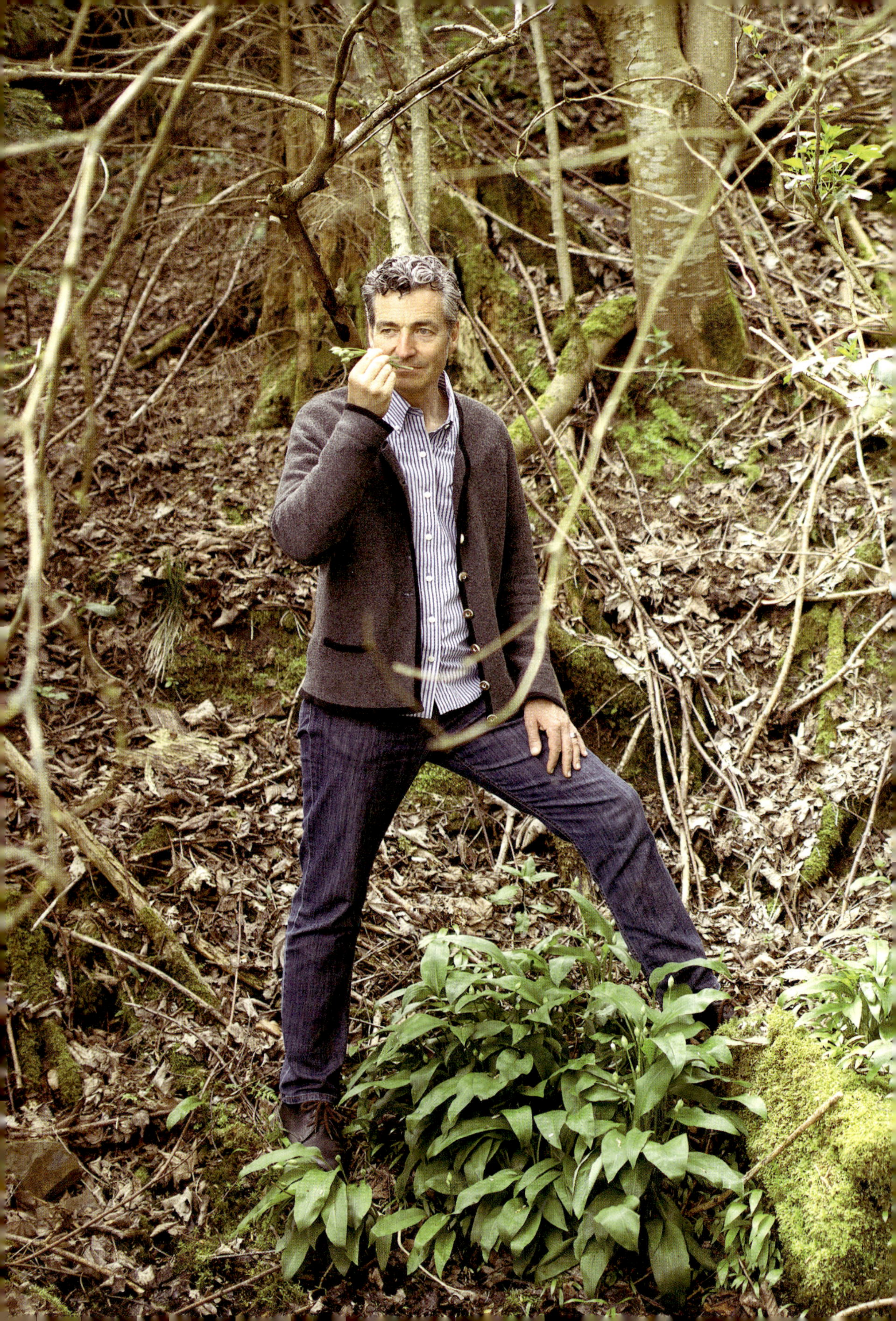

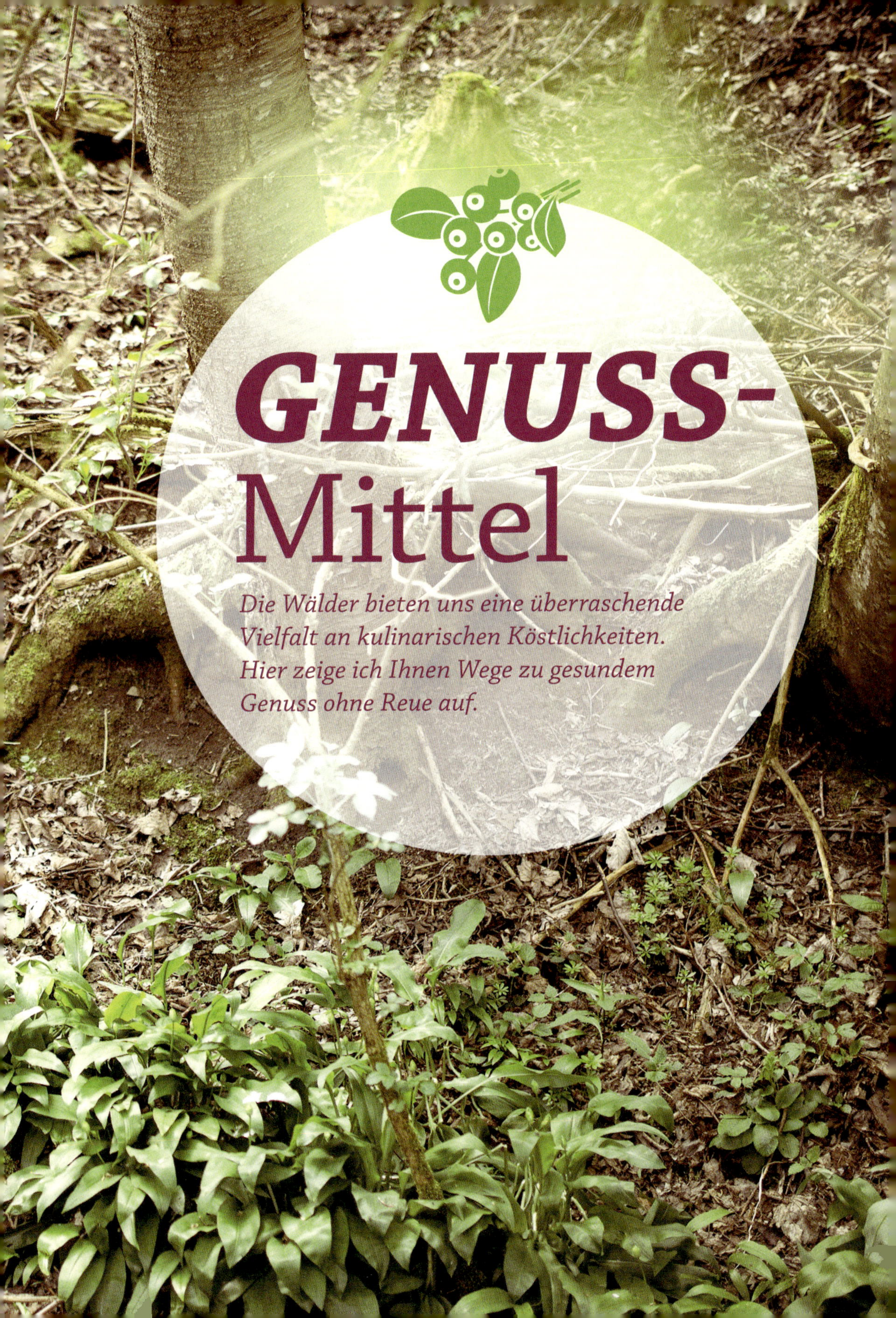

GENUSS-Mittel

Die Wälder bieten uns eine überraschende Vielfalt an kulinarischen Köstlichkeiten. Hier zeige ich Ihnen Wege zu gesundem Genuss ohne Reue auf.

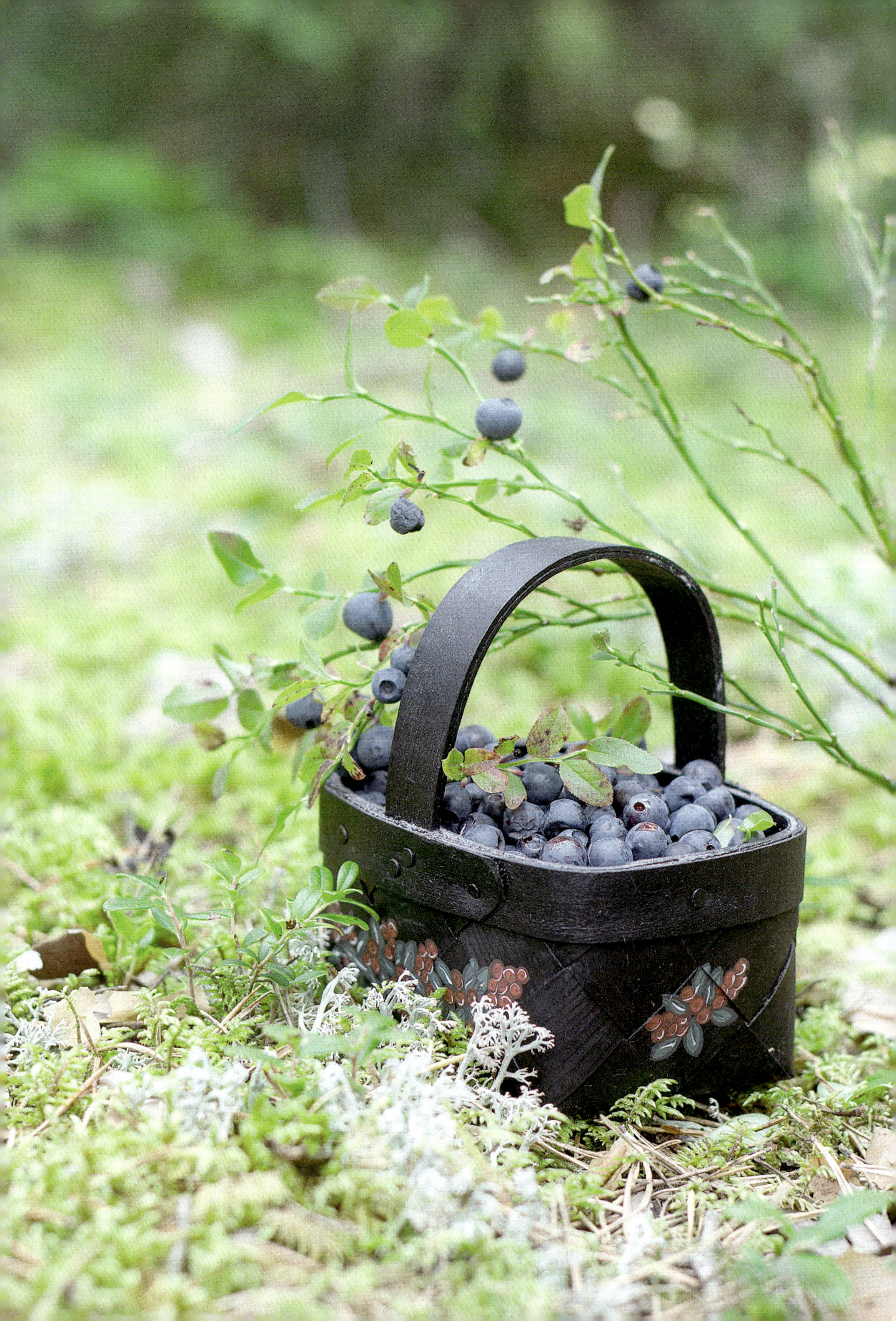

HEIDELBEERE

Mit den Heidelbeeren verbinden mich viele schöne Kindheitserinnerungen – Blaubeerkuchen und Marmelade, die meine Mutter aus selbstgesammelten Beeren zauberte, oder sommerliche Wanderungen mit meinen Eltern, bei denen ich oft immer weiter zurückblieb, da ich ständig von den Beeren naschte und erst nach mehrmaligem Rufen mit blauer »Kriegsbemalung« im Gesicht wieder aus den Büschen kam.

Inzwischen gibt es Blaubeeren auch im Supermarkt, allerdings sind dies ausnahmslos Zuchtformen. Die echten, einheimischen Heidelbeeren sind im Inneren blauviolett durchgefärbt, während die aus Amerika stammenden Zuchtformen innen weiß und weniger aromatisch sind: also mehr Schein als Sein. Auch die Tatsache, dass diese Art Blaubeeren über viele Monate hinweg im Sortiment ist, lässt auf ihre unnatürliche Herkunft schließen. Da machen wir uns doch lieber mit einem Körbchen am Arm auf in den Wald, um die kleinen blauen Köstlichkeiten selbst zu ernten.

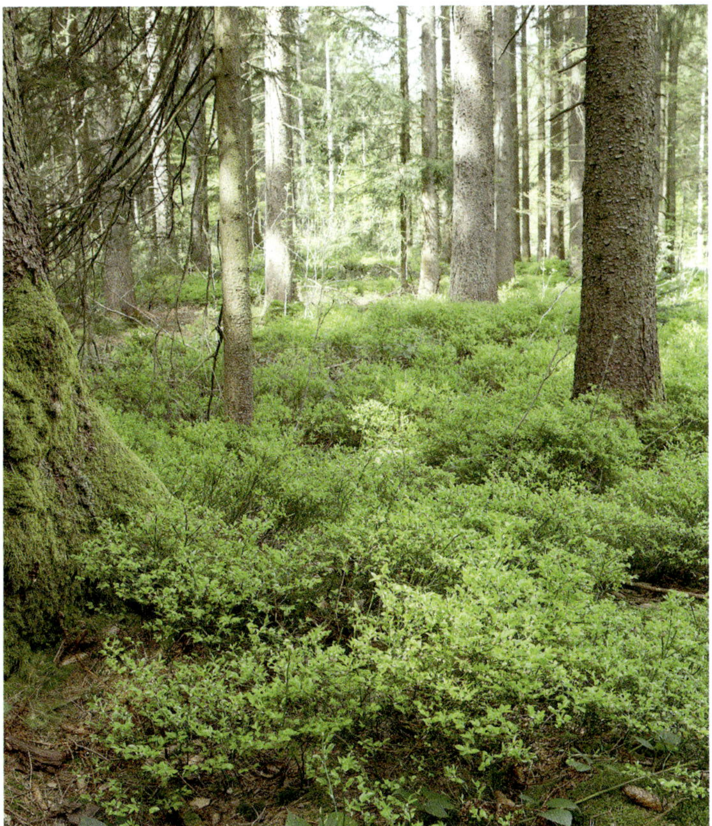

HIER WÄCHST SIE:

Die Heidelbeere ist eine typische Pflanze im Unterwuchs von Nadelwäldern in Mittelgebirgen. Hier liebt sie die hohe Feuchtigkeit und den sauren, humusreichen Waldboden. Außerdem ist sie auch häufig in der Nähe von Mooren anzutreffen. Halten Sie also an diesen Stellen die Augen nach den blauen Beeren offen; gerade in den Mittelgebirgen und den Alpen finden Sie den zierlichen Strauch sogar in Massenbeständen, so dass Sie nicht lange suchen müssen.

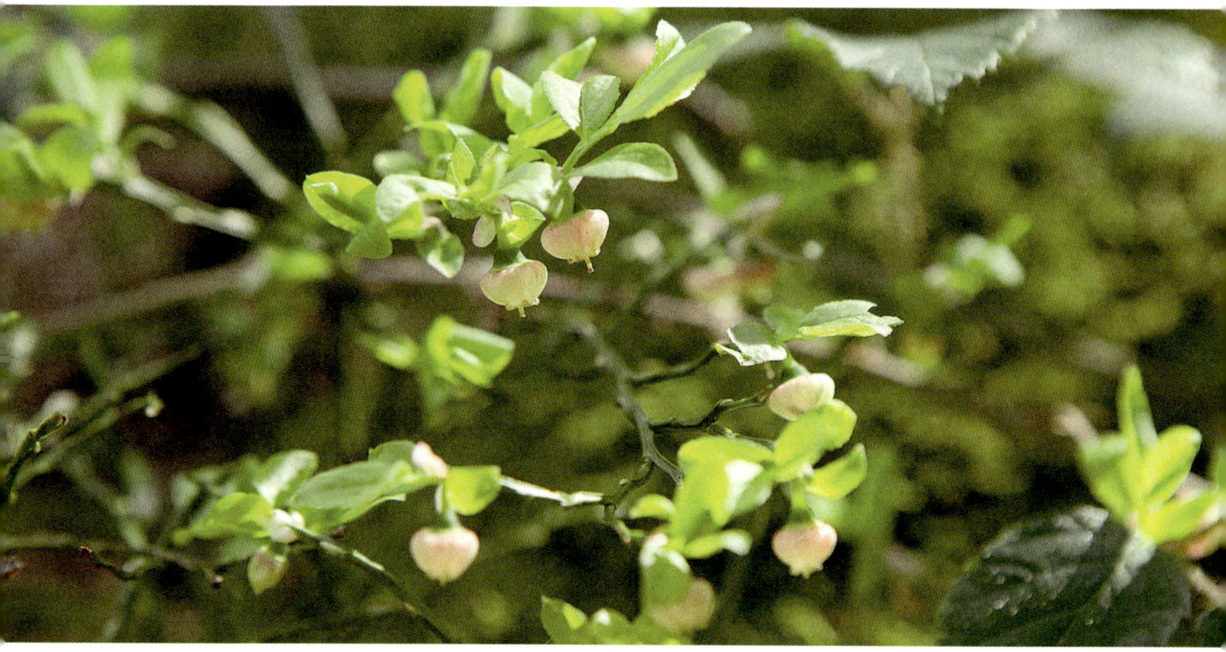

TIPP

Eines noch zum Sammeln der kleinen Beeren: Es ist schon eine Übung in Geduld, denn es dauert eine Weile, bis man ein Kilo von ihnen – etwa für die Zubereitung der köstlichen Marmelade – beisammen hat. Aber sehen Sie das auch als Chance: Wann verweilt man schon einmal so lange an einer einzigen Stelle im Wald und nimmt das Rauschen des Windes in den Nadelbäumen, Vogelstimmen, Insektenbrummen und die harzigen Düfte des Umfelds intensiv wahr? Das ist eine echte, beruhigende »Naturmeditation«.

DARAN ERKENNEN SIE SIE:

Die Heidelbeere ist ein kleiner Zwergstrauch mit zierlichem Wuchs, der 10–50 cm hoch wird. Seine aufrechten, grünen Triebe sind kantig, und im Frühjahr erscheinen ovale Blättchen mit einem fein gesägten Blattrand.

Die grünen, oft etwas rötlich angelaufenen Blüten sitzen einzeln in den Blattachseln und sind wie ein kleines Glöckchen geformt.

Die Beeren selbst sind blauschwarz gefärbt, auf der unberührten Beere findet sich hellblauer Reif. Auch innen sind die Heidelbeeren dunkelviolett.

SO WIRKEN SIE:

Man kann die Heidelbeeren mit Fug und Recht als echtes einheimisches »Superfood« bezeichnen. Diese Kraftpakete sind reich an Vitaminen (C, E und B), Spurenelementen wie Chrom und Mangan und stecken außerdem voller Pektine, Fruchtsäuren, Gerbstoffe und Flavonoide.

Wussten Sie, dass der blaue Farbstoff in den Beeren besonders wertvoll ist? Er wirkt gegen sogenannte freie Radikale – also gegen oxidativen Stress. Mit diesem »Anti-Aging-Effekt« schützt er uns vor Zellalterung und stärkt gleichzeitig das Immunsystem. Die Wirkung der dafür verantwortlichen Anthocyane im blauen Farbstoff wird durch Erhitzen nicht vermindert, sie bleibt auch in Kompott, Kuchen oder Marmelade erhalten.

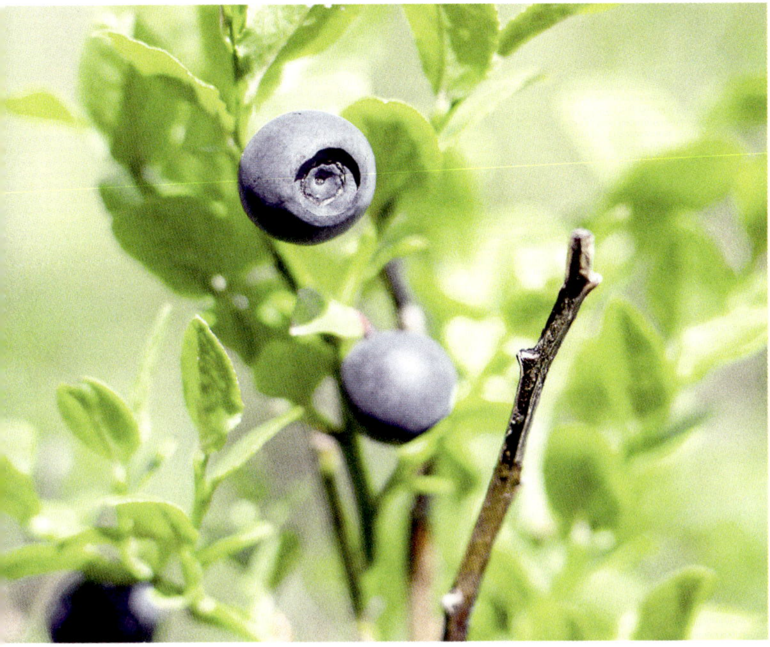

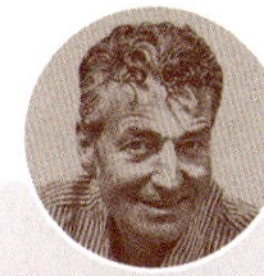

MEIN PERSÖNLICHER TIPP

Meine Empfehlung: Dörren Sie Beeren selbst – entweder im Dörrapparat oder, wenn Sie keinen haben, im Backofen. Das geht ganz einfach: Ein Backblech mit Küchenkrepp auslegen, die Beeren darauf verteilen und bei 50 °C in den Ofen schieben. Klemmen Sie einen Kochlöffel in die Tür, um den Ofen einen Spalt offen zu lassen, und trocknen die Beeren etwa 6 Stunden. Ich habe immer eine Tüte davon vorrätig, die ich entweder morgens als Superfood-Zutat unter mein Müsli mische oder aber für Notfälle als effektives Mittel gegen Durchfall parat habe.

Heidelbeeren stärken die Sehkraft, insbesondere die Sehfähigkeit bei Nacht. Dazu werden die getrockneten Beeren als Pulver und in Drageeform angeboten und müssen über einen längeren Zeitraum regelmäßig eingenommen werden. Indem Sie die Beeren selbst sammeln und dörren, können Sie hier zum Selbstversorger werden.

Besonders interessant finde ich die gegensätzliche Wirkungsweise von getrockneten und frischen Beeren:

Getrocknete Beeren haben stopfende Wirkung und helfen daher bei Durchfall! Frische Beeren hingegen wirken in größeren Mengen verzehrt abführend und werden daher auch zur Behandlung von Madenwürmern genutzt.

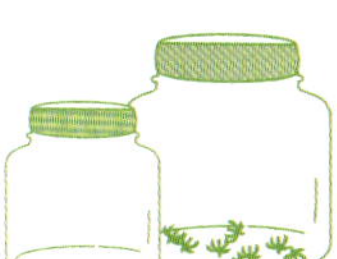

SAMMELHINWEISE:

Beeren: **Juli und August**

Aus eigener Erfahrung rate ich Ihnen, zum Sammeln von Blaubeeren immer alte Kleidung zu tragen bzw. gut aufzupassen, denn die Beeren färben stark ab. Und bitte behandeln Sie die Zwergsträucher mit den zierlichen Ästchen schonend! Der Einsatz von Kämmen schadet den Pflanzen und ist deshalb in Deutschland aus Gründen des Naturschutzes verboten.

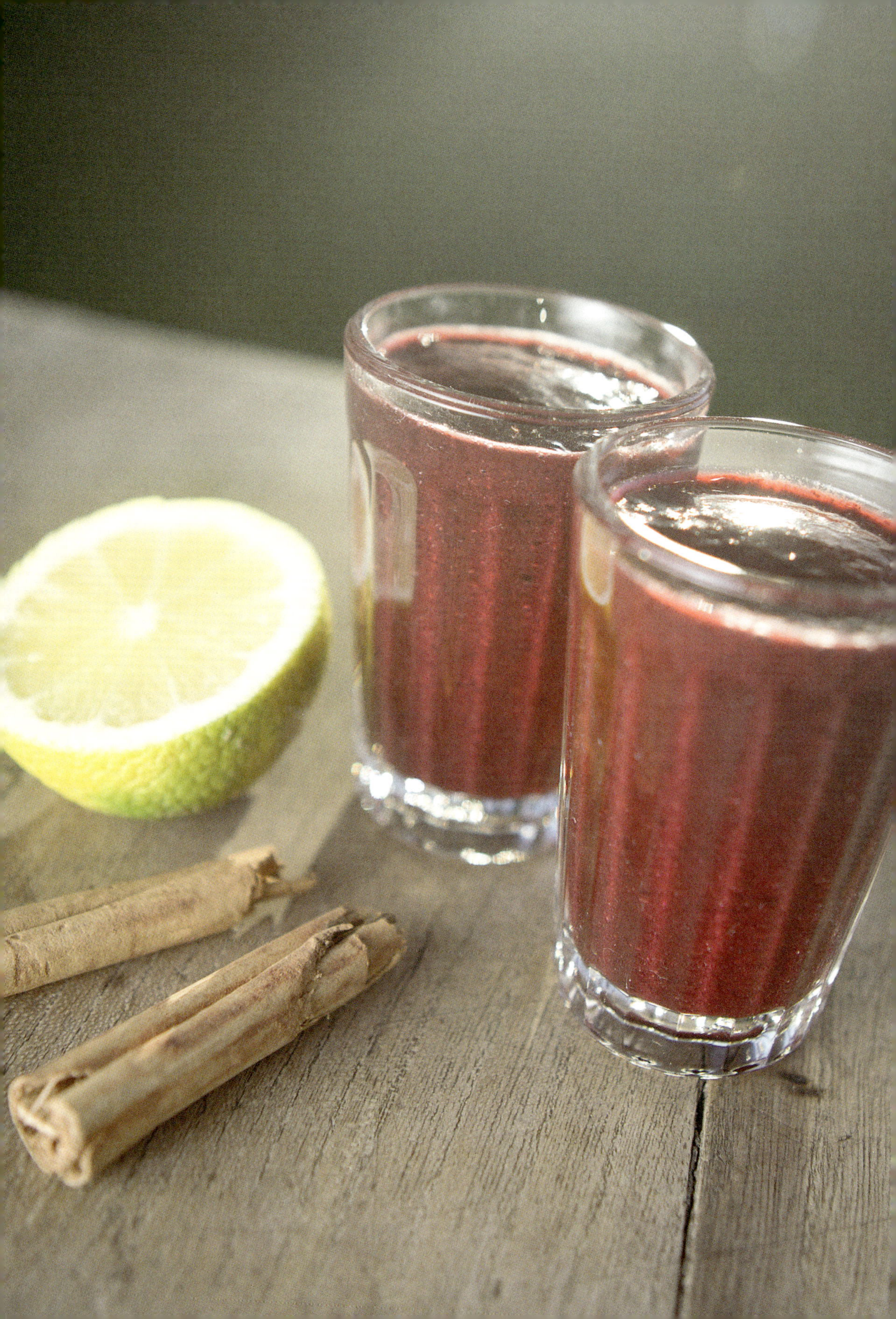

DIE REZEPTE

HEIDELBEER-EISCREME (VEGAN)
Eine herrlich gesunde Nascherei für heiße Sommertage

Für 2 Portionen

150 g frische Heidelbeeren, gekühlt
2 gelbbraune, vollreife Bananen, gefroren
Saft von ½ Zitrone
2 EL Mandelmus
1 TL Vanillezucker

Alle Zutaten zusammen in einem Mixer zu einer Creme verarbeiten und sofort genießen.

Wer mag, kann die Eiscreme auch in Eisförmchen abfüllen und – dekoriert zum Beispiel mit Mandelsplittern – als Snack am Stiel servieren.

HEIDELBEER-SMOOTHIE
Gibt Kraft, stärkt das Immunsystem und macht schon am Morgen gute Laune

Für 2 Portionen

150 g Heidelbeeren
4–6 Datteln, entsteint
Saft von ½ Zitrone
1 Msp. Ceylon-Zimt
200 ml Wasser
1 TL Chiasamen

Alle Zutaten zusammen in einem leistungsstarken Standmixer zu einem cremigen Smoothie verarbeiten und genießen.

HEIDELBEER-WALDJOGHURT
... da weiß man, was drin ist!

Für 2 Portionen

500 g Naturjoghurt
300 g Heidelbeeren
Saft von 1 Bio-Zitrone
4–5 EL Ahornsirup oder Birkenzucker (Xylit)

Alle Zutaten in einer Schale vermengen, etwas ziehen lassen.

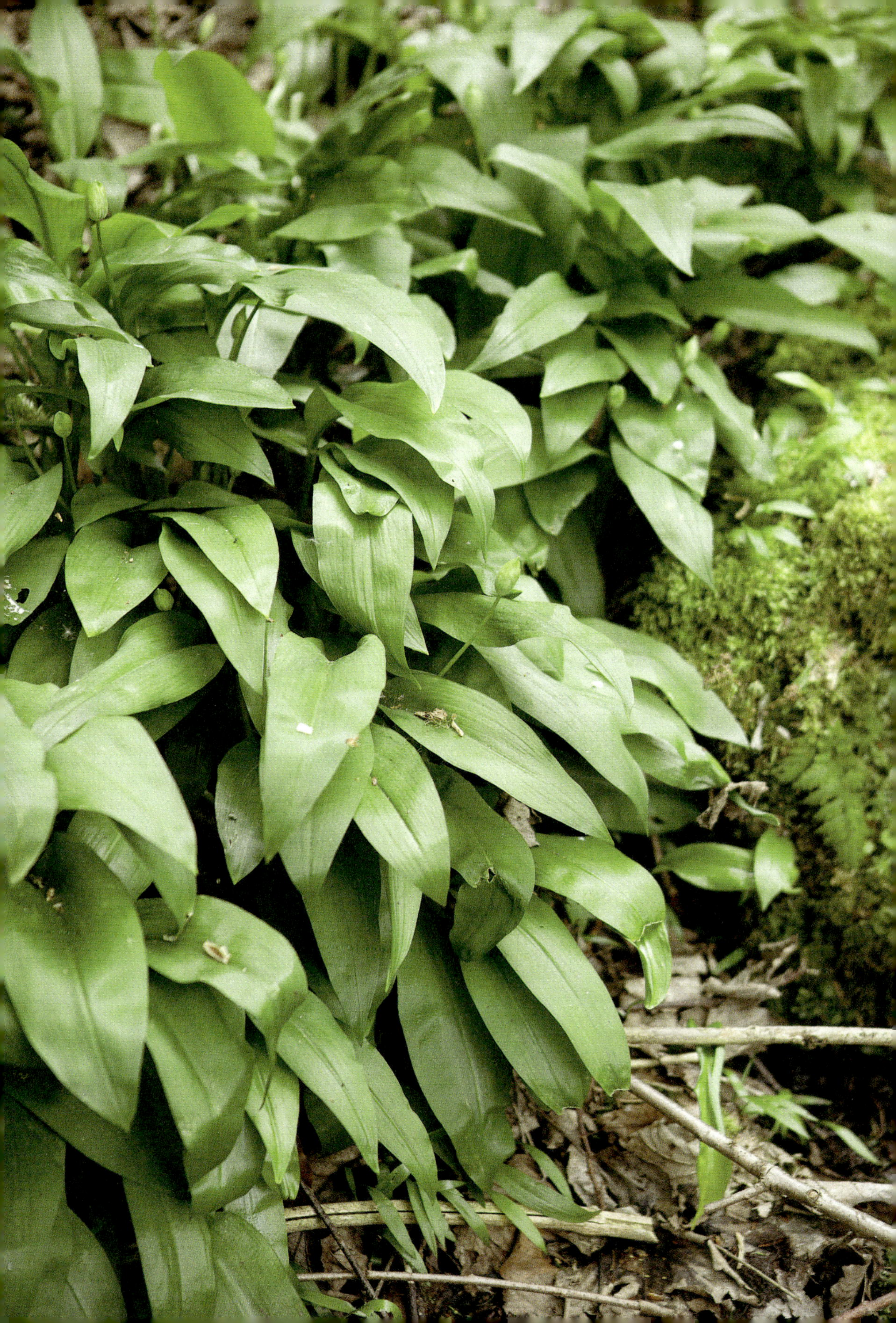

BÄRLAUCH UND KNOBLAUCHS-RAUKE

Bärlauchpesto, Bärlauchbutter, Bärlauchpasta – überall begegnen uns seit einiger Zeit die grünen, stark nach Knoblauch riechenden und auch schmeckenden Blätter. Gastronomie und vor allem Hobbyköche haben entdeckt, dass man den Bärlauch ganz hervorragend als Genuss- und Gewürzpflanze einsetzen kann. Auch als Heilpflanze findet er bei mir Anwendung, vor allem für belebende und regenerierende Frühjahrskuren. Aber kennen Sie auch seine »Schwester«, die Knoblauchsrauke? Schwester ist zwar nicht ganz korrekt – der Bärlauch gehört zu den Lauchgewächsen und die Knoblauchsrauke zu den Kreuzblütlern –, aber der Geschmack der beiden ist ähnlich knoblauchig, und man kann sie auf die gleiche Weise verarbeiten. Und noch etwas: Wenn die Bärlauchblätter-Saison mit der Blüte im Mai zu Ende geht, müssen wir nicht auf den beliebten Knoblauchgeschmack verzichten, denn die Blätter der Knoblauchsrauke können Sie bis in den Frühsommer hinein ernten.

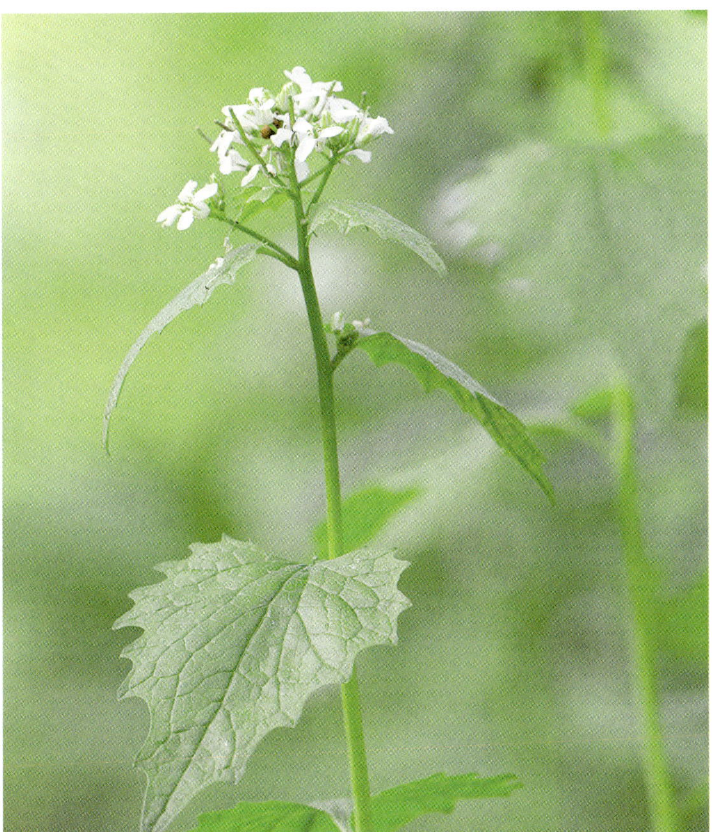

HIER WÄCHST ER:

Der Bärlauch (s. großes Bild) liebt besonders Wälder mit feuchtem Boden und einem hohen Humusanteil – ein ganz typischer Standort sind also Auwälder an Bächen und Flüssen. Hier wächst er selten als einzelne Pflanze, sondern tritt meist massenhaft auf und nimmt ganze Areale komplett für sich ein, man bezeichnet sie als »Bärlauchplätze«. In Nadelwäldern werden Sie in Sachen Bärlauch dagegen nicht fündig werden. Achten Sie aber unbedingt darauf, ihn nicht mit anderen, giftigen (!) Pflanzen zu verwechseln. Nähere Infos dazu finden Sie im Abschnitt »Sammelhinweise«.

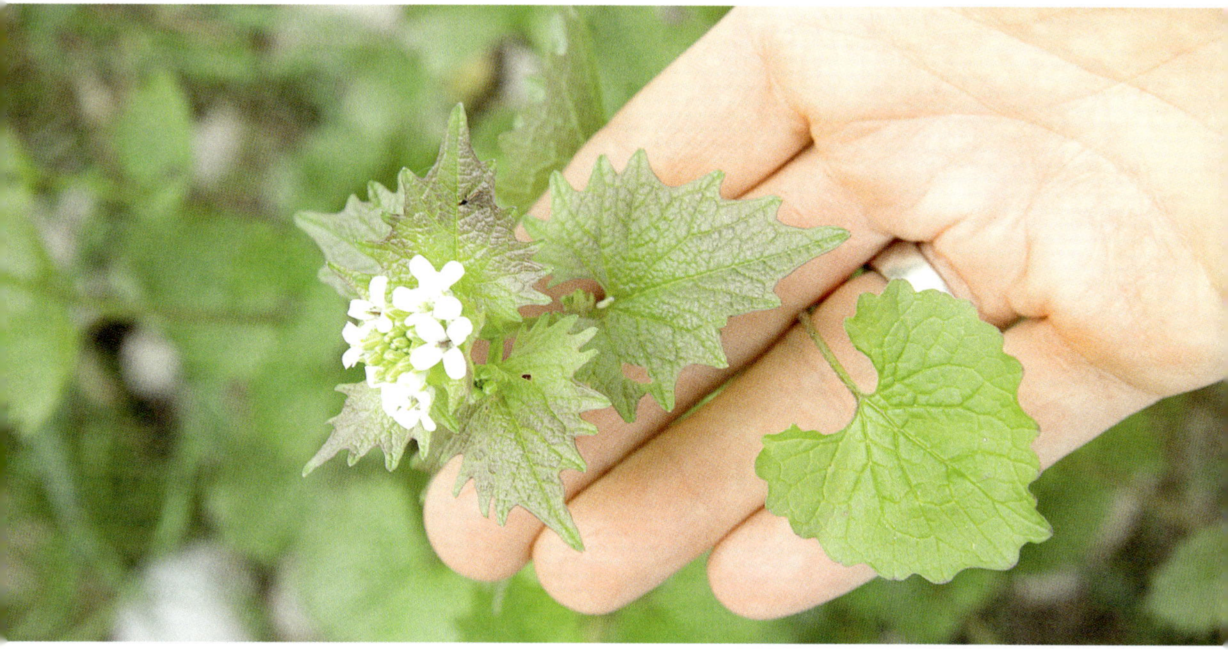

INFO
Der Vorteil bei der Knoblauchsrauke: Bei dieser Pflanze gibt es keine Verwechslungsgefahren. Die im Jahresverlauf wechselvolle Gestalt der Blätter und der jeweils zwei Pflanzengenerationen können Sie als Chance sehen, Ihre botanische Beobachtungsgabe zu schulen. Die Blätter von Gundermann (siehe S. 92 ff.) sowie die Endfiederblätter der Nelkenwurz (siehe S. 172 ff.) sind beide essbar, obwohl sie von der Blattform her potenzielle Verwechslungsmöglichkeiten bergen.

Die Knoblauchsrauke braucht zum Gedeihen etwas Licht. Aus diesem Grund ist sie typisch für die Vegetation an Waldrändern, am Waldwegrand oder an lichten Plätzen im Wald, wie zum Beispiel auf kleinen Lichtungen, die durch Forstarbeiten entstanden sind. Auch an ehemaligen Holzlagerstellen lohnt es sich, die Augen offen zu halten, denn etwa ein Jahr später wachsen an diesen Stellen nicht selten kleine »Plantagen« der Knoblauchsrauke. Man kann sie aber auch in Parks und Gärten finden.

DARAN ERKENNEN SIE IHN:

Der Bärlauch gehört – wie schon erwähnt – zur Familie der Zwiebelgewächse und ist damit eng verwandt mit Knoblauch, Speisezwiebel oder auch dem Porree. Wie bei diesen verlaufen auch beim Bärlauch die Blattadern alle parallel.

Ab dem zeitigen Frühjahr, das kann in wärmeren Lagen auch schon ab Ende Februar sein, wachsen aus einer kleinen Zwiebel etwa 20 cm hohe, längliche, spitz zulaufende Blätter. Aus jeder Zwiebel sprießt ein kleines Büschel dieser Blätter, die allesamt einzeln gestielt sind. Und aus der Mitte des Büschels wachsen dann die Blütendolden. Diese bestehen aus vielen einzeln gestielten, sternförmigen weißen Blüten. Auch diese Blüten sind essbar und verströmen wie die Blätter den intensiven Knoblauchduft. Aus jeder einzelnen Blüte entwickeln sich 3 runde Samen.

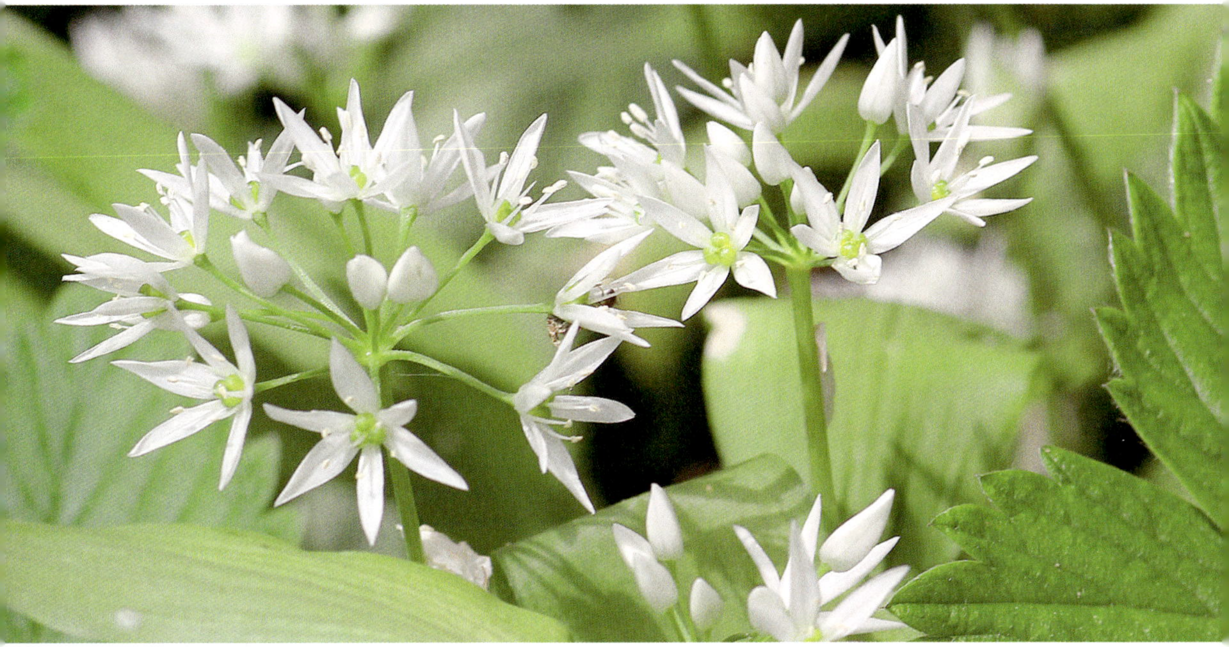

Die Knoblauchsrauke hingegen wächst aufrecht und kann bis zu 1 m hoch werden. Die Form und die Größe ihrer Blätter variieren. Die Größe der Blätter nimmt vom Boden zur Triebspitze hin ab, und die Blätter nahe am Boden sind rundlich, eher nierenförmig, während sie zur Triebspitze hin eine dreieckige Grundform annehmen und eine eindeutige Spitze besitzen (siehe Foto S. 82). Alle Blätter haben eine Gemeinsamkeit: eine hellgrüne Färbung und einen wellenförmigen Rand. Beim Zerreiben riechen sie würzig. Die weißen Blüten sind nur etwa 5 mm klein und stehen in Trauben angeordnet an den Triebspitzen. Jede einzelne Blüte besteht aus 4 Blütenblättern, die im rechten Winkel zueinander stehen, also zusammen ein Kreuz bilden. Nach der Blüte bilden sich grüne Schoten, die bis zu 3 cm lang werden können und in denen senfartig scharf schmeckende Samen heranreifen.

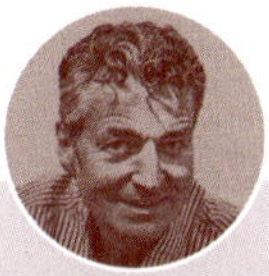

MEIN PERSÖNLICHER TIPP

Wichtig für Sie zu wissen: Die Wirkstoffe – und auch der Geschmack – gehen bei beiden Pflanzen beim Trocknen weitgehend verloren, daher meine Empfehlung: Verzehren Sie die Frischpflanze im Frühjahr ausschließlich rohköstlich täglich über 2 bis 3 Wochen hinweg als »Kur«, das kann in Form von Pesto, in einem erfrischenden Kräuterquark, als Brotaufstrich, verarbeitet als grüne Sauce oder auch im Salat sein. Als Orientierung: Gehen Sie von täglich etwa 20 Bärlauchblättern aus.

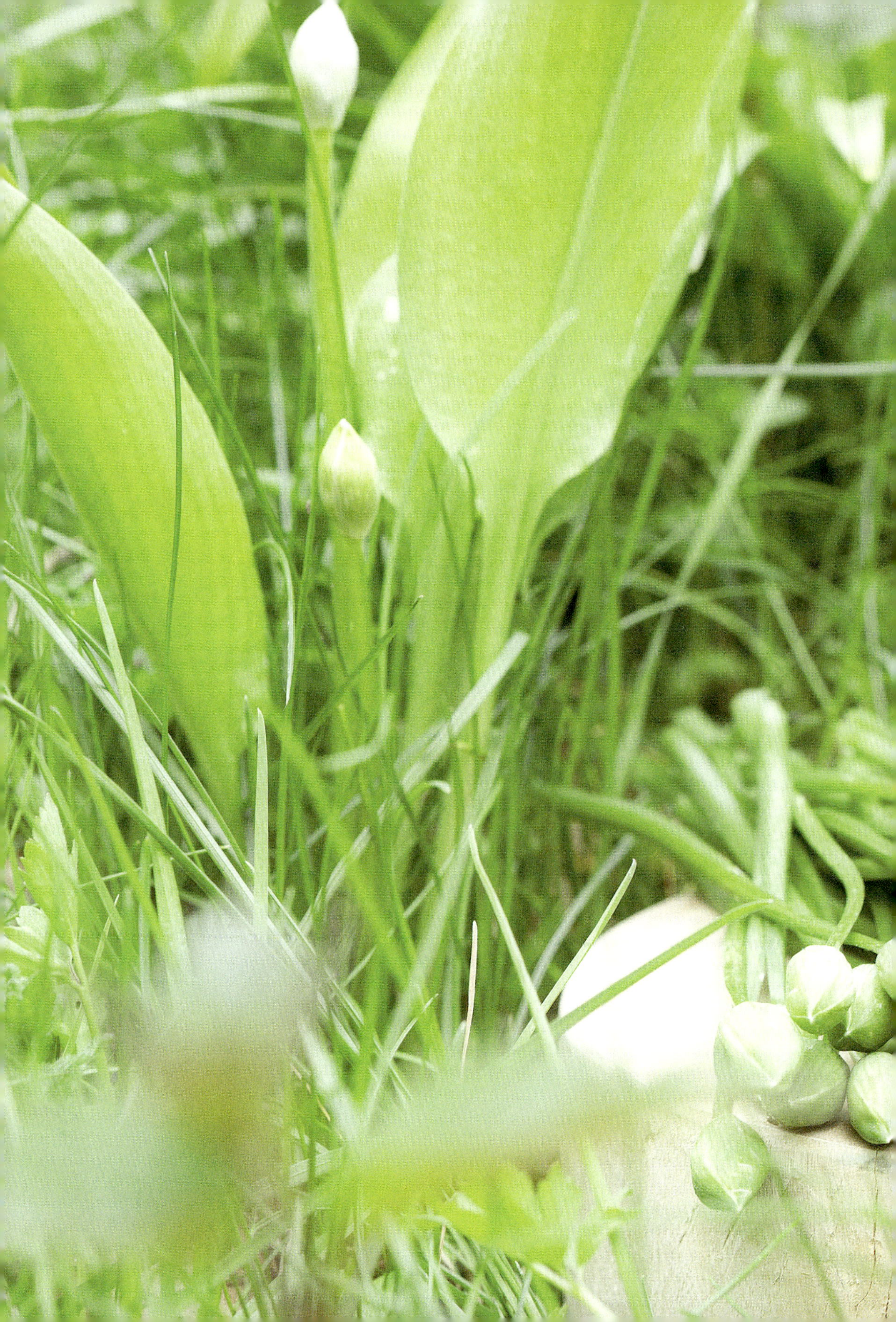

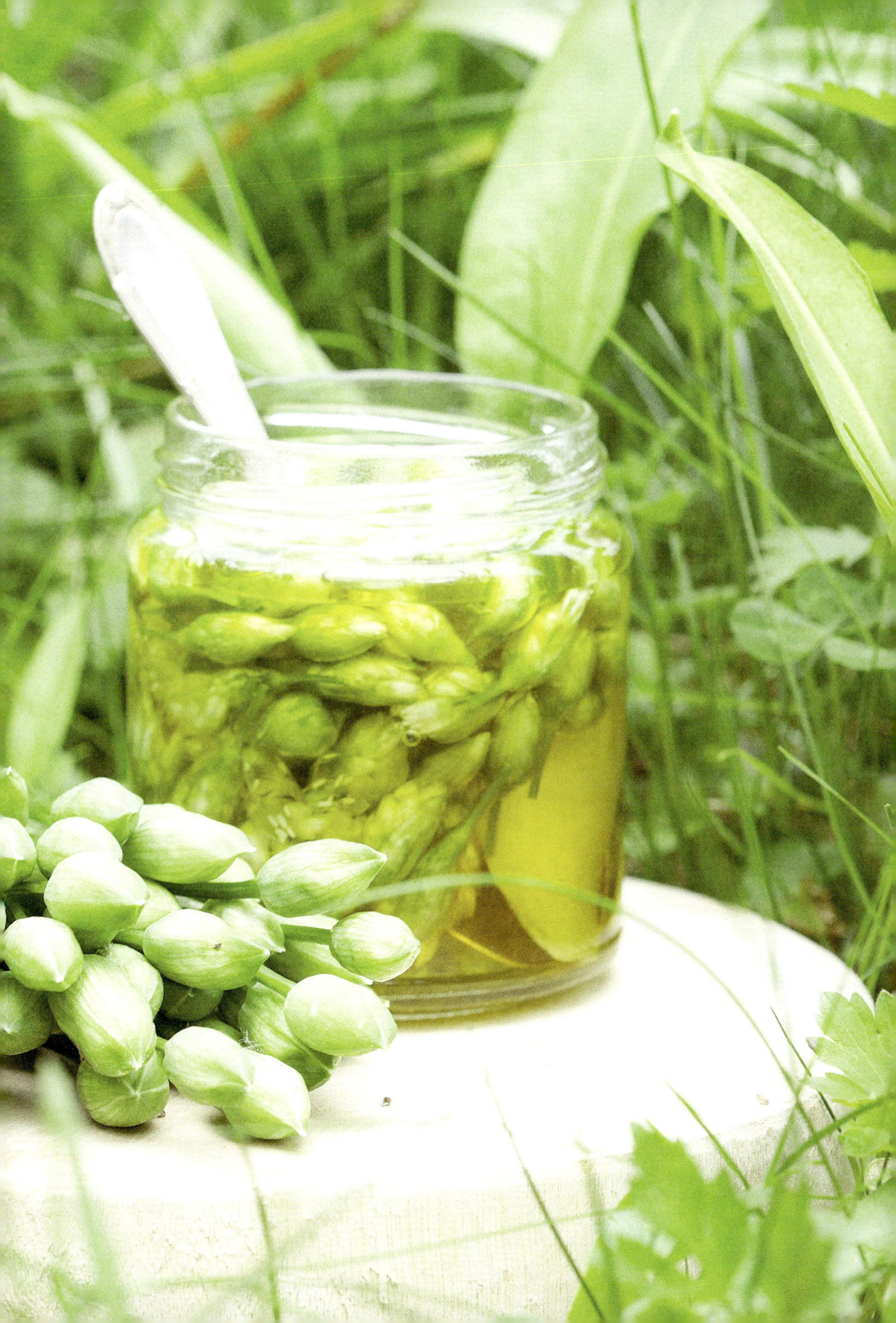

INFO
Beide Pflanzen sind ähnlich kräftig, deftig, würzig im Geschmack, aber beim Bärlauch steht eindeutig die Zwiebel-/Knoblauchschärfe im Vordergrund.
Die Knoblauchsrauke hat eine etwas mildere Schärfe, und es gesellt sich ein erdiger Grundgeschmack mit Bitternoten hinzu.

SO WIRKEN SIE:

Bärlauch und Knoblauchsrauke werden in der Volksmedizin schon seit jeher eine ähnliche Wirkung zugeschrieben: Die in ihnen enthaltenen Scharfstoffe, ätherischen Öle, Vitamine – vor allem A und C –, Mineralien und noch vieles mehr sorgen dafür, dass beide unter anderem antibakteriell, schleimlösend, blutreinigend, entzündungshemmend und harntreibend wirken.

Was ich persönlich so an diesen Pflanzen schätze: Sie mobilisieren den Stoffwechsel und eignen sich damit hervorragend für eine effektive Entgiftungskur, die ich jedes Frühjahr mache, um mich von Winteraltlasten in Form von Müdigkeit, fehlender Energie und einem geschwächten Immunsystem zu befreien.

Falls Sie keine Lust haben, täglich Gerichte mit Bärlauch oder Knoblauchsrauke zu essen, aber trotzdem von den positiven Wirkungen der Pflanzen profitieren möchten, können Sie sich auch einen Frischpflanzen-Presssaft aus Bärlauchblättern herstellen und davon jeden Tag 1 Esslöffel trinken. Ich verdünne diesen Saft immer gerne mit etwas Wasser, dann schmeckt er nicht ganz so scharf.

Ich verspreche Ihnen, Sie werden nach einer solchen Kur schnell eine belebende und regenerierende Wirkung spüren. Spätestens wenn die Blätter des Bärlauchs abgestorben sind, werden Sie dafür aufgeblüht sein.

Wer seinen Ernährungsplan regelmäßig mit Bärlauch bereichert, kann – ähnlich wie mit Knoblauch – langfristig sogar Bluthochdruck und Arteriosklerose vorbeugen. Dabei gibt es jedoch quantitative Unterschiede, da der Gehalt schwefelhaltiger Verbindungen im Bärlauch etwa um ein Drittel niedriger ist als im Knoblauch. Aus diesem Grund muss der Bärlauch höher dosiert werden, um die gleiche Wirkung zu entfalten.

Wie alle essbaren Wildpflanzen sorgen Bärlauch und auch Knoblauchsrauke für ein basisches Milieu im Körper, da sie reichlich Mineralien und Spurenelemente enthalten. Sie sehen also, dass es sich auf jeden Fall lohnt, die eigene Ernährung mit diesen Power-Helfern aus dem Wald zu bereichern. Ich garantiere Ihnen, dass kein anderes Kulturgemüse, das man im Supermarkt kaufen kann, Sie so nachhaltig und effektiv mit Nähr- und Vitalstoffen versorgt wie die Wildpflanzen, die so manch einer direkt vor der eigenen Tür sammeln kann.

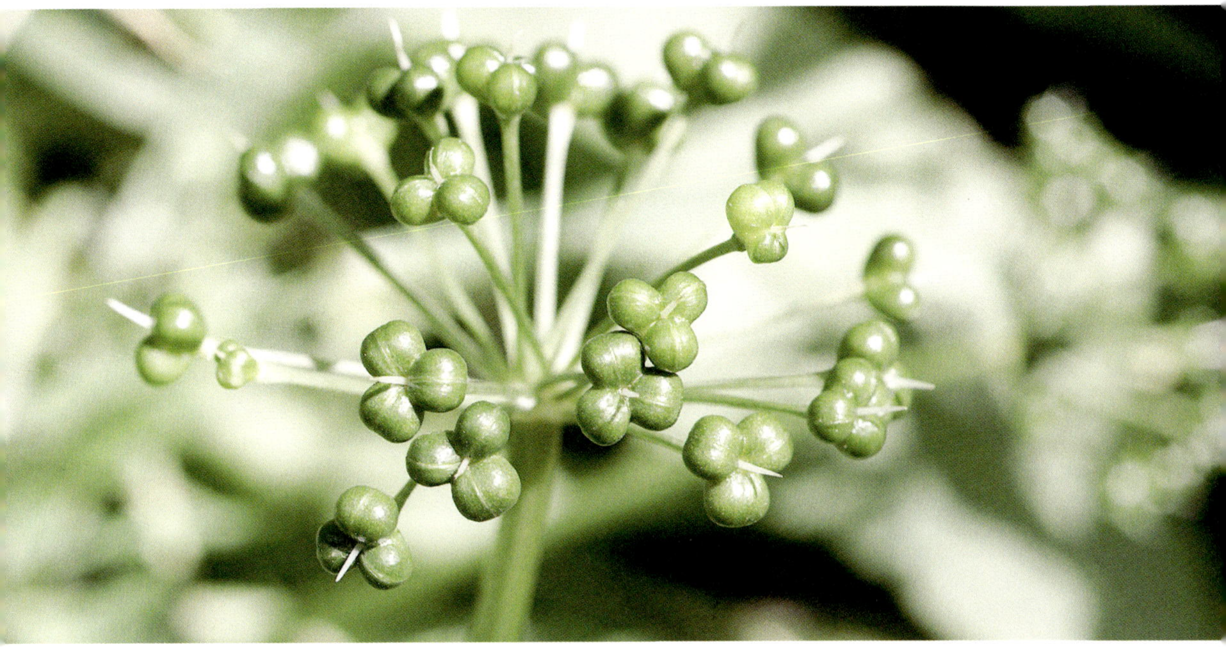

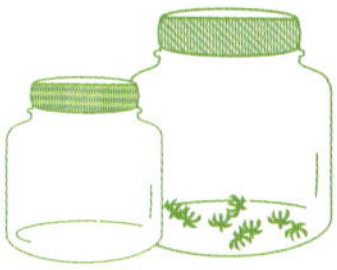

SAMMELHINWEISE:

BÄRLAUCH	
Blätter:	Hauptsaison von März–Mai
Blüten:	Ende April–Mai
Zwiebeln:	Juni–Februar

Das Allerwichtigste, was ich Ihnen für das Sammeln des Bärlauchs ans Herz legen möchte: Achten Sie als verantwortungsvoller Waldbesucher und Sammler darauf, rücksichtsvoll »ans Werk« zu gehen. Haben Sie Ihren Bärlauch-»Stammplatz« einmal gefunden, werden Sie zwar immer reichlich mit Erntegut versorgt sein, dennoch sollten Sie die einzelnen Büschel auf keinen Fall vollständig abernten, denn dies schwächt die Pflanze sehr, so dass sie während ihrer kurzen Vegetationszeit kaum noch Fotosynthese betreiben kann. Ich bitte Sie daher, an verschiedenen Büscheln nur jeweils maximal ein Drittel der Blätter zu pflücken. Vermeiden Sie bitte auch unnötiges Umhergehen und damit das Zertrampeln der wertvollen Nachbarpflanzen.

Und noch etwas: Bitte beachten Sie beim Sammeln von Bärlauch die möglichen Verwechslungsgefahren hauptsächlich mit Aronstab und Maiglöckchen:

Zwar kommt der Bärlauch an seinen »Plätzen« dominant vor, dazwischen kann aber trotzdem der giftige Aronstab wach-

INFO

Aus jeder einzelnen Blüte des Bärlauchs entwickeln sich 3 grüne Samen, die Sie, solange sie noch nicht reif und hart sind, als »grüne« Pfefferkörner verwenden können.

TIPP

Da Bärlauch und Knoblauchsrauke nicht zum Trocknen geeignet sind, ist eine gute Möglichkeit, ihr Aroma zu bewahren, sie in Öl einzulegen oder als Pesto zu verarbeiten.

INFO

Prägen Sie sich die eindeutigen Erkennungsmerkmale (siehe auch Abschnitt »Daran erkennen Sie sie«) des Bärlauchs ein und sammeln Sie nur die Blätter, die diesen entsprechen, dann sind Sie auf der sicheren Seite:

- einzeln gestielte Blätter
- Blätter haben eine oval lanzettliche Grundform
- Blattunterseite ist matter und heller als die Oberseite
- Blattadern sind parallel, nie netzartig
- Blütenstand ist eine Dolde
- einzelne Blüten sternförmig und weiß, sie haben 6 Blütenblätter
- 3-teiliger Fruchtknoten

Der Duft ist zwar ein eindeutiges Merkmal, aber in der Praxis weniger hilfreich. Denn haben Sie erst einmal eine Tüte Bärlauch gesammelt, ist alles mit seinem Geruch erfüllt und man kann ihn nicht mehr unterscheiden.

sen. Gerade in jungem Zustand können ihn unerfahrene Sammler mit seinen pfeilförmigen Blättern leicht mit dem Bärlauch verwechseln. Und da er grundsätzlich einfach die gleichen Standorte mit feuchtem, humosem Boden liebt, wird man ihn fast immer in der Nähe des Bärlauchs finden. Die Verwechslungsgefahr mit dem Aronstab ist von Natur aus die größte, da das Maiglöckchen in der Tendenz eher trockenere Standorte bevorzugt. Außerdem erscheint das Maiglöckchen erst 3 bis 4 Wochen nach dem Austrieb des Bärlauchs. Wer also den frühen Bärlauch pflückt, muss das Maiglöckchen nicht fürchten. Die Herbstzeitlose, die ebenfalls ein theoretischer »Verwechslungskandidat« ist, wächst nur auf Wiesen, nicht im Wald.

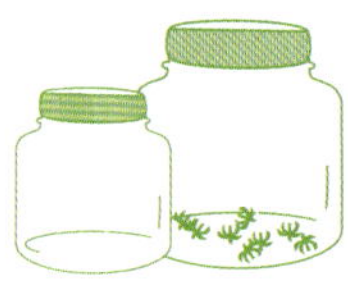

SAMMELHINWEISE:

KNOBLAUCHSRAUKE	
Runde Blätter am Grund: (weniger ergiebig, daher eher zum Würzen)	**Herbst, Winter, zeitiges Frühjahr**
Triebspitzen, spitze Blätter:	**April–Juni**
Blüten:	**Mai**
Junge Schoten:	**Juni**
Samen:	**Juni und Juli**

Der Vorteil der Knoblauchsrauke: Sie ist ganzjährig verfügbar! Die Hauptsaison – wenn sie »ins Kraut schießt« – dauert von April bis Juni und bietet reichlich üppige Blattmasse zum Ernten. Auch die Triebspitzen mit den Blüten können Sie mitnehmen. Danach wachsen die jungen Schoten, und solange diese noch weich sind, schmecken sie hervorragend im Salat oder zu Pesto verarbeitet. Es kommt allerdings der Punkt, an dem sie definitiv zu hart werden. Hier warten Sie besser ab, bis im Juni oder Juli die Samen reif sind. Aber ich möchte Sie vorwarnen: Die Ernte der Samen ist eine Fleißarbeit – Aschenputtel lässt grüßen! Sie brauchen wirklich eine Sammelstelle mit einem dichten Bestand, sonst könnten Sie verzweifeln, bevor Sie genug Samen zusammen haben, um zum Beispiel einen köstlichen Senf herzustellen.

WEISSES PESTO VON DER BÄRLAUCHBLÜTE

Ist die Bärlauchblätter-Saison vorbei, geht es weiter mit den Blüten …

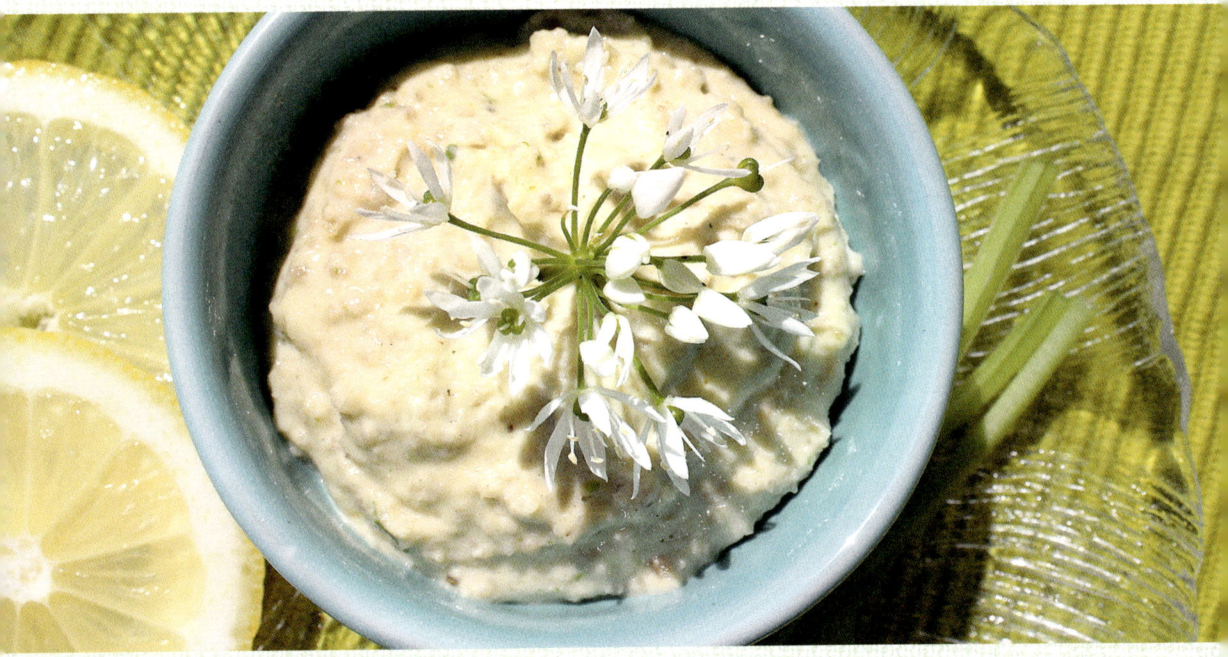

100 g Bärlauch-Blütendolden
100 g gemahlene Mandeln
100–125 ml Olivenöl
Saft von 1 Zitrone
1 TL Birnen- oder Apfeldicksaft
Salz und Pfeffer nach Belieben

Alle Zutaten zusammen in einem Mixer oder mit einem Pürierstab zu einer homogenen Masse verarbeiten und gut gekühlt aufbewahren.
Schmeckt lecker mit Pasta oder Hirse sowie pur aufs Brot.

GRÜNES BÄRLAUCH-PESTO VON DEN BLÄTTERN

… der wilde Klassiker

Für ein grünes Bärlauch-Pesto die 100 g Blütendolden durch grüne Bärlauchblätter ersetzen. Indem Sie Ihre Pesti vegan, also ohne Käse, zubereiten, sind diese besser haltbar und gekühlt auch in rohköstlicher Form lagerfähig. Wichtig dabei ist allerdings: saubere Gläser und Deckel verwenden, das relativ flüssige Pesto ohne Luftblasen einfüllen und die Oberfläche mit Olivenöl bedecken.

KNOBLAUCHSRAUKEN-FRISCHKÄSE-AUFSTRICH
Schmeckt sowohl auf Dinkelvollkornbrot als auch zu Pellkartoffeln

Für 2 Personen

2 Hand voll Knoblauchsraukeblätter
200 g Frischkäse
Salz und Pfeffer
Sahne und/oder Olivenöl zum Abschmecken

Die Knoblauchsraukenblätter fein hacken und mit dem Frischkäse in einer Schüssel vermischen. Den Aufstrich nach Geschmack mit Salz und Pfeffer abschmecken. Ich empfehle Ihnen, erst einmal vorsichtig mit dem Pfeffer umzugehen, denn die Rauke ist von Natur aus relativ scharf. Wer möchte, kann dem Ganzen mit etwas Sahne oder Olivenöl noch einen cremigeren Touch geben.

Fettreduzierte Variante:
200 g Schafs- oder Ziegenmilchjoghurt statt Frischkäse.
Verwenden Sie statt der Blätter auch mal Blüten oder junge Schoten.
Auch zu Pellkartoffeln schmeckt dieser Dip köstlich!

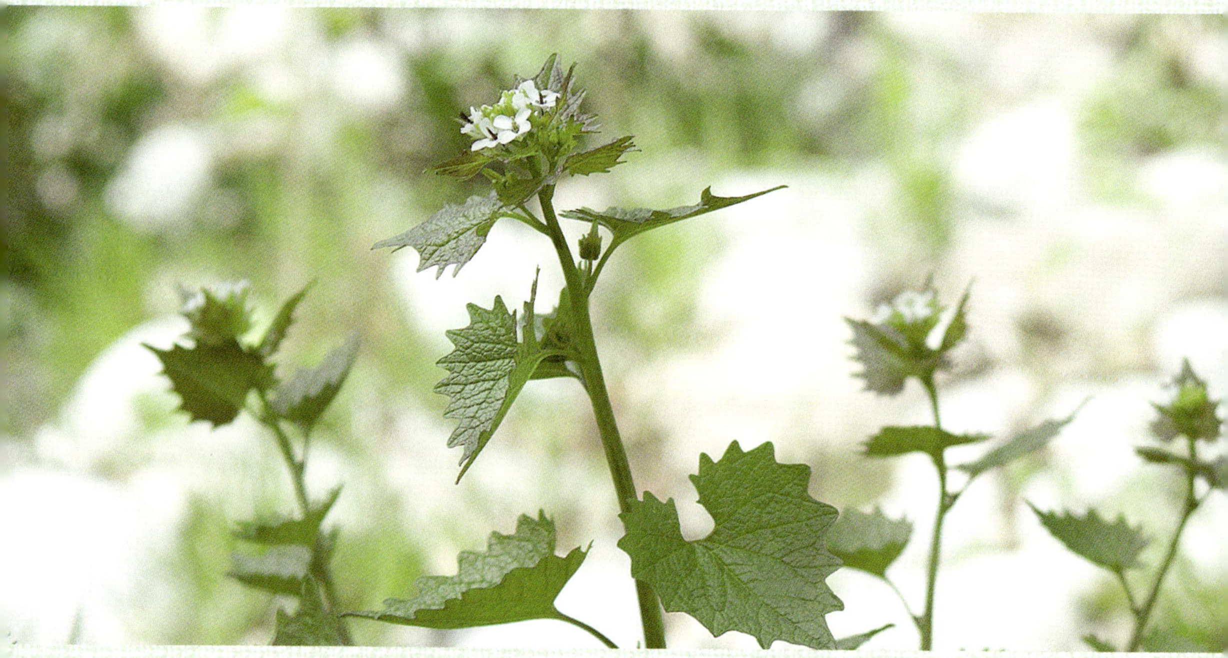

GEFÜLLTE TOMATEN MIT DINKELSCHROT UND KNOBLAUCHSRAUKE

Nahrhaft, sättigend und nicht zu schwer – ein solches Essen macht einfach glücklich

Für 2 Personen

6 Tomaten
2 Hand voll Knoblauchsrauke
250 g Dinkelschrot
600 ml Gemüsebrühe
1 Zwiebel
1 Handvoll Sonnenblumenkerne
Pflanzenöl zum Anbraten
1–2 Eier
Salz, Pfeffer, Currypulver zum Abschmecken

Mir schmecken dazu Reis oder Hirse und eine frische Tomatensauce. Für eine vegane Variante können Sie die Eier durch 1 bis 2 Teelöffel Chiasamen oder Flohsamenschalen ersetzen.

Die Tomaten waschen, jeweils einen »Deckel« abschneiden und die Kerne mit einem Teelöffel herausholen. Die Knoblauchsrauke waschen, trocken schütteln und hacken. Den Dinkelschrot mit der Gemüsebrühe in einen Topf geben, auf den Herd stellen und so lange kochen, bis ein dicker Brei entsteht. Geben Sie immer jeweils nur ein wenig Flüssigkeit zu und lassen Sie sie verkochen, so ist die Konsistenz besser kontrollierbar.
Die Zwiebel schälen und in Würfel schneiden und zusammen mit den Sonnenblumenkernen in etwas Öl andünsten. Zum Dinkelbrei geben und zusammen mit der Rauke und den Eiern unterrühren. Die Masse mit Salz, Pfeffer und Currypulver nach Belieben abschmecken. Den Backofen auf 220 °C vorheizen. Die Tomaten mit der Mischung füllen, die Deckel wieder auflegen und in eine Auflaufform setzen. Im vorgeheizten Ofen etwa 15 Minuten backen.

KNOBLAUCHSRAUKEN-SENF

4 EL Knoblauchsrauken-Samen
1 TL weißer Balsamessig oder Apfelessig
½ TL Steinsalz
1 TL Wasser
½ TL Ahornsirup, Birkenzucker oder Honig

Die Samen in einem Mörser grob zerstoßen und nach und nach alle Zutaten hinzufügen und miteinander gut vermengen.

Früher verwendete man die Knoblauchsrauken-Samen gerne als Ersatz für Pfeffer, da dieser sehr teuer und auch nicht für alle Menschen zugänglich war.

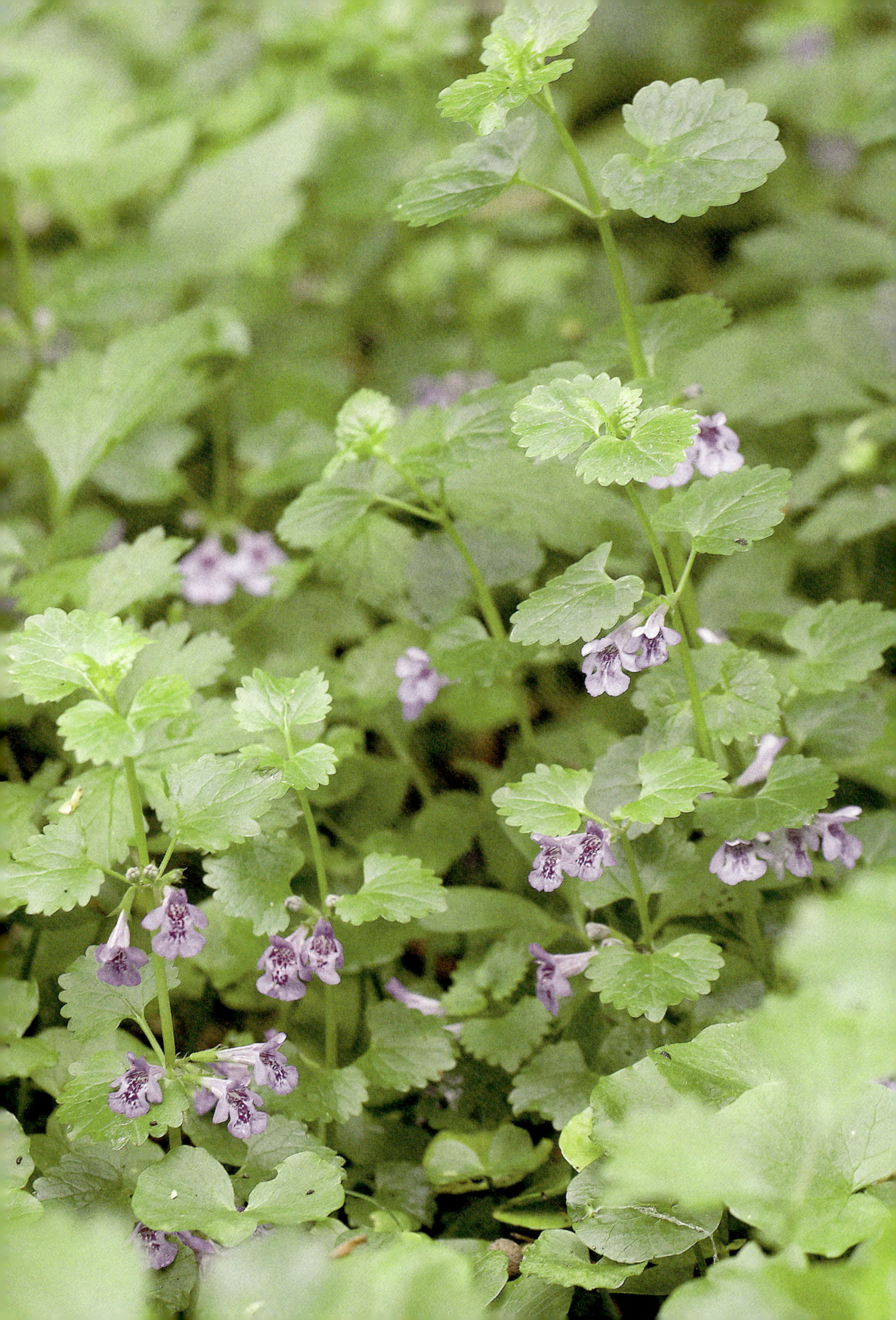

GUNDERMANN

Gundelrebe, Erdefeu oder auch Soldatenpetersilie – vielleicht kennen Sie den Gundermann auch unter einer dieser Bezeichnungen. Im Gegensatz zu anderen Wildpflanzen ist er Ihnen eventuell nicht ganz so geläufig. Auch aus der Heiltradition der Griechen und Römer ist die Nutzung des Gundermanns nicht bekannt. Den Germanen allerdings war die Gundelrebe geradezu heilig: Diese Tradition wurde später zum Beispiel von Hildegard von Bingen oder Pfarrer Kneipp fortgeführt, die die grünen Blätter als wirkungsvolles Mittel gegen schlecht heilende Wunden oder Entzündungen im Mund- und Rachenbereich verordneten.

In Zeiten großer Bedrängnis setzte man auch in anderen Bereichen hohe Erwartungen in diesen hübschen, immergrünen Bodendecker – er sollte gegen bösen Zauber oder auch die Pest schützen. In meinem Haushalt ist der Gundermann nicht mehr wegzudenken. Ich schätze ihn als stark aromatische Gewürzpflanze zum Beispiel für Desserts und Kräuter-Limonade. Das besonders Gute an ihm: Sie können ihn auch während des Winters ernten, und so versorgt er Sie gerade in der kalten Jahreszeit mit einer Extraportion besonders wertvoller, frischer Vitalstoffe.

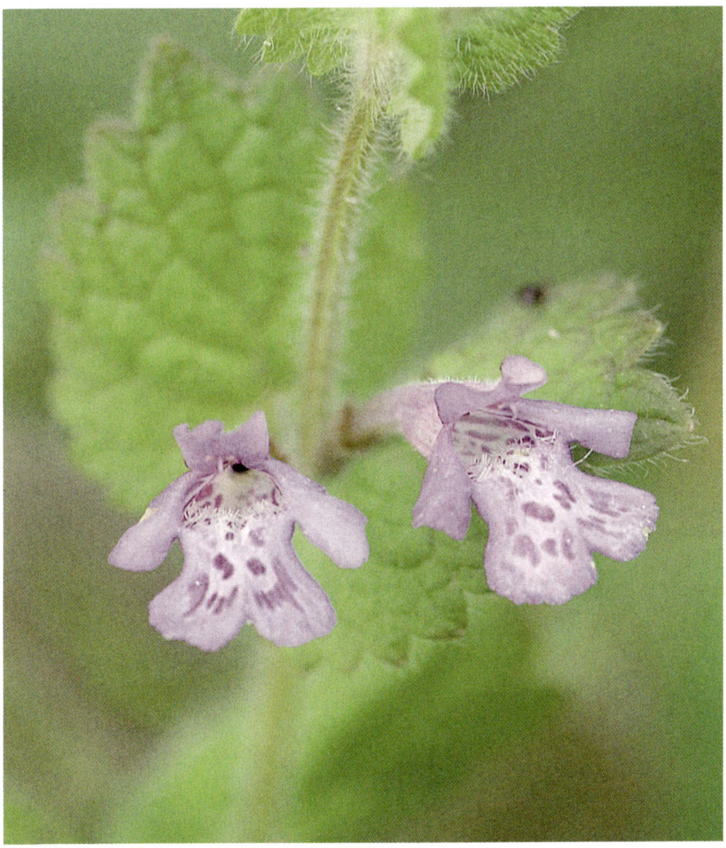

HIER WÄCHST ER:

Gundermann wächst an Standorten mit lichtem Halbschatten in Laub- und Mischwäldern. Suchen Sie ihn auch an Waldwegrändern und am Waldrand. An Stellen, wo er keine Konkurrenz hat, kann er dichte Blattteppiche bilden, so dass Sie ihn dort kaum übersehen können.

Außerhalb des Waldes kommt Gundermann auch an sonnigen Standorten vor, zum Beispiel unter Hecken, alten Obstbäumen oder an Trockenmauern.

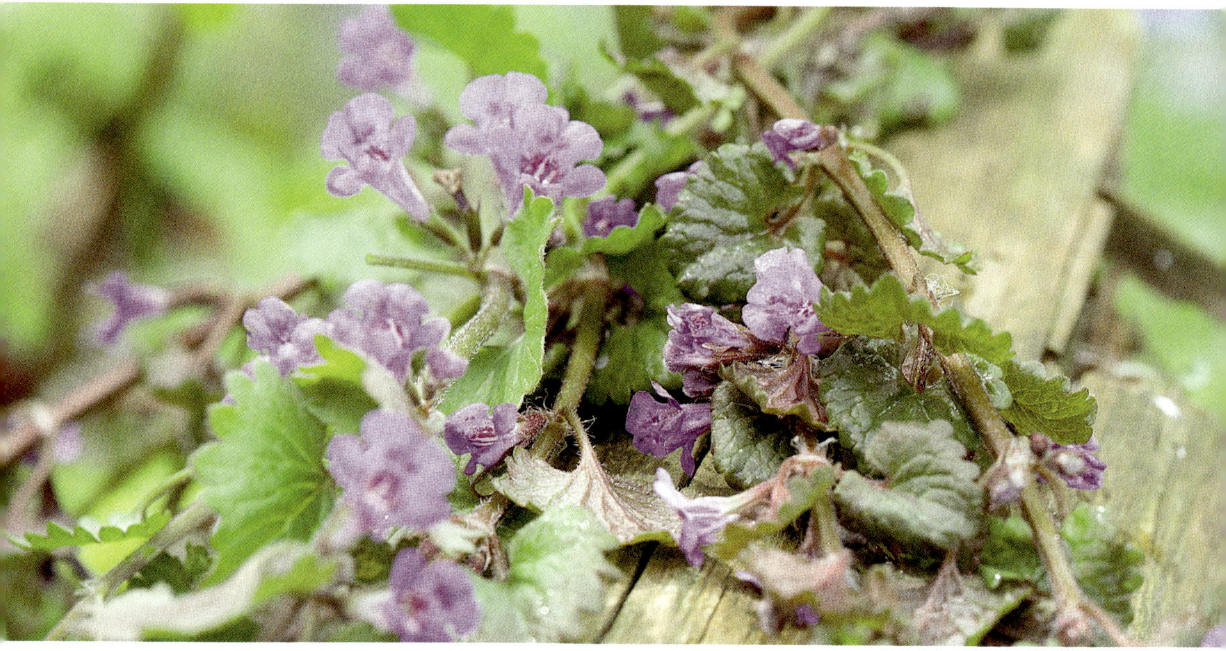

INFO

Eine Verwechslung mit Knoblauchsrauke oder Nelkenwurz ist aufgrund der ähnlichen Blattform möglich, doch völlig unproblematisch, da diese beiden Pflanzen ebenfalls essbar sind.

TIPP

Gundermann und Nelkenwurz eignen sich als immergrüne Bodendecker sehr gut zur Gestaltung natürlicher Gärten. Beide gedeihen gut im Schatten von Bäumen, Sträuchern und Hecken.

DARAN ERKENNEN SIE IHN:

Gundermann ist ein kriechender Bodendecker, nur seine Blütentriebe im Frühling sind aufgerichtet. Die Triebe sind vierkantig und manchmal rötlich angelaufen. Typisch für ihn sind die nierenförmigen, dunkelgrün gefärbten Blätter mit dem gekerbten Blattrand. Sie stehen sich an den Trieben immer gegenüber. Besonders gut ist dies an den aufrechten Blütentrieben zu erkennen. Die Pflanze kann ganze Teppiche bilden, denn die auf dem Boden liegenden Triebe bewurzeln sich ständig aus den Blattachseln heraus. Die blauvioletten Lippenblüten erscheinen im Frühling an den aufrechten Trieben, dabei wachsen immer 2 bis 3 Blüten aus den Blattachseln der gegenständigen Blättchen heraus.

SO WIRKT ER:

Gundermann ist reich an wertvollen Inhaltsstoffen: ätherische Öle, Gerbstoffe, Flavonoide, Vitamin C und Mineralien wie Kalium. Sein Hauptanwendungsgebiet in der Heilkunde sagt uns schon sein Name: Dieser leitet sich vom Wort »Gund« ab, was »Eiter« bedeutet. Schon unsere Vorfahren nutzten seine adstringierenden und entzündungshemmenden Eigenschaften, um eiternde Wunden in den Griff zu bekommen.

Aber nicht nur das, auch bei langwierigen und hartnäckigen Erkältungskrankheiten kann der Gundermann Ihnen eine große Hilfe sein. Ich empfehle Ihnen bei Husten einen Tee aus frisch gepflückten Gundermannblättern:

Übergießen Sie für eine Tasse Tee 8 Blätter mit heißem Wasser und lassen das Ganze abgedeckt – das ist wichtig, denn die ätherischen Öle im Gundermann sind leicht flüchtig – 10 Minuten ziehen. Gießen Sie den Tee dann über einem Sieb ab und trinken ihn warm und schluckweise, so dass er seine optimale Wirkung entfalten kann.

Mit diesem Tee können Sie zum Beispiel bei Entzündungen in Mund und Rachen gurgeln. Verzichten Sie danach auf das Ausspülen, damit die Behandlung noch nachwirken kann. Ich empfehle die Anwendung am Abend, direkt nach dem Zähneputzen vor dem Zubettgehen. Der Tee eignet sich auch gut als Mundwasser – er schenkt Ihnen einen frischen Atem.

Wie das bei den meisten Wildpflanzen der Fall ist, schätze ich aber am allermeisten seine »langfristige« Wirkung auf den Körper, denn Vorbeugung ist schließlich die beste Medizin. Der Gundermann ist nämlich auch eine wertvolle Quelle für Bitterstoffe, die uns bei im Supermarkt käuflichen Lebensmitteln durch die moderne Züchtung meist abhandengekommen sind. Bitterstoffe zeichnen sich durch ihre stoffwechselfördernden und Leber sowie Galle bei ihrer Entgiftungsarbeit unterstützenden Eigenschaften aus und machen ihn zu einer idealen Zugabe zu Smoothies oder Salaten. Aber Achtung: Nur in kleinen Mengen verarbeiten, sonst wird's schnell ungenießbar. Er zeichnet sich durch einen intensiv herb-würzigen Eigengeschmack mit Anklängen von Minze aus. Pur verwendet würde er zu dominant schmecken. Am besten mischen Sie ihn klein geschnitten mit milderen Blattsalaten wie Eichblatt- oder Kopfsalat.

TIPP

Auch wir können uns die Heilkraft des Gundermann heute zunutze machen: Um eine Auflage für Wunden, Geschwüre sowie bei Arthritis und Rheuma herzustellen, nehmen Sie einfach 2 Hand voll Gundermannblätter, waschen sie zuerst und tupfen sie dann trocken. Geben Sie sie anschließend in einen Mörser und verarbeiten sie ohne weitere Zutaten zu einem Pflanzenbrei. Wenn Sie keinen Mörser haben, können Sie die Blätter auch mit einem anderen harten Gegenstand überrollen und zerquetschen, so dass der Zellsaft austritt. Tragen Sie diesen Brei auf die betroffenen Stellen auf und fixieren alles mit einer Binde. Lassen Sie die Auflage, wenn möglich, etwa 1 Stunde einwirken.

SAMMELHINWEISE:

Blätter:	ganzjährig
Triebspitzen mit Blüten:	März–Mai

Da der Gundermann nur wenige Zentimeter hoch und somit in direkter Bodennähe wächst, empfehle ich Ihnen, ihn nicht unbedingt auf der Hauptgassi-Route der Hundebesitzer zu pflücken. Konzentrieren Sie sich beim Sammeln lieber auf ein wenig abgelegene Waldwege oder suchen Sie im Gebüsch oder Unterwuchs. Wichtig: Vor der Verwendung zur Sicherheit immer gut abwaschen, dann kann nichts schiefgehen.

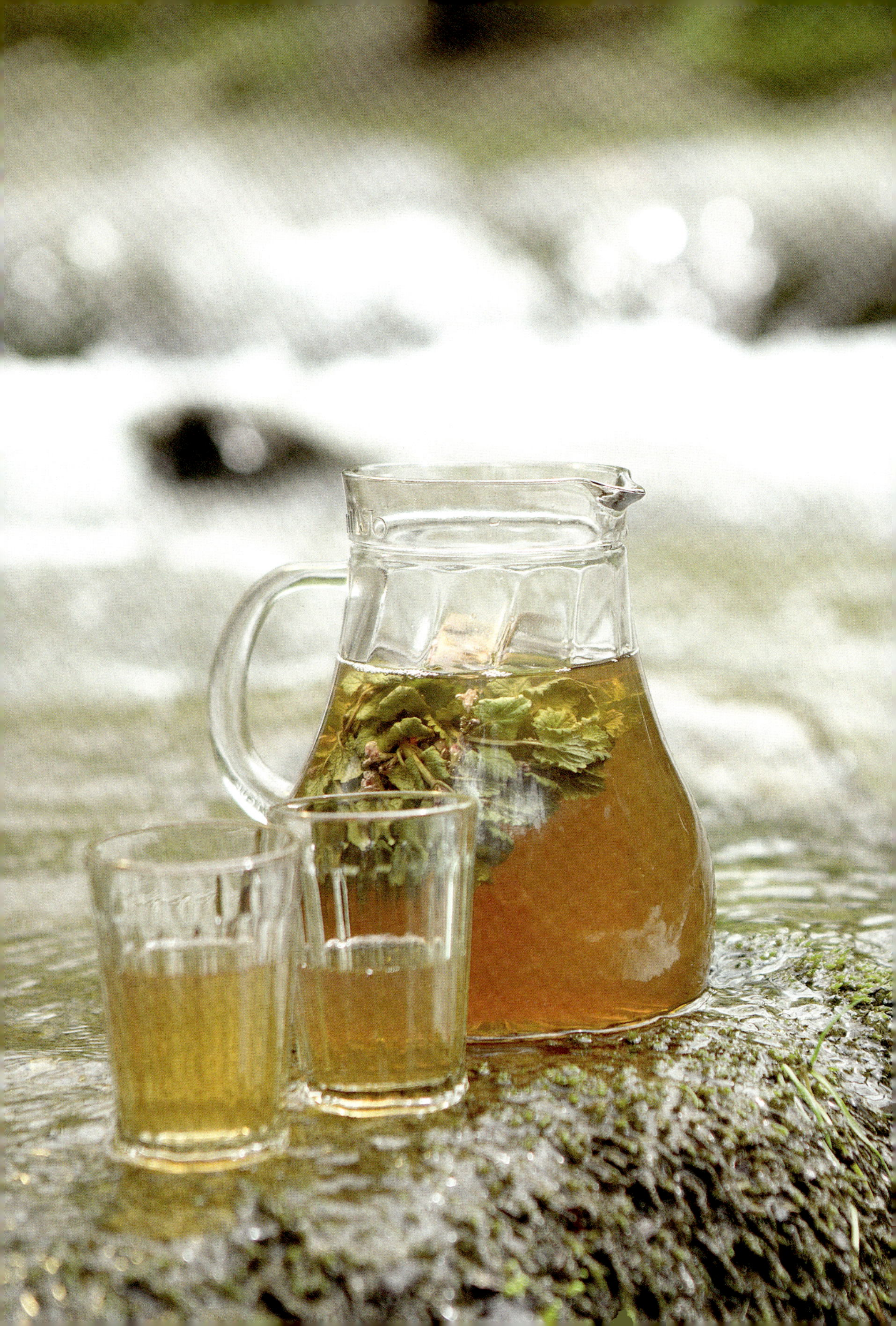

DIE REZEPTE

AROMATISCHE BLÜTENBUTTER
Der Hingucker beim Sonntagsfrühstück

Nehmen Sie rechtzeitig vor der Verwendung ein Stück Butter aus dem Kühlschrank, damit diese Zimmertemperatur annehmen kann, denn so lässt sie sich leichter verarbeiten. Geben Sie die weiche Butter in eine Schale, zerdrücken sie mit einer Gabel und würzen anschließend mit etwas Salz. Anschließend Gundermannblüten, unterschiedliche Taubnesselblüten oder auch klein geschnittene Gänseblümchen unterrühren und nach Geschmack zusätzlich mit etwas unbehandeltem Zitronenabrieb aromatisieren. Die fertig zubereitete Blütenbutter am besten über Nacht ziehen lassen.

SCHOKOLIERTE GUNDERMANNBLÄTTER
Ätherische Öle und Schokolade – ein edler Naschgenuss aus dem Wald

Dunkle Zartbitterschokolade eignet sich für diese Süßigkeit – wie ich finde – am besten. Ich bevorzuge eine vegane Bio-Schokolade mit 70 % Kakaogehalt. Diese ein wenig zerbröckeln und in einem kleinen Töpfchen bei mäßiger Hitze auf dem Herd langsam zähflüssig werden lassen. Die Gundermannblätter einzeln an ihrem Stiel anfassen, vorsichtig in die Schokolade tauchen, dann herausnehmen und auf einem zuvor mit etwas Kokosöl eingefetteten Teller zum Aushärten absetzen. Dank der grünen Blattstiele lässt sich diese Köstlichkeit auch ohne Schokoladenfinger problemlos essen.

GUNDERMANN-LIMONADE
Gut gekühlt genossen, ist diese gesunde Limo ein herrlicher Sommertrunk!

Binden Sie ein Bündel Gundermanntriebe, im Frühjahr auch mit Blüten daran, mit einem Faden zusammen und hängen diesen in eine Karaffe. Als Orientierung: Verwenden Sie etwa 20 Triebe je Liter Flüssigkeit. Gießen Sie dann reines Wasser oder Kombucha (ein sehr gesundes Fermentgetränk, erhältlich im Bio-Fachhandel) auf und lassen das Ganze mindestens 3 bis 4 Stunden oder – noch besser – über Nacht ziehen. Bei der Zubereitung mit Wasser: Schmecken Sie die Limonade vor dem Servieren mit dem Saft einer Zitrone sowie 2 Esslöffeln Apfeldicksaft ab. Bei der Zubereitung mit Kombucha ist das nicht nötig, da dieser schon einen leicht süßen Eigengeschmack besitzt.
Auch Obstsäften wie Apfel- oder Birnensaft verleiht Gundermann über Nacht ein wunderbar ätherisches Aroma.

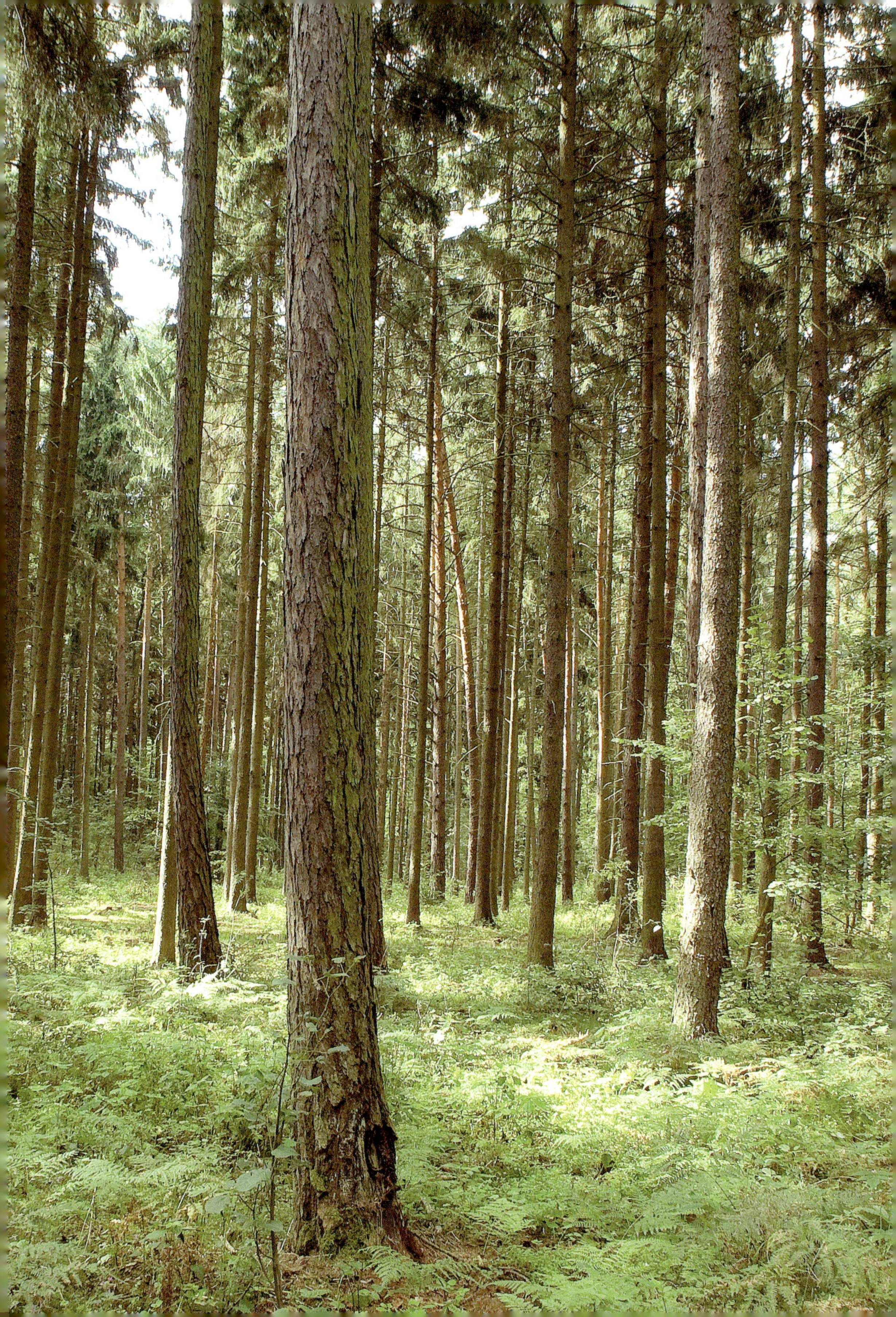

FICHTE

Lange Zeit war ich auf die Fichte gar nicht gut zu sprechen. Der Anblick monotoner, artenarmer Fichtenforste ließ nicht nur den Boden unter den Fichten, sondern auch mich sauer werden. Heute, da die Forstwirtschaft ihren Irrtum erkannt hat und wieder vermehrt standortgerechte Laub- und Mischwälder herangezogen werden, habe auch ich meinen Frieden mit den Fichten gemacht.

Von Natur aus käme sie bei uns nur in Höhenlagen ab 800 m vor und wäre nur dort ein wichtiger Waldbaum; in allen Lagen darunter spielen Buchen und Eichen die erste Geige.

Ich genieße es daher heute besonders, im Gebirge durch dunkelgrüne, harzig duftende Fichtenwälder zu streifen. Im Sommer auch gerne barfuß, da der Boden dank der dichten Nadelstreuauflage so herrlich weich ist und leicht federt.

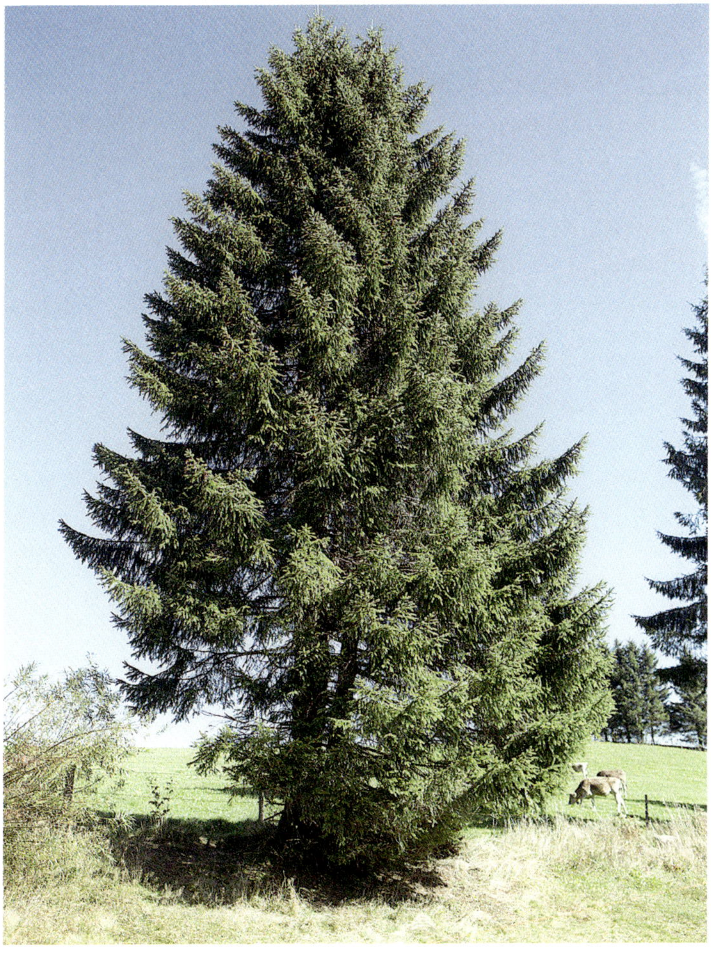

HIER WÄCHST SIE:

Fichten finden Sie immer und überall – dank der Pflanzwut in den 50er, 60er und 70er Jahren können Sie sie heute bei keinem Waldspaziergang verfehlen. Sie ist nach wie vor der »Brotbaum« des deutschen Waldes und macht ein Viertel des Baumbestandes aus. Von Natur aus läge ihr Anteil bei 5 % – rein aus wirtschaftlichen Interessen wurde ihr Anteil also um den Faktor 5 erhöht und damit auch auf Flächen ausgeweitet, die eigentlich nicht für Fichten geeignet sind.

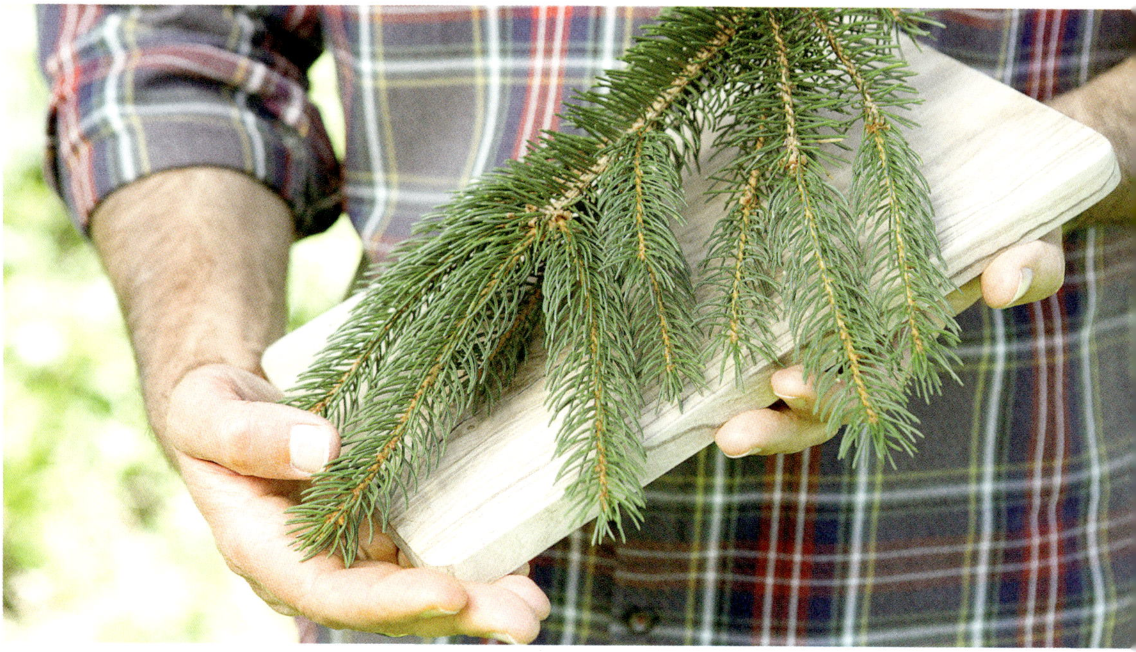

FICHTENHONIG

Ein besonders gesunder Genuss ist der Fichtenhonig: Legen Sie dafür etwa 30 junge Fichtenspitzen in ein sauberes Glas mit Schraubdeckel und gießen Sie 500 g von Natur aus flüssigen Waldhonig darauf. Nach etwa 1 Monat ist der Honig fertig durchgezogen.

Da die Fichtenspitzen im Honig verbleiben, sieht das zum einen toll aus und schmeckt hervorragend, und zum anderen ist dieser Honig auch ein wirkungsvolles Mittel gegen Husten. Lassen Sie dazu bei akuten Beschwerden mehrmals am Tag 1 Teelöffel davon im Mund zergehen.

DARAN ERKENNEN SIE SIE:

Die Fichte sticht – die Tanne nicht, so lautet ein alter Merkspruch. Die vierkantigen Nadeln der Fichte sind spitz und wachsen rundherum um den Zweig verteilt. Die Zapfen an den bis zu 40 m hohen Bäumen hängen an den Zweigen herab. Später fallen sie als Ganzes herunter.

Achtung: Es besteht eine theoretische Verwechslungsgefahr mit der stark giftigen Eibe (siehe S. 191 und 193).

SO WIRKT SIE:

Für mich reicht manchmal schon ein ausgedehnter Spaziergang durch einen Wald, in dem viele Fichten stehen, um mich hinterher richtiggehend aufgetankt zu fühlen. Der harzige und aromatische Duft ist für mich immer ein ganz besonders sinnliches Vergnügen.

Aber nicht nur emotional tut der Kontakt mit Fichten gut, sie sind auch prall gefüllt mit wertvollen Stoffen, von denen Sie profitieren können. In den jungen Trieben stecken Vitamin C, Gerbstoffe und – die unter anderem für den charakteristischen Duft verantwortlichen – ätherischen Öle. Harze sind zunächst in noch geringer Konzentration vorhanden, ihr Gehalt steigert sich später in den »erwachsenen«, ausgereiften Nadeln, die ebenfalls reich an ätherischen Ölen, Gerb- und Bitterstoffen sind. Zudem enthalten sie wertvolle Mineralien und Spurenelemente.

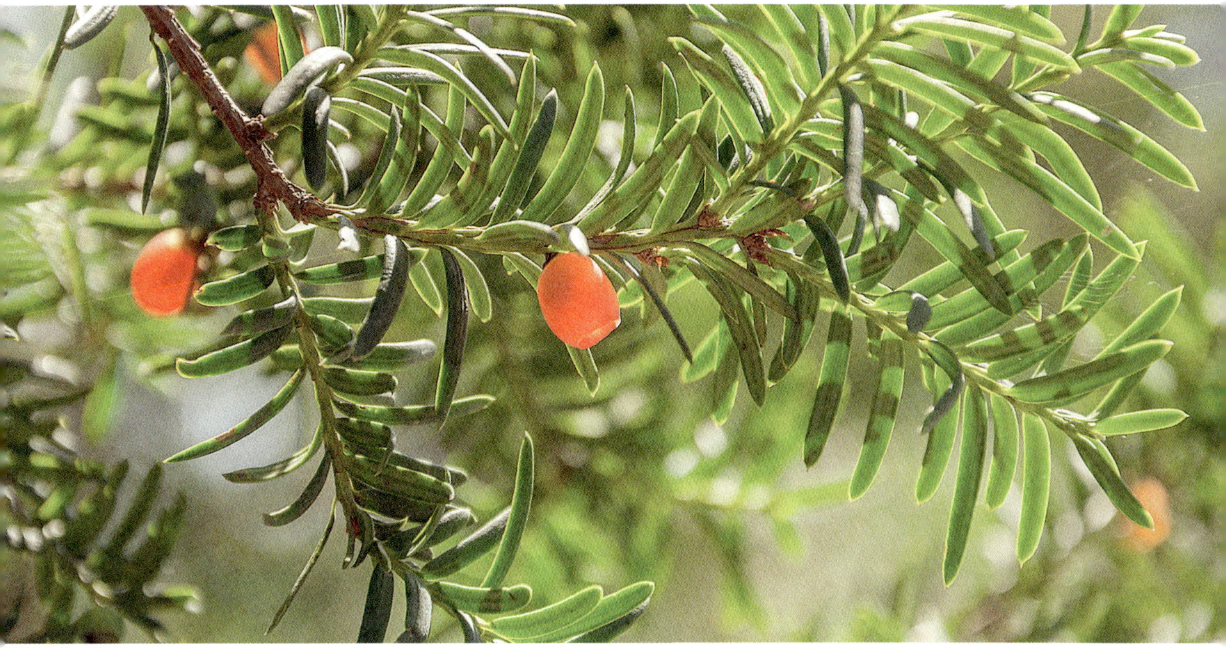

Achtung: Giftige Eibe

Die erwähnten ätherischen Öle machen die Fichte zu einem wunderbaren Helfer bei Muskelverspannungen und Rheuma, da sie durchblutungsfördernd wirken. Ein weiteres Anwendungsgebiet der Fichte sind Atemwegserkrankungen und Erkältungen. Ich greife in diesem Fall gerne auf einen Badezusatz aus Fichtennadeln zurück, denn das Einatmen der Dämpfe wirkt lindernd auf die Erkältungssymptome. Aber auch nach einem langen Tag lasse ich mir gerade in der kälteren Jahreszeit gerne ein Fichtennadel-Bad ein, einfach zum Wohlfühlen und Durchwärmen von innen heraus.

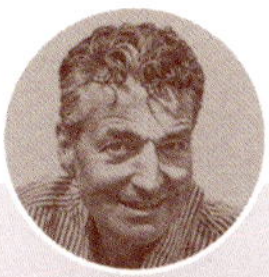

MEIN PERSÖNLICHER TIPP

Als Badezusatz für ein Vollbad gebe ich 100 g Steinsalz, 2 Esslöffel Olivenöl und 5 Esslöffel getrocknete und anschließend im Mixer pulverisierte Fichtennadeln ins Badewasser. Bitte verwenden Sie dazu am besten harte und somit ganz ausgereifte Nadeln.

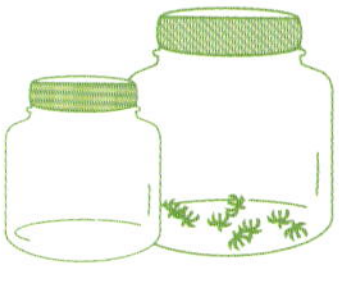

SAMMELHINWEISE:

Junge Triebe:	**April–Anfang Juni**
Ausgereifte Nadeln:	**Juli–März**

Bitte sammeln Sie nicht an jungen Bäumchen. Diese müssen erst die Gelegenheit bekommen, zu wachsen. Bei alten Fichten hingegen hängen die Zweige oftmals tief nach unten, hier können Sie getrost ernten, da weiter oben im Baum Zehntausende junger Triebe vorhanden sind – und Sie den Baum auf keinen Fall schädigen.

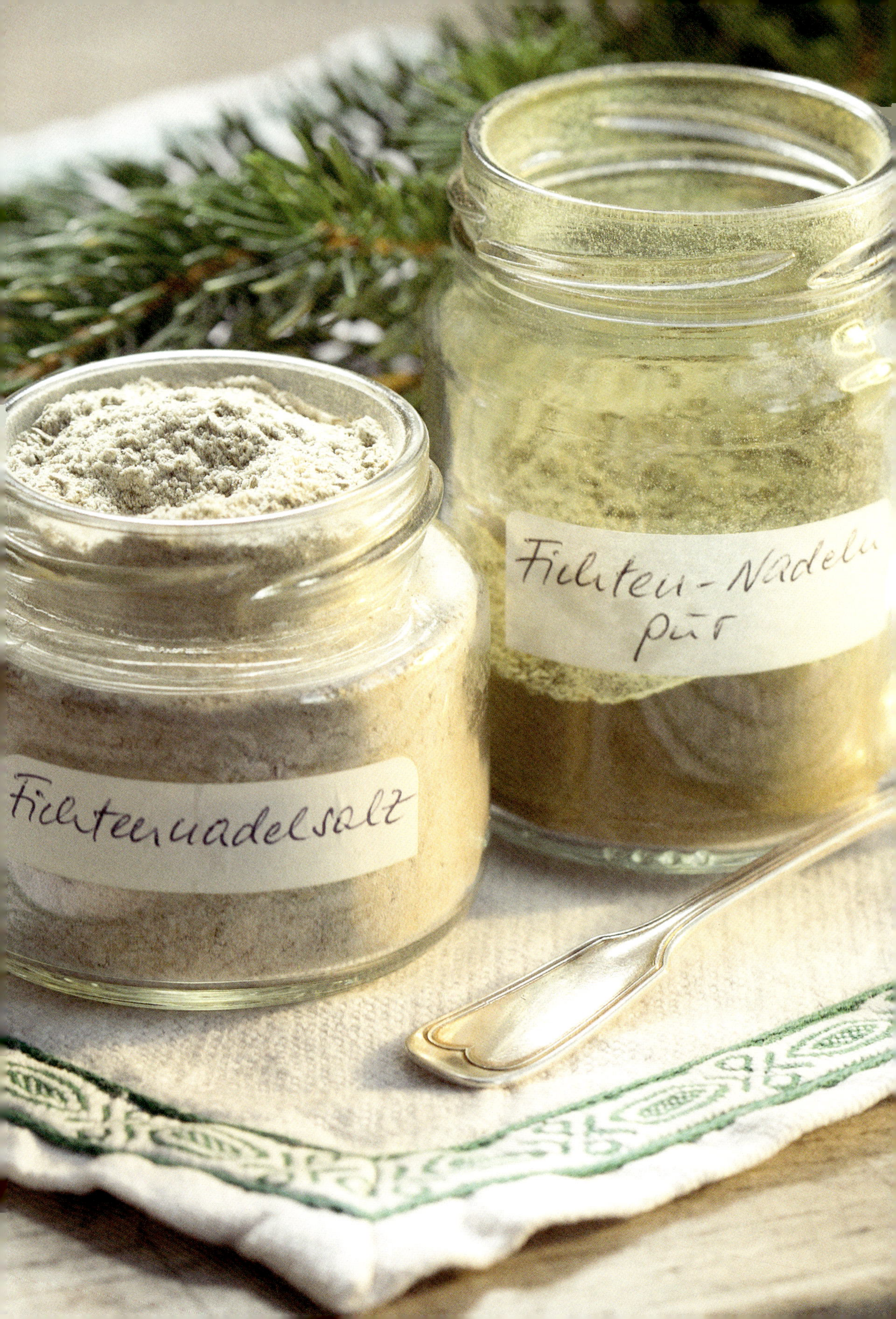
Fichten-Nadeln
pur
Fichtennadelsalz

FICHTENBUTTER

In der Schlichtheit liegt der Geschmack: ein Stück selbstgebackenes Brot bestrichen mit dieser köstlich aromatischen Butter – was will man mehr?

250 g gute Butter (am besten Sauerrahmbutter in Bio-Qualität)
10–15 junge Fichtentriebe
1–2 TL Steinsalz
Abrieb von 1 unbehandelten Zitrone

Die Butter bei Zimmertemperatur weich werden lassen. Die Fichtentriebe waschen, in Küchentuch trocken tupfen und fein schneiden. Dann zusammen mit dem Salz und dem Zitronenabrieb mit einer Gabel in einer kleinen Schüssel unter die weiche Butter rühren. Anschließend in eine Butterform umfüllen und vor dem Servieren mindestens einige Stunden, besser über Nacht, durchziehen lassen, damit die Butter das volle Fichtenaroma annehmen kann.

FICHTEN-WÜRZSALZ

Dieses Salz passt besonders gut zu Pilzgerichten, sie werden dadurch noch »waldiger« ...

50 g getrocknete Fichtennadeln
150 g naturbelassenes Steinsalz
20 g getrocknete Bio-Zitronenschale

Ausgereifte, getrocknete Fichtennadeln zusammen mit Steinsalz und getrockneter Zitronenschale in einen Mixer geben und pulverisieren. Verwenden Sie dieses Würzsalz sparsam, da es einen sehr intensiven Geschmack hat und bei Überdosierung seifig schmecken kann.
Das Fichten-Würzsalz ist, in einem Schraubdeckelglas trocken, kühl und dunkel gelagert, sehr lange haltbar (mindestens 1 Jahr).

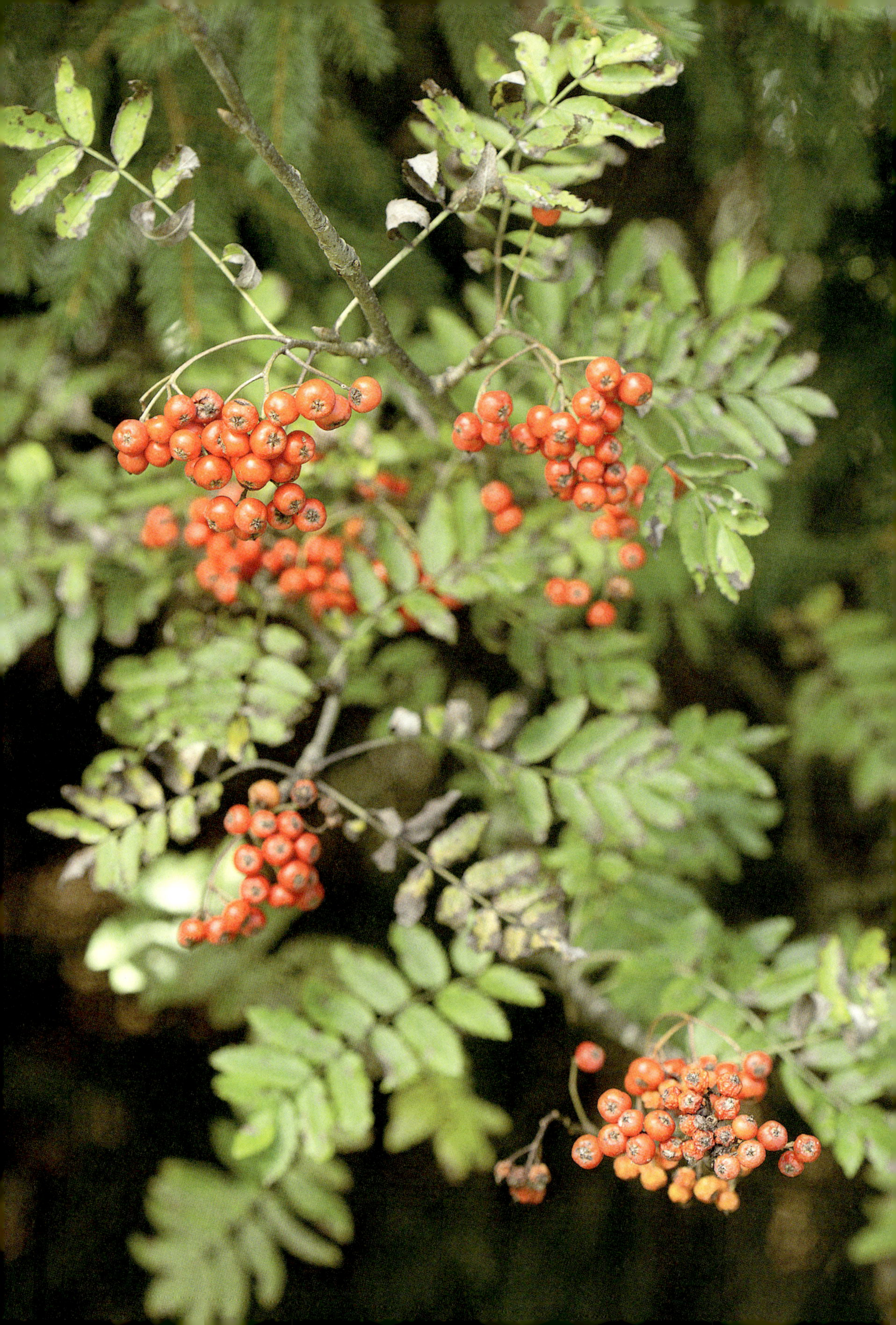

VOGELBEERE

Was ich an der Vogelbeere – vielleicht kennen Sie sie auch unter dem Namen Eberesche – besonders mag? Es ist der leuchtend rote Beerenschmuck, der von Mitte August bis in den Oktober an diesen Büschen oder kleinen Bäumen prangt. Das kräftige Zinnoberrot kommt in der Natur gerade vor dem Hintergrund von dunklem Fichten- oder Tannengrün wunderschön zur Geltung! Diese Kombination ist typisch für die Gebirgswälder wie etwa im Harz, im Schwarzwald oder auch in den Alpen. Neben ihrem hohen Vitamin-C-Gehalt, der uns gerade in der Winterzeit zugutekommen kann, finde ich noch eine andere Eigenschaft der Vogelbeere bemerkenswert: Sie ist nämlich ein echter Meister darin, aus vermeintlich schlechten oder bescheidenen Standortbedingungen das Beste zu machen – auch in diesem übertragenen Sinne können wir uns von diesem Gehölz etwas abschauen.

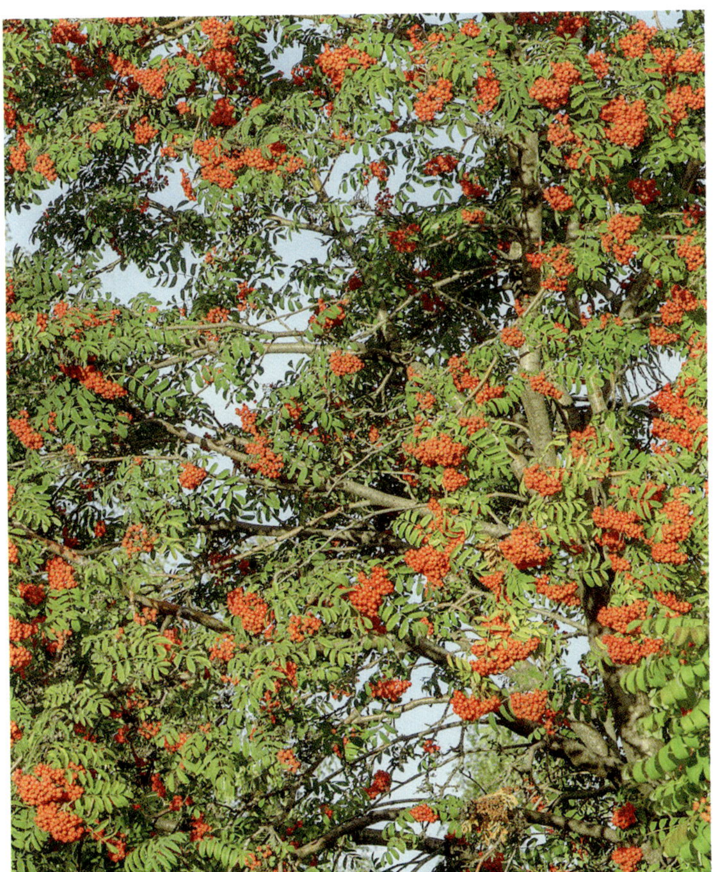

HIER WÄCHST SIE:

Die stark und tief wurzelnde Vogelbeere liebt die Sonne und ist absolut unempfindlich. Will heißen, dieses genügsame Gehölz kommt sehr gut mit nährstoff- und kalkarmen Standorten klar. Suchen Sie am besten am Waldrand, entlang von Waldwegen sowie in noch jungen Aufforstungen nach ihr. In Mittelgebirgen und im Hochgebirge ist sie auch häufig im Waldbestand zu finden, vor allem als Pioniergehölz, etwa nach einem Kahlschlag, einer Lawine oder einem Murenabgang.

Auch außerhalb des Waldes können Sie fündig werden: Die Vogelbeere wächst häufig in Feldhecken und Gebüschen oder von Menschen gepflanzt als Park- und Alleebaum.

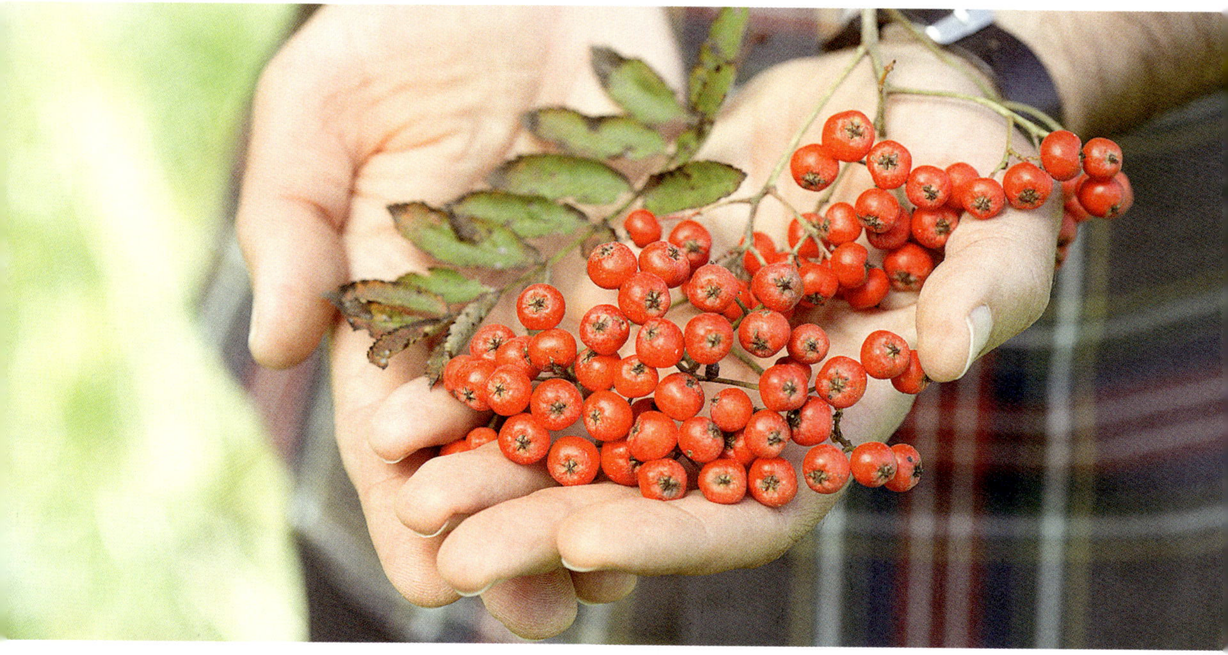

TIPP

Die Edle Eberesche (Sorbus aucuparia edulis) ist ein Muss im Wildpflanzengarten bzw. für eine naturnahe und pflegeleichte Gartengestaltung! Warum? Sie braucht keine Pflege, kaum Rückschnitt und blüht im Mai wunderschön. Ganz zu schweigen von den leuchtend roten und sehr schmackhaften Früchten, die sie im September trägt.

DARAN ERKENNEN SIE SIE:

Die Vogelbeere wächst sowohl als Strauch als auch als mehr- oder einstämmiger Baum, der meist 5–8 m hoch wird. Die Borke des jungen Holzes ist glatt und hellgrau gefärbt. Sehr typisch sind die charakteristischen Fiederblätter: Sie sind aus 9 bis 15 länglich lanzettlich geformten Einzelblättern zusammengesetzt, die jeweils etwa 5 cm lang, scharf gezähnt und kaum gestielt sind. Ihre Unterseite ist behaart.

Zahlreiche kleine weiße Blüten, die Anfang Mai (in kühleren Lagen ab Anfang Juni) erscheinen, sind jeweils zu stehenden Doldentrauben zusammengefasst.

Die Früchte der Vogelbeere sind kleine, leuchtend orangerot gefärbte Äpfelchen, jedes ist 8–10 mm groß; sie hängen ebenfalls in dichten Doldentrauben an den Zweigen.

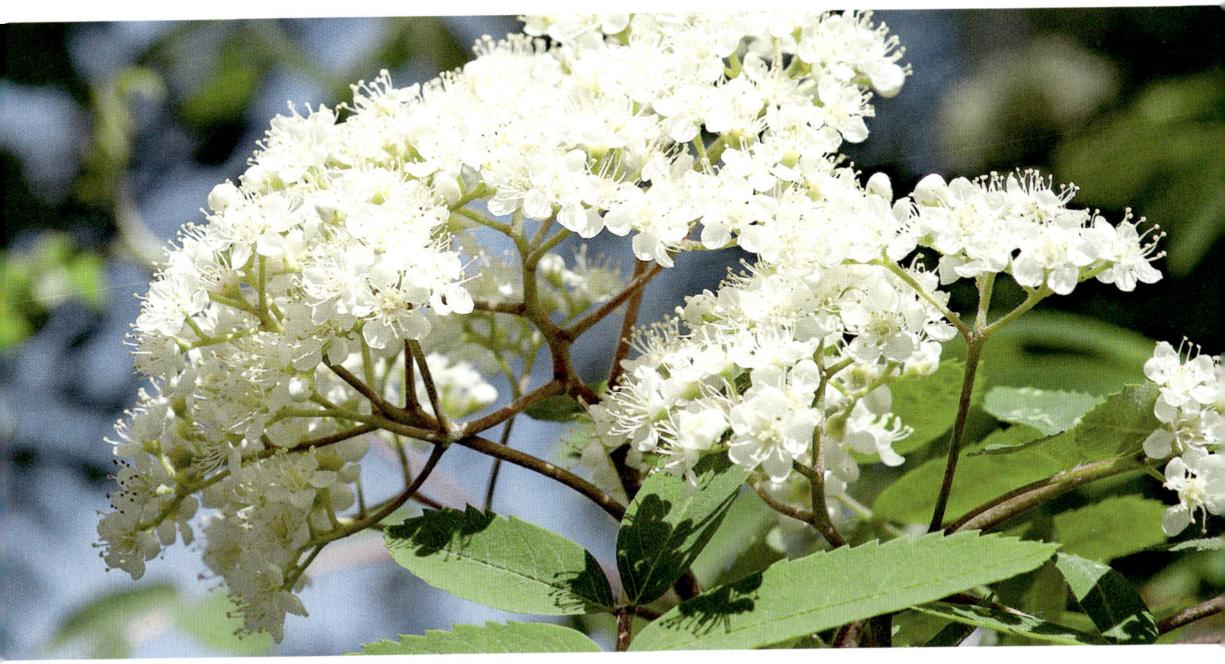

SO WIRKT SIE:

Schon der Name der Pflanze sagt, dass ihre kleinen roten Beeren auch bei den Vögeln als Nahrungsquelle hoch im Kurs stehen. Aber auch wir Menschen können hier zugreifen. Die Beeren sind nämlich prall gefüllt mit gesunden Inhaltsstoffen: Zitronen- und Apfelsäure, Sorbit, Karotinoide (die für die auffällige Farbe zuständig sind) sowie Gerbstoffe, Pektin und reichlich Vitamin C sind nur einige davon. Der hohe Vitamin-C-Gehalt wurde früher zum Schutz vor Skorbut genutzt. Dazu wurden getrocknete Vogelbeeren bei langen Seereisen als Proviant mitgeführt, und es wurde täglich eine kleine Portion davon verzehrt. Als Unterstützung für das Immunsystem sowie als gesundes Genussmittel plädiere ich hier für die Wiederentdeckung der Vogelbeere als Lebensmittel!

Die wild gesammelten Früchte sollte man wegen ihres intensiv bitteren und säuerlichen Geschmackes nur in kleinsten Mengen roh essen. Die im Rohzustand enthaltene Parasorbinsäure führt, in größeren Mengen verzehrt, zu Beschwerden in Magen und Darm, wie Erbrechen und Durchfall. Sie wird aber durch Kochen unschädlich gemacht. 2 bis 3 Minuten Kochzeit genügen völlig. Richtig zubereitet sind die Vogelbeeren eine überraschende Delikatesse und vielfältig nutzbar: Ich mag sie eingekocht im Aperitif, als Fruchtaufstrich oder Kompott, aber auch zum Kuchenbacken oder als Saft.

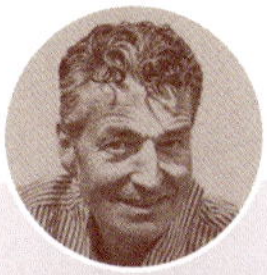

MEIN PERSÖNLICHER TIPP

Achtung: Nur die Beeren der Sorte »Sorbus aucuparia edulis« können Sie roh verzehren. Deshalb empfehle ich Ihnen – wenn möglich –, einen eigenen Strauch im Garten anzupflanzen oder mit Ihrer Gemeinde- oder Stadtverwaltung Kontakt aufzunehmen, um auf eine entsprechende Pflanzung auf öffentlichem Gelände hinzuwirken.

TIPP

Geben Sie 1 Hand voll wilde Vogelbeeren bei der Zubereitung zu Ihrem Apfel- oder Birnenkompott – es verleiht ihm eine herb-säuerliche Note und reichert das Kompott mit wertvollen immunstärkenden Karotinoiden und Vitamin C an. Eine Hand voll Beeren auf 1 kg Obst ist ausreichend.

Die Vogelbeere wird in der traditionellen Volksmedizin auch als Mittel gegen Durchfall eingesetzt. Dazu eignet sich ein Tee aus getrockneten Blättern. Legen Sie die Blätter dazu während trockener Witterung auf einem Küchentuch auf einer Fensterbank mit gekipptem Fenster aus, nach 2 bis 3 Tagen sind sie ausreichend getrocknet. Nehmen Sie davon 2 Teelöffel pro Tasse, übergießen sie mit kochendem Wasser und lassen das Ganze 10 Minuten abgedeckt ziehen. Alternativ können Sie auch auf getrocknete Früchte zurückgreifen – diese haben den gleichen Effekt. Ich empfehle Ihnen zunächst 2 bis 3 Tassen pro Tag. Bei lang anhaltenden oder schwerwiegenden Durchfällen sollten Sie aber auf jeden Fall einen Arzt oder Heilpraktiker aufsuchen.

SAMMELHINWEISE:

Blüten:	**Anfang Mai–Anfang Juni**
Beeren:	**frühestens ab Mitte September, bis in den November (nach dem ersten starken Frost) hinein**

INFO

Das Abzupfen und Sortieren der einzelnen Beeren kann bei angenehmer Witterung auch an einem schönen Ort im Wald erfolgen. Auf diese Weise können Sie noch etwas mehr Draußenzeit genießen und den Bioabfall gleich an Ort und Stelle liegen lassen und so dem natürlichen Kreislauf übergeben.

Für die Ernte der Blüten nehmen Sie am besten eine Gartenschere mit. Transportieren Sie die Blüten in einer Papiertüte oder einer Vorratsdose nach Hause. Achten Sie darauf, die Blüten vor dem Trocknen nicht zu waschen, da sonst Aromastoffe und ätherische Öle im Blütenstaub und Nektar mit dem Wasser gelöst werden würden.

Breiten Sie die Blüten auf einem Gitter oder einem Küchentuch zum Trocknen aus. Anschließend können Sie die Stengel der Doldentrauben ganz einfach durch Rebeln entfernen.

Für die Ernte der Früchte ist eine Sache wichtig: Nur wirklich reife Früchte sind gut zum Verzehr geeignet. Schneiden Sie am besten gleich ganze Doldentrauben ab. Achten Sie dabei aber bitte darauf, die Blütenknospe für das folgende Jahr nicht mit abzuschneiden. Diese sitzt unmittelbar »am Fuß« der Doldentrauben am Zweig.

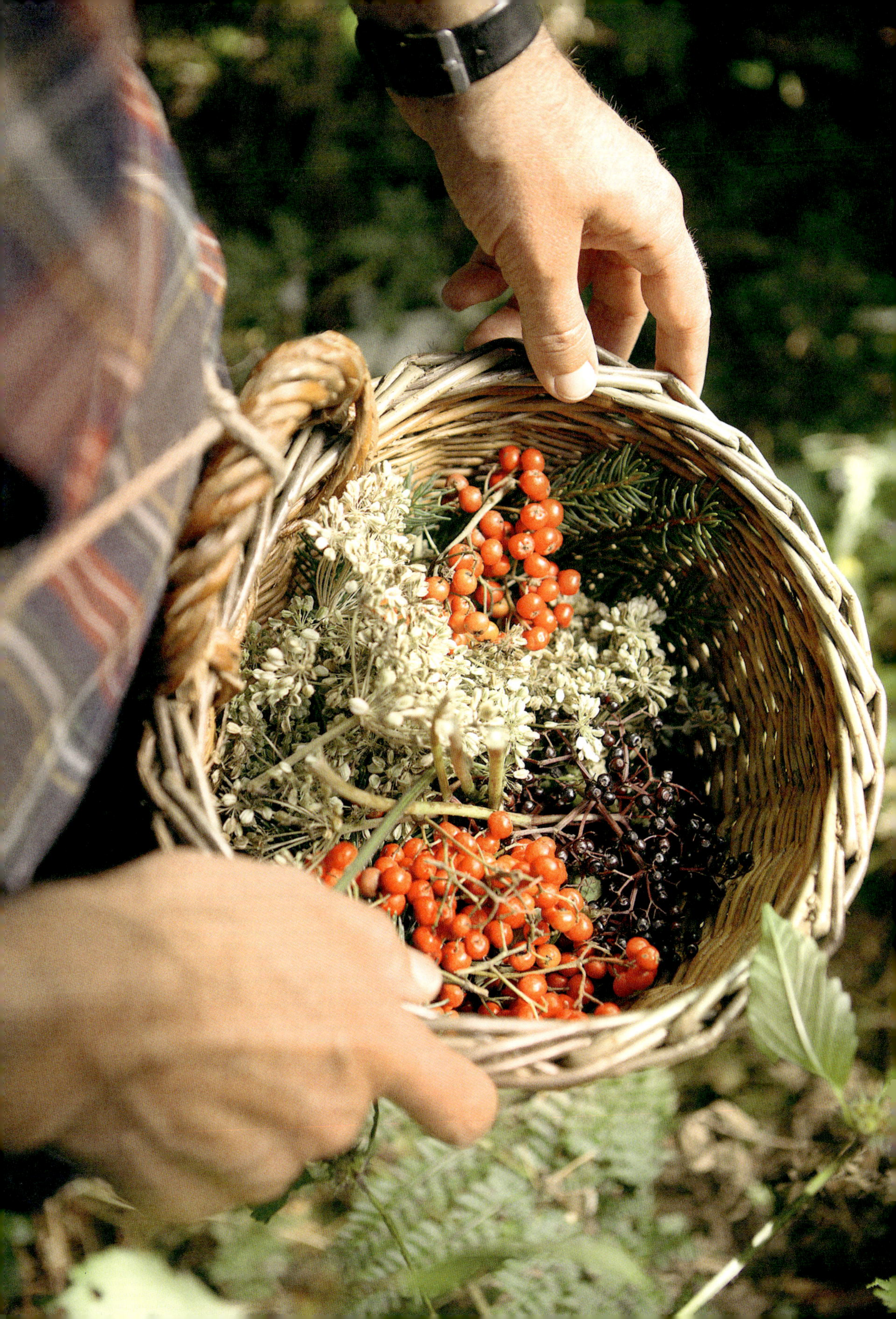

DIE REZEPTE

WALD-APERITIF

Waldig, aromatisch, herb – gesunder Genuss, der Ihre Verdauung anregt

Ergibt 0,8 Liter

200 g Vogelbeeren
50 g Holunderbeeren oder 20 g Heidelbeeren
200 g Rohrohrzucker
1 EL Schafgarbenblätter und -blüten, getrocknet
1 EL Beifuß, getrocknet
1 TL Samen der Wald-Engelwurz
Abrieb von 1 unbehandelten Zitrone
1 l Wasser

Alle Zutaten zusammen in einem Topf 3 Minuten sprudelnd kochen lassen, die Beeren mit einem Kartoffelstampfer zerdrücken und alles weitere 7 Minuten abgedeckt ziehen lassen. Anschließend die Flüssigkeit mit Hilfe eines Siebes und eines Trichters in eine sterile Flasche mit Schraubdeckelverschluss abfüllen. Als Apéro: Ein Glas mit ⅓ Wald-Aperitif und ⅔ Mineralwasser mit Kohlensäure füllen. Schmeckt auch »on the rocks« oder mit Orangensaft.

VOGELBEER-SMOOTHIE

Ein herb-süßer Genuss – ein ideales Vital-Frühstück

Für 4 Gläser

100 g Vogelbeeren der Sorte Edulis, einzeln abgezupft und roh, oder die gleiche Menge wilde Vogelbeeren, gekocht
2 Äpfel
1 Banane
Saft von ½ Zitrone
4 Datteln, entsteint
400 ml Wasser

Alle Zutaten zusammen in einem leistungsstarken Mixer etwa 1 Minute zu einem cremigen Smoothie verarbeiten.

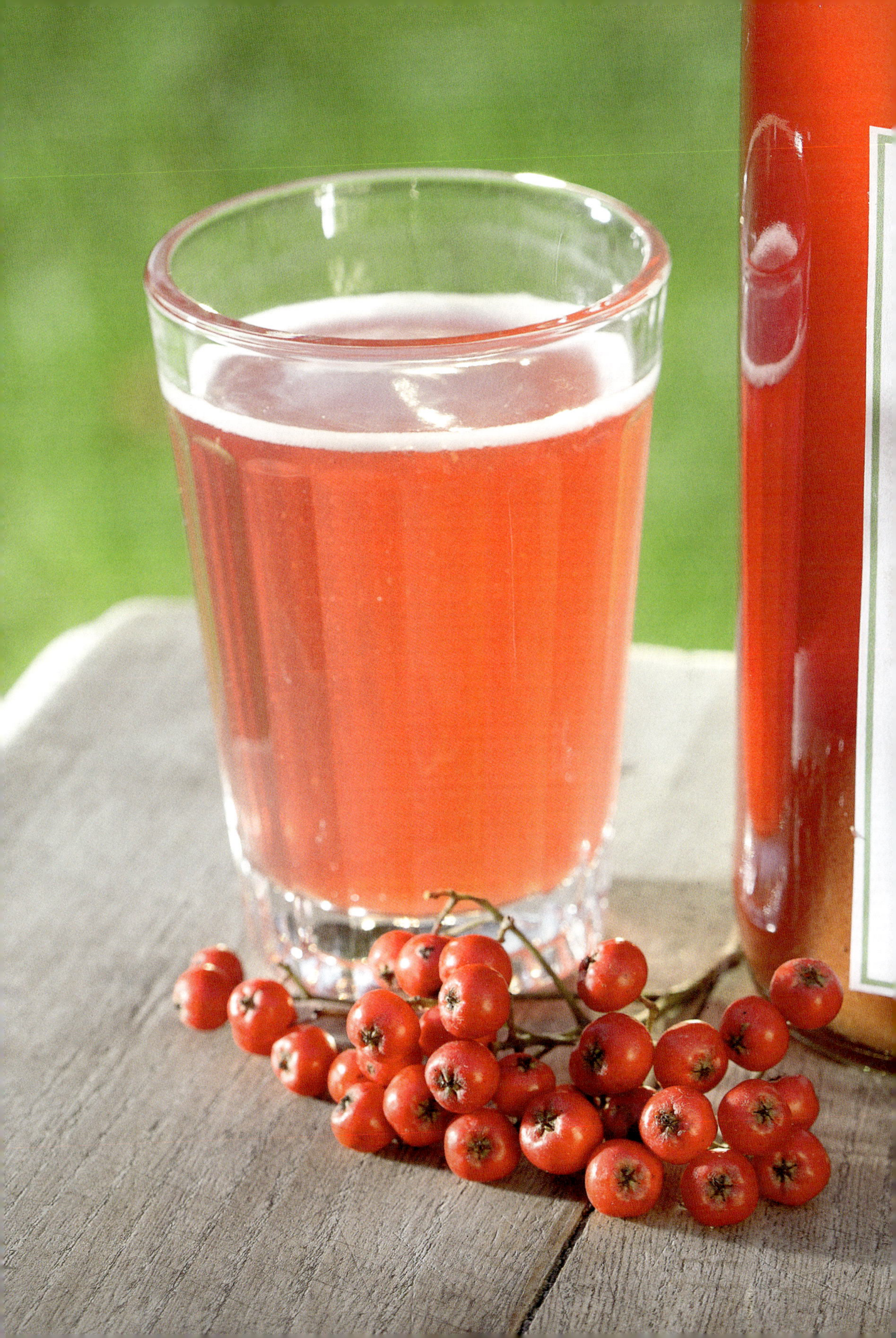

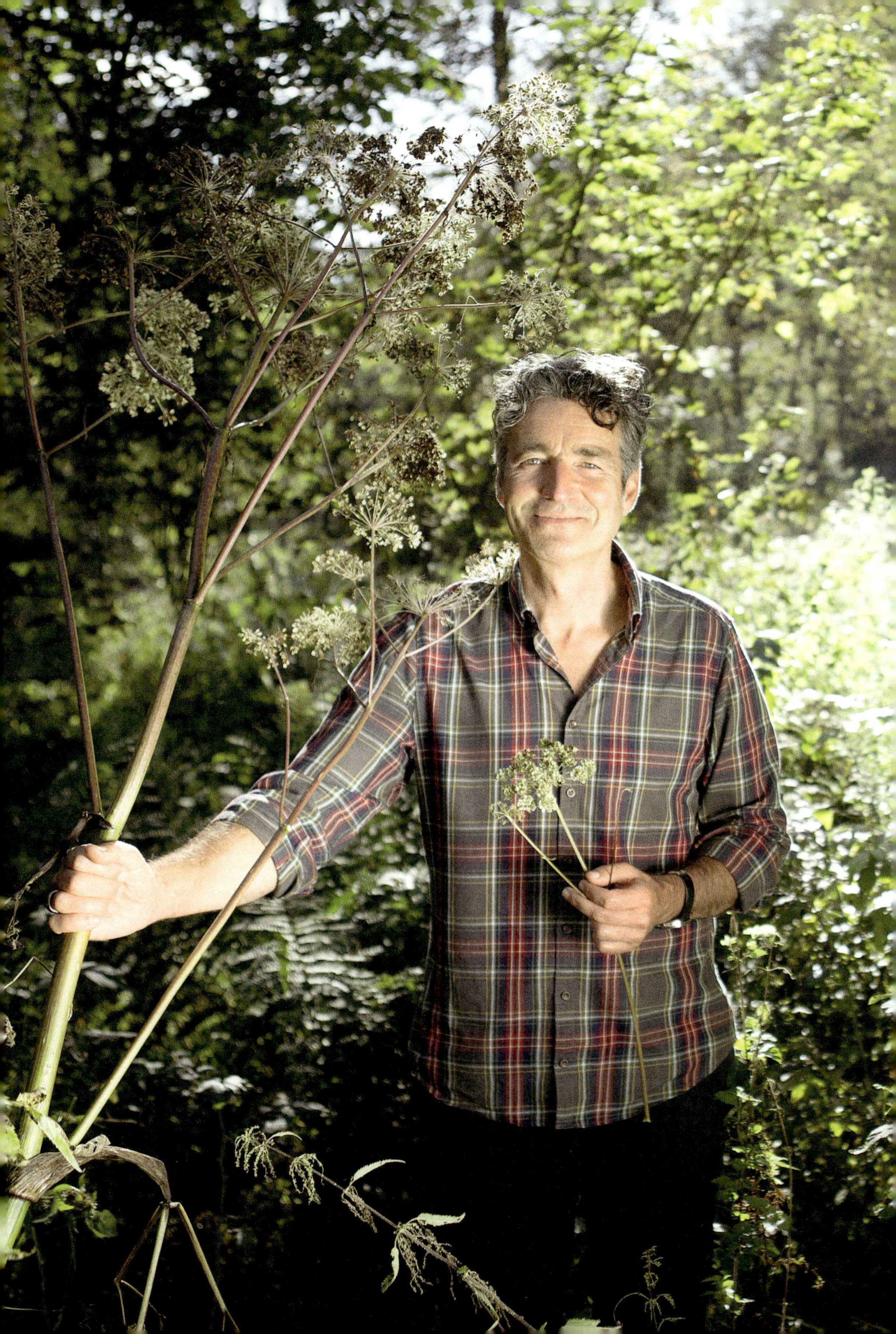

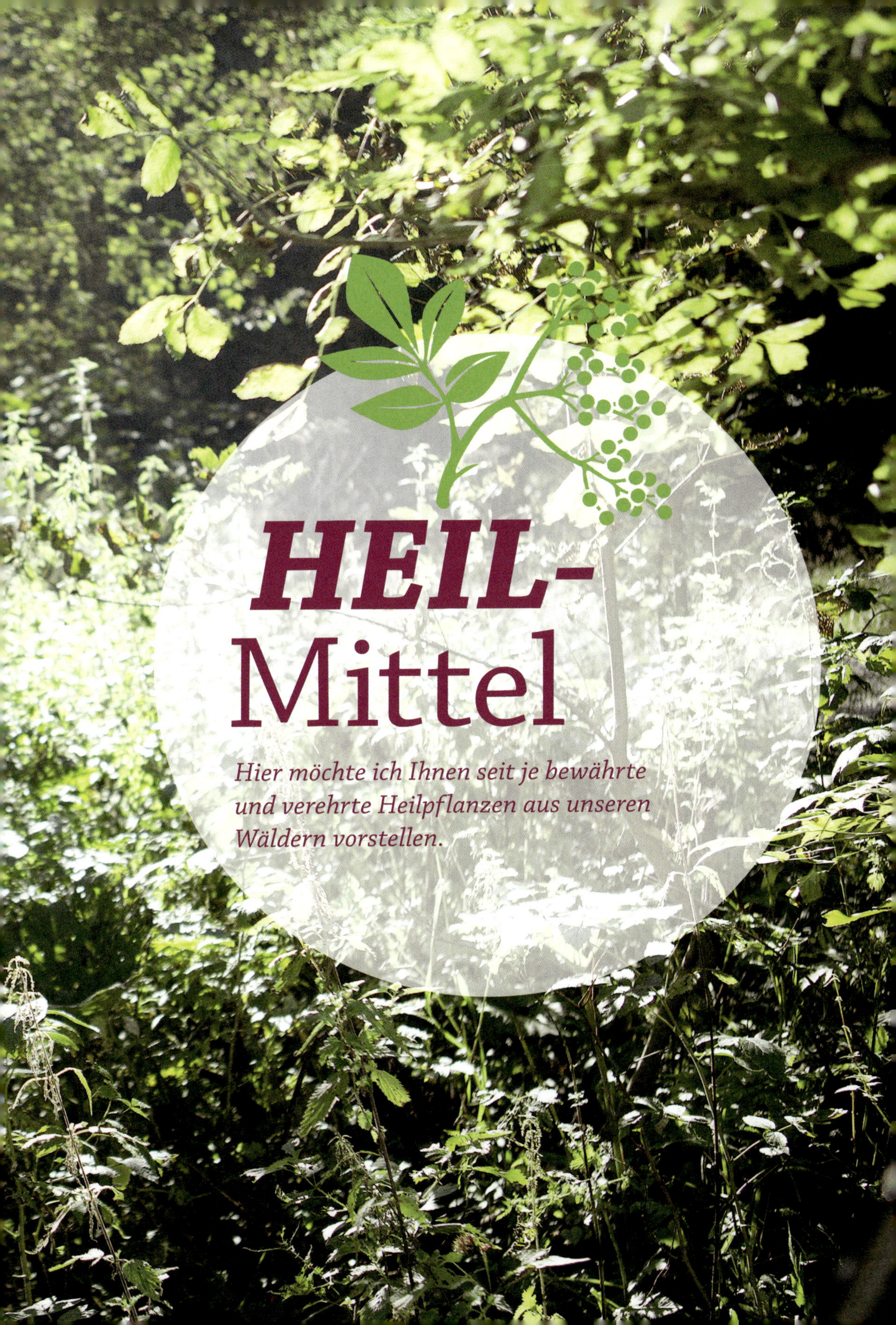

HEIL-Mittel

Hier möchte ich Ihnen seit je bewährte und verehrte Heilpflanzen aus unseren Wäldern vorstellen.

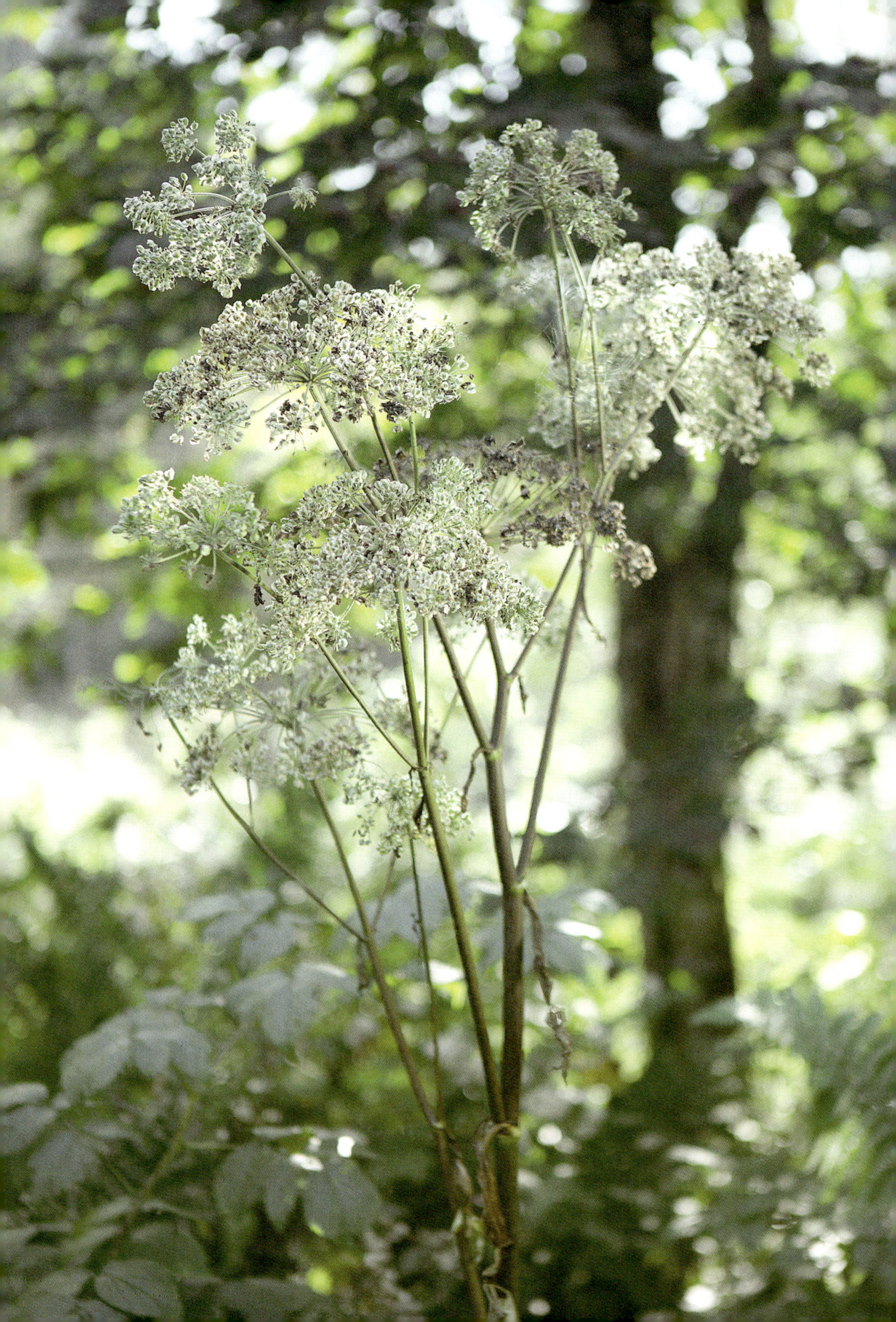

WALD-ENGELWURZ

Auch wenn Sie die Engelwurz noch nicht kennen sollten, mit hoher Wahrscheinlichkeit haben Sie sie schon getrunken: Engelwurz ist eine typische Zutat für Magenbitter-Liköre. Hier kommen ihre verdauungsfördernden Eigenschaften voll zur Geltung.

Ursprünglich waren zwei verschiedene Engelwurzarten bei uns beheimatet. Da man der Echten Engelwurz, auch Erzengel-Wurz genannt, aber eine Schutzfunktion gegen die Pest zuschrieb, wurde sie während der Pestepidemie im Mittelalter so stark gesammelt, dass sie schließlich nur noch in Klostergärten überlebte und in der freien Natur bis heute ausgestorben ist.

Daher finden wir heute nur noch ihre nahe verwandte Schwester, die Wald-Engelwurz, in unseren Wäldern. Auch sie bietet uns die ganze Bandbreite wertvoller Wirkstoffe für unsere Verdauung und daneben auch ein von vielen Menschen noch unentdecktes kulinarisches Potenzial an wertvollen Aromen.

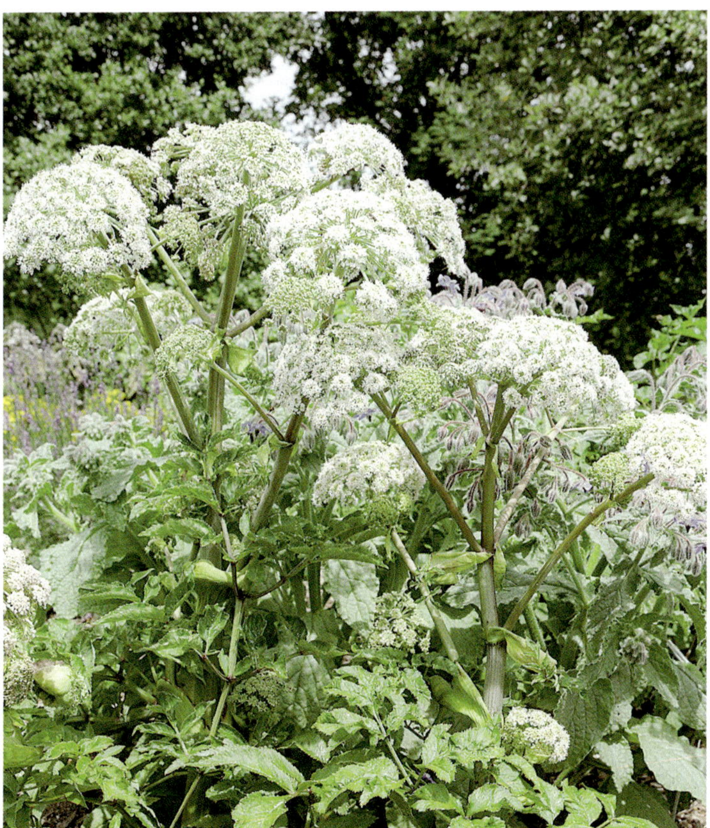

HIER WÄCHST SIE:

Die Wald-Engelwurz ist eine ganz typische Pflanze in feuchten Wäldern. Sie liebt den feuchten und an Nährstoffen reichen Waldboden in der Nähe von Teichen, Bächen oder Flüssen. In Gebieten mit Staunässe und auf Lichtungen kommt sie ebenfalls vor, auch auf halbschattigen Waldwiesen sollten Sie die Augen nach ihr offen halten.

Da der Baldrian (siehe S. 136 ff.) die gleichen Ansprüche an seinen Standort hat, können Sie ihn häufig in ihrer Nähe finden.

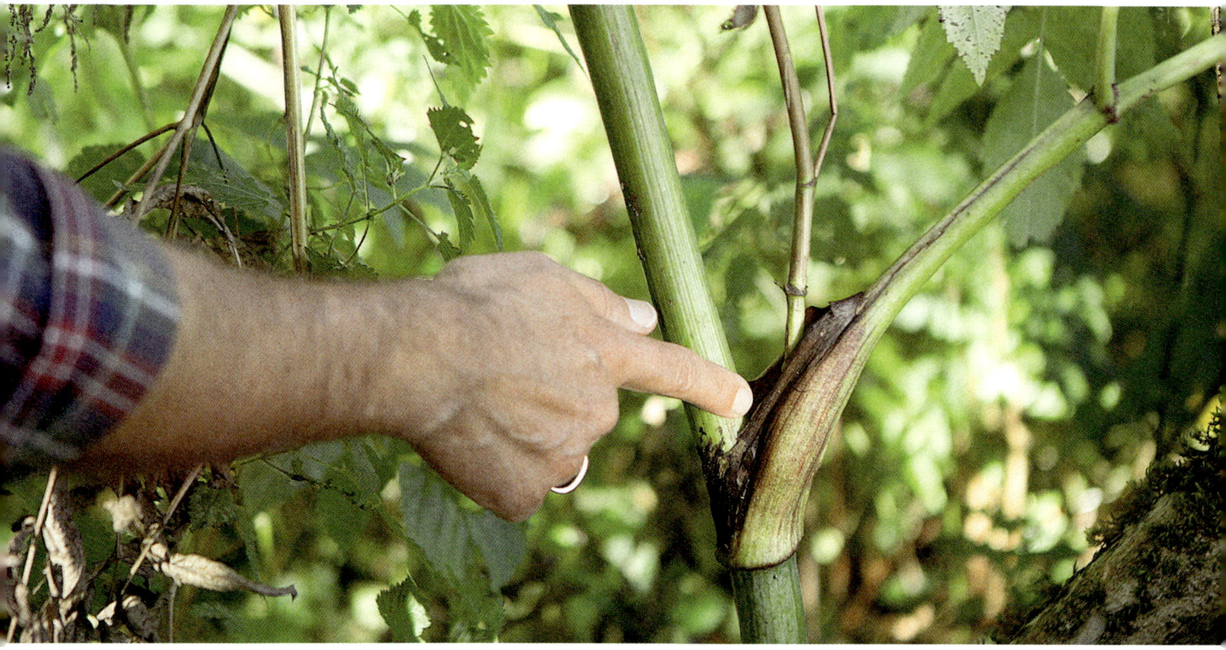

INFO

Wussten Sie, dass die klassischen Petit-Four-Törtchen mit Engelwurzsirup aromatisiert werden? In Frankreich wird dazu die Erz-Engelwurz landwirtschaftlich angebaut. Sirup aus der wilden Wald-Engelwurz schmeckt ähnlich aromatisch und kann ebenfalls zur Herstellung von Dessert- oder Tortencremes verwendet werden, indem er zum Süßen und aromatisierter steif geschlagener Sahne oder Buttercreme eingerührt wird (Sirup-Rezept siehe S. 120).

DARAN ERKENNEN SIE SIE:

Die Pflanze gedeiht als zweijährige Staude und stirbt nach Blüte und Samenbildung im Herbst des zweiten Lebensjahres ab. Gelegentlich kommen Pflanzen aber auch erst im dritten oder gar vierten Jahr zur Blüte und leben entsprechend länger.

Die Wald-Engelwurz bildet einen knollenartig verdickten Wurzelstock aus. Die Pflanzen sind auffallend kräftig und werden im Jahr der Blüte 50–180 cm hoch. Der runde Stengel ist innen hohl und an der Außenseite fein gerillt. Stengel und Blattstiele sind grün gefärbt und oft purpurrot überlaufen. Die Blattstiele bilden auf der Oberseite eine Art »Rinne« aus und entwickeln sich aus auffallend bauchigen Blattscheiden (siehe Foto links) heraus, die den Stengel der Pflanze umfassen.

Engelwurzblätter sind zwei- bis dreifach gefiedert, bis zu 60 cm lang und von kräftig dunkelgrüner Farbe. Die einzelnen Teilblätter sind oval bis rautenförmig, der Blattrand gesägt. Wenn Sie gedanklich einen Umriss um das gesamte Blatt ziehen, ergibt dies in etwa ein Dreieck.

Die grünlichen bis cremeweißen Blütenstände können 20 cm Durchmesser erreichen. Sie sind als Doppeldolde angelegt, und viele kleine Dolden bilden zusammen einen großen Blüten- und später Samenstand.

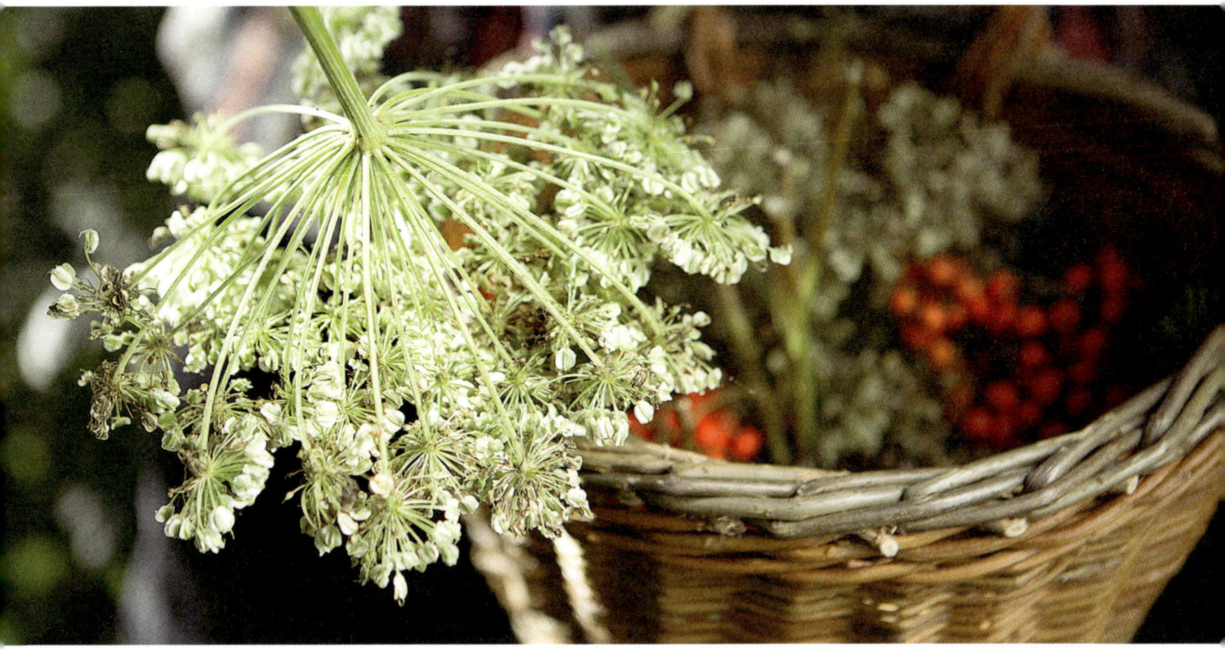

SO WIRKT SIE:

Die Engelwurz war schon im Mittelalter eine begehrte Arzneipflanze, von der man sich unter anderem die Heilung von der Pest erhoffte. Außerdem trug man zum Schutz vor Hexen und Dämonen Pflanzenteile von ihr am Körper. Ich schätze mal, ich liege nicht daneben, wenn ich sage, dass das heutzutage eher nicht mehr die Gründe für den Einsatz von Engelwurz sind. Aber wie auch immer – sie ist auf jeden Fall ein gern gesehener Gast in meiner Küche, da mich ihre Aromen begeistern. Sie schmeckt nämlich voluminös aromatisch mit einem ausgewogenen Verhältnis von Bitterstoffen und ätherischen Ölen.

Diese Inhaltsstoffe sind aber nicht nur köstlich, sondern wirken auch harmonisierend auf den gesamten Verdauungstrakt. Bereits im Mund können Sie ihre speichelfördernde Wirkung spüren. Dies setzt sich fort in der Sekretion von Magensaft und in der Anregung von Galle und Bauchspeicheldrüse; gleichzeitig wirkt sie auch noch antimikrobiell. Zudem ist sie ein extrem wirkungsvolles Mittel gegen Magen-Darm-Krämpfe – besonders wenn diese durch Stress verursacht werden und Blähungen oder Völlegefühl als Symptome im Vordergrund stehen. In diesem Fall empfehle ich Ihnen eine Tasse Heiltee oder ein Gläschen Likör (siehe Rezepte am Ende des Kapitels).

TIPP

Für einen wohltuenden Magen-Darm-Tee nimmt man ½ Teelöffel getrocknete Wurzel auf 1 Tasse Wasser. Setzen Sie den Tee kalt an, kochen ihn dann kurz auf und lassen ihn 5 Minuten ziehen. Davon trinkt man täglich 1 bis 2 Tassen.

INFO

Worauf ich Sie unbedingt noch hinweisen möchte: Die Wald-Engelwurz kann mit den bei uns ebenfalls heimischen und sehr giftigen Schierlingsarten verwechselt werden. Deshalb: Augen auf, ein genauer Blick auf die Blätter hilft Ihnen hier weiter:

1. Die Teilblätter der gefiederten Blätter des giftigen Wasserschierlings sind im Unterschied zur Wald-Engelwurz fingerförmig ausgebildet. Die einzelnen Blattfinger sind lang und schmal, die Ränder gezähnt.
2. Die Blätter des Gefleckten Schierlings weisen an ihrem Grund (Ansatz des Blattstiels am Stengel) im Unterschied zur Wald-Engelwurz keine auffälligen Blattscheiden auf.

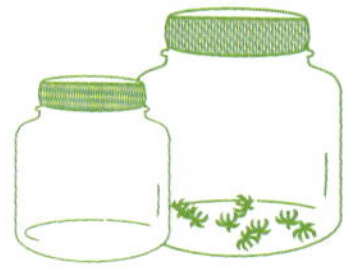

SAMMELHINWEISE:

Blätter, Stengel und ganz junge Triebe:	**April–Juli**
Blüten:	**Juli–September**
Unreife Samen:	**ab August/September**
Reife Samen:	**September/Oktober**
Wurzel:	**Oktober–Dezember**

Grundsätzlich können Sie alle Teile der Pflanze komplett verwerten. Bei der Ernte der verschiedenen Pflanzenteile sollten Sie aber unbedingt den jahreszeitlichen Entwicklungsstand berücksichtigen.

Blätter, Stengel und ganz junge Triebe können Sie das ganze Frühjahr hindurch sammeln. Die Saison für diese Pflanzenteile endet mit dem Beginn der Blüte Ende Juni/Anfang Juli, da ab diesem Zeitpunkt die ganze Kraft der Pflanze in die Ausbildung der Blüten und Samen fließt. Während des Hochsommers können die Blüten der zwei- oder mehrjährigen Pflanzen geerntet werden, bitte lassen Sie aber immer einige Blüten stehen, so dass sich die Pflanze vermehren kann. Die Wurzeln der einjährigen Pflanzen ernten Sie am besten im Herbst (ab Oktober bis in den Winter hinein), denn zu dieser Zeit ist das Speicherorgan Wurzel am gehaltvollsten.

Grundsätzlich gilt: Bei der Ernte der Wald-Engelwurz sollten Sie bedacht vorgehen. Sammeln Sie nur so viel, wie Sie wirklich benötigen und wie Sie verarbeiten können. Sie sollten nie alle Pflanzen eines Standortes abernten, sondern maximal ein Viertel davon, damit sich der Bestand wieder erholen kann.

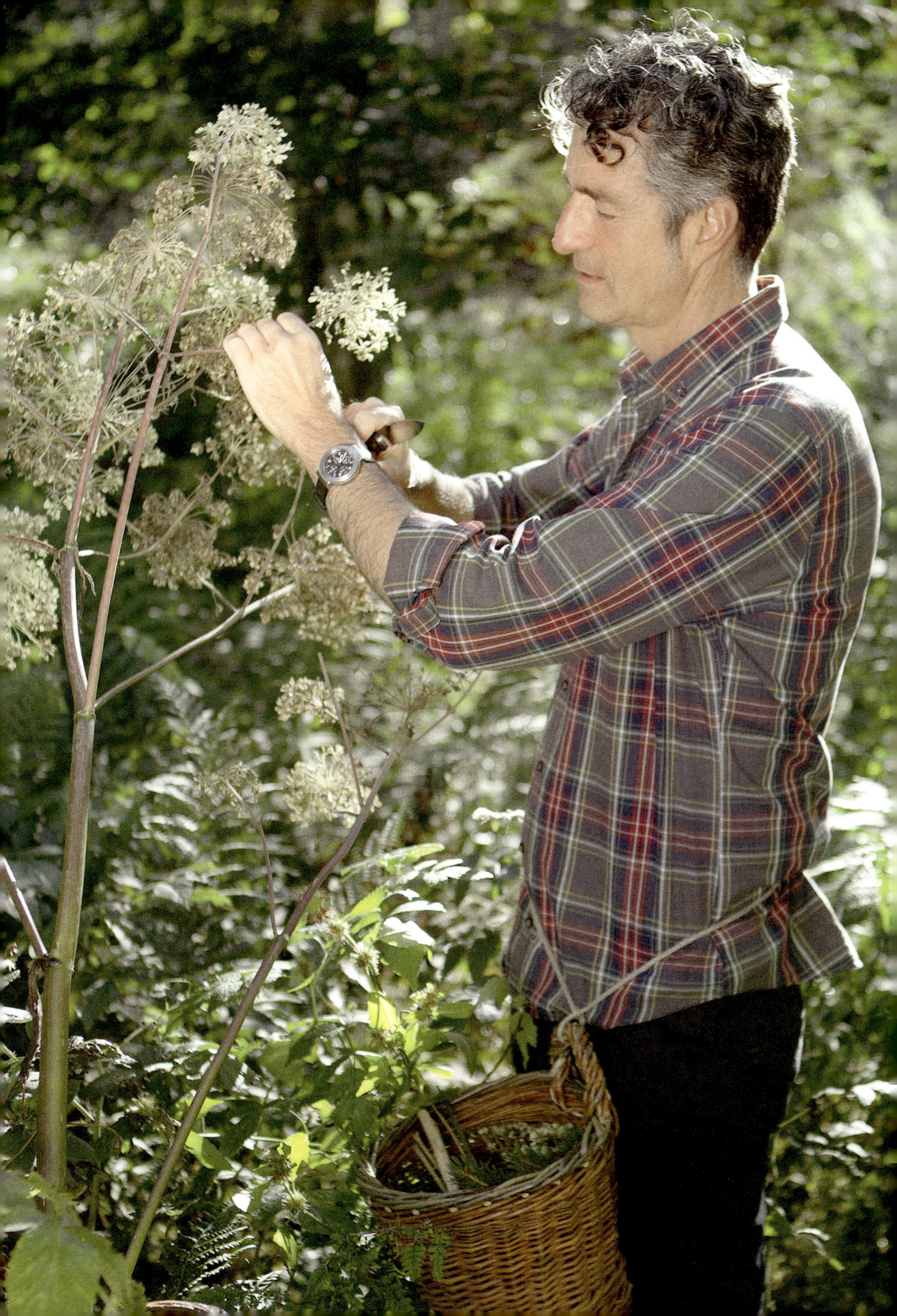

SOMMERFRÜCHTE IN WALD-ENGELWURZ-SAUCE

Eine echte Alternative zu den üblichen Fruchtdesserts

Für 2 Portionen

1 Blattstiel der sommerlichen Wald-Engelwurz (ca. 20 cm lang)
1 Tasse Wasser
Saft von 1 Orange
2 EL Birkenzucker
Abrieb von ½ unbehandelten Zitrone
1 Msp. Ceylon-Zimt oder Nelkenwurz-Pulver
4 Aprikosen (alternativ: 2 Pfirsiche oder Nektarinen; bitte immer reife, saftige Früchte verwenden)

Den Blattstiel der Wald-Engelwurz in 1 cm lange Stücke schneiden. Zusammen mit Wasser, Orangensaft, Birkenzucker, Zitronenabrieb, Zimt oder Nelkenwurz-Pulver in einen Topf geben und abgedeckt zum Köcheln bringen. Die Mischung 10 Minuten köcheln lassen, dabei eventuell etwas Wasser nachgießen.
Die Früchte waschen, halbieren und den Stein entfernen. Nun die Fruchthälften zu der Engelwurz-Sauce hinzugeben und noch 4–5 Minuten bei kleiner Flamme mitköcheln lassen, bis sie gar, aber noch in Form sind. Dabei mit der Sauce überträufeln und eventuell sparsam etwas Wasser nachgießen, so dass ein dickflüssiger Sirup entsteht.
Die Früchte auf Desserttellern anrichten, mit der Sauce überträufeln und mit einigen der gegarten Wald-Engelwurz-Stückchen dekorieren.

ENGELWURZ-SIRUP

Aromatisches Ausgangsprodukt für Limonaden, Speiseeis, Dessertcremes und Tortenfüllungen (siehe Info auf S. 116)

2 Wurzelknollen, in Stückchen, ersatzweise
2 Hand voll Samen oder 200 g Blattstiele, in Stückchen
500 ml Wasser
2 Streifen unbehandelte Zitronenschale
350 g Rohrohrzucker

Alle Zutaten in einen Topf geben, 3 Minuten kochen. Von der Herdplatte nehmen und abkühlen lassen. Am zweiten Tag wieder 1–2 Minuten kochen, abkühlen lassen. Am dritten Tag wieder 1–2 Minuten kochen, dann aber in ein Sieb abgießen, heiß in ein sauberes Glas füllen, mit Schraubdeckel verschließen. Mindestens 1 Jahr haltbar.

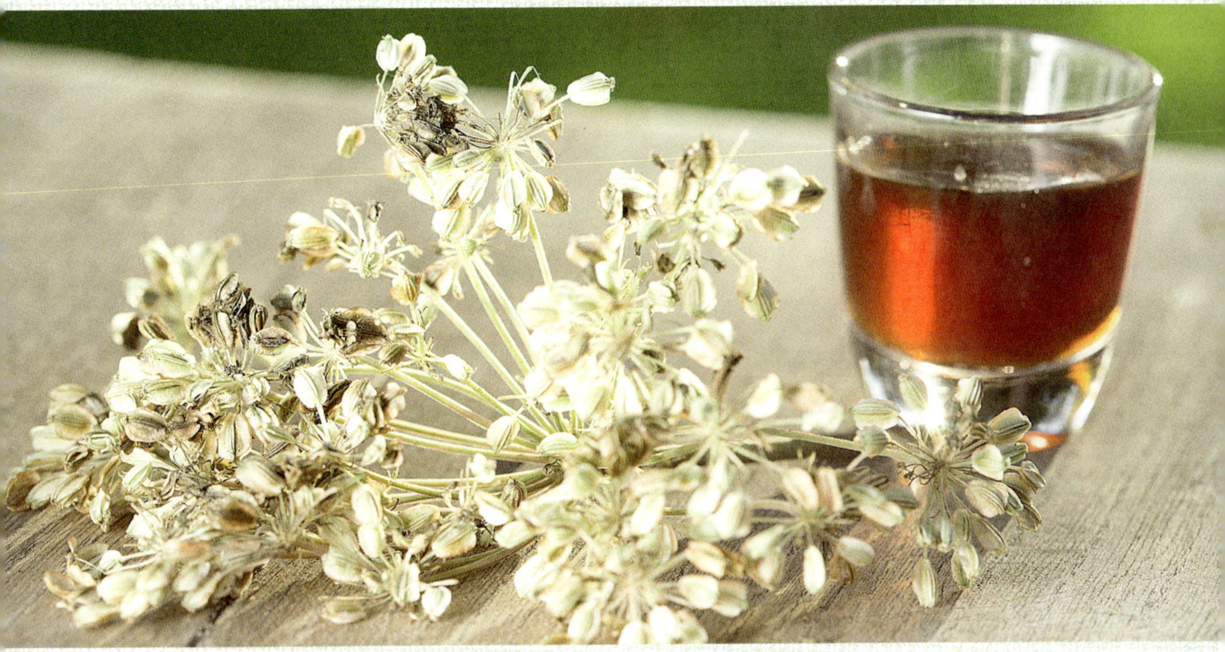

ANGELICA-LIKÖR

Der perfekte Digestif nach einem reichhaltigen Essen

Ergibt 700 ml

2 Wurzelknollen oder 2 Hand voll Samen der Wald-Engelwurz
700 ml Korn oder Weinbrand
300 g Rohrohrzucker

Die Wurzelknollen von den kleinen Nebenwurzeln befreien, mit der Gemüsebürste sehr sauber abbürsten und abspülen, anschließend in 1–2 cm große Würfel schneiden. Die Wurzeln oder Samen mit dem Korn oder Weinbrand sowie dem Zucker in eine große Glasflasche füllen. Achten Sie darauf, dass keine Wurzelstückchen aus der Flüssigkeit ragen. Die Flasche verschließen und an einem warmen Ort, zum Beispiel auf dem Fensterbrett, etwa 1 Monat lang ziehen lassen. Dabei den Inhalt regelmäßig durch Schütteln oder Rühren in Bewegung bringen, damit sich der Zucker komplett auflösen kann. Danach den Flascheninhalt durch ein feines Sieb oder Tuch filtern, den fertigen Likör in eine saubere Glasflasche abfüllen und gut verschlossen lagern. Er hält sich 1 Jahr oder auch länger.

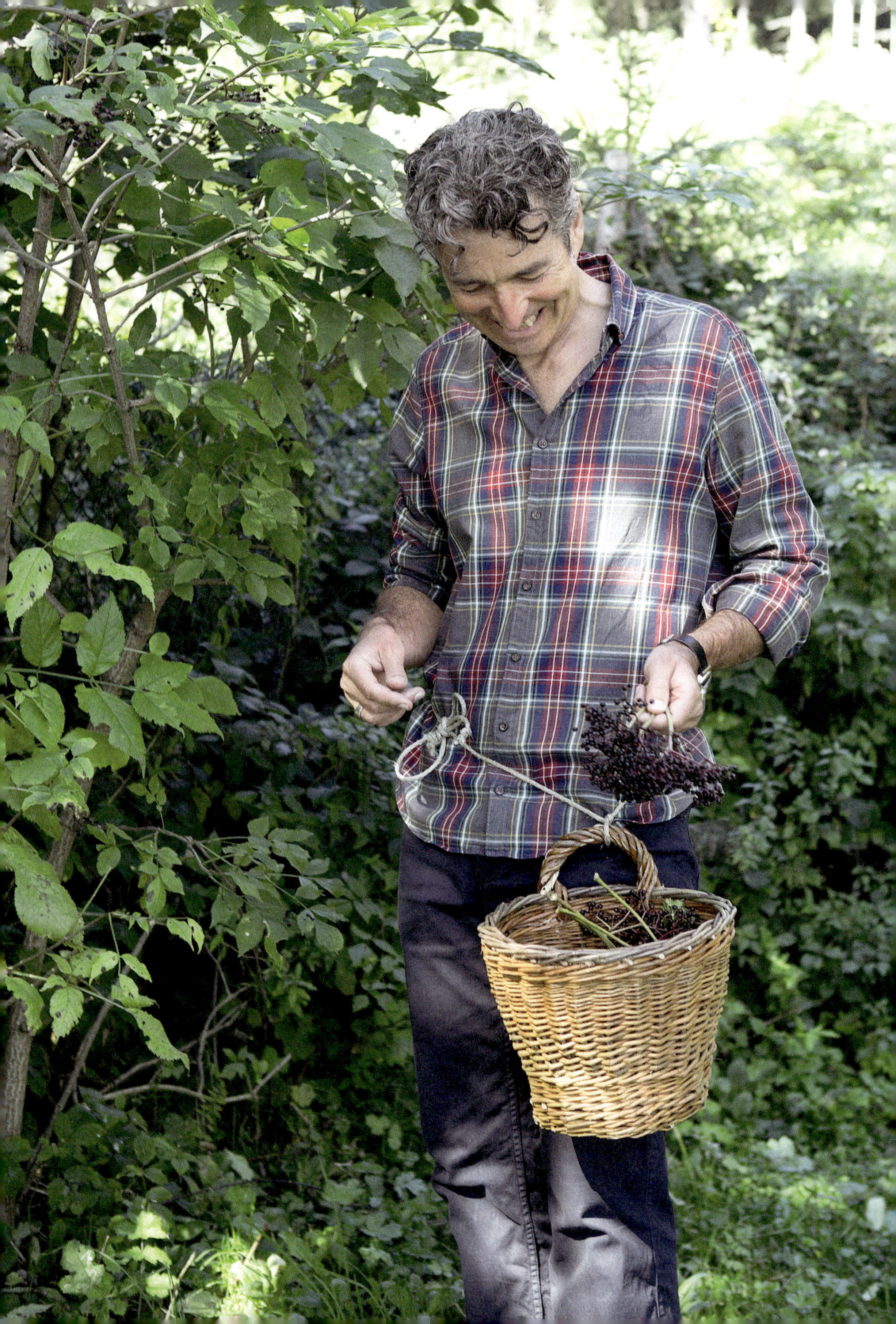

SCHWARZER HOLUNDER

Der Schwarze Holunder hat in den letzten Jahren eine Erfolgstour durch allerlei trendige Restaurants, Bars und Cafés gemacht, und zwar in Form des Holunderblütensirups, der uns in Aperitifs, Cocktails (Stichwort »Hugo«) oder als Schorle serviert wird. Dabei kennt man ihn schon viel länger: Der Holunder ist eine der ältesten unserer bekannten Nutz- und Heilpflanzen! Seine Verwendung ist seit der Steinzeit belegt. Im Laufe der Zeit rankten sich um den »Hollerbusch« nicht nur zahlreiche Mythen und Sagen, auch der berühmte Arzt der Antike, Hippokrates, bezeichnete den Holunder wegen seiner vielseitigen Verwendungsmöglichkeiten und seiner effektiven Wirkung als wahren »Medizinschrank«. Dem kann ich mich voll und ganz anschließen, denn seine Blüten und Früchte sind in Sachen Vitalstoffgehalt echte Alleskönner und deshalb ein fester Bestandteil meiner Haus- und Genussapotheke.

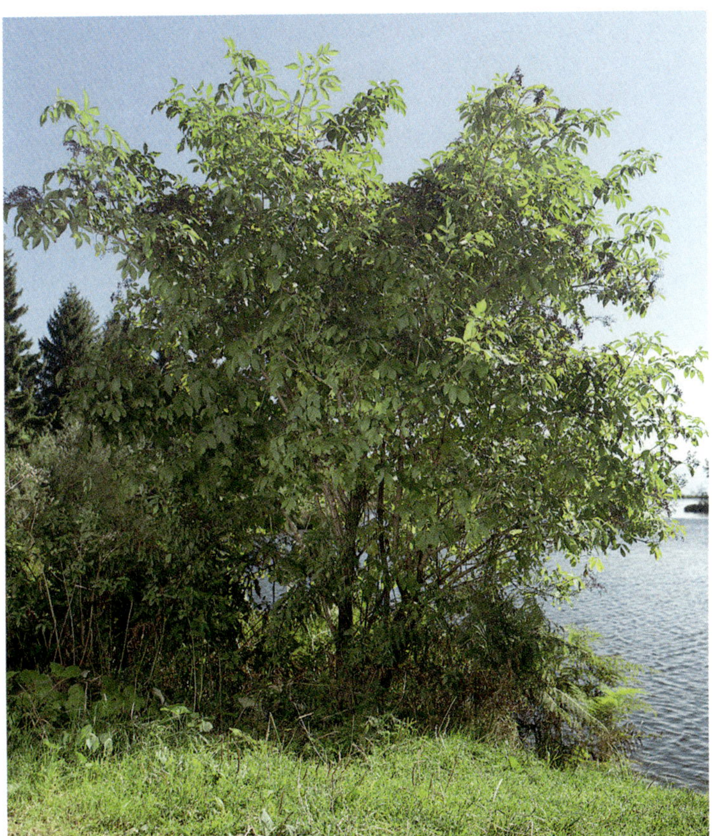

HIER WÄCHST ER:

Der Holunder liebt feuchte und nährstoffreiche Standorte mit Halbschatten. Daher finden Sie ihn am häufigsten im Unterwuchs von feuchten Laub- und Mischwäldern, und zwar am Rand von Waldlichtungen, entlang von Waldwegen sowie an Waldrändern (hier allerdings eher die zur Nordseite ausgerichteten, da es dort feuchter ist). In reinen Nadelwäldern gedeiht er nur auf Aufforstungsflächen oder am Waldrand.

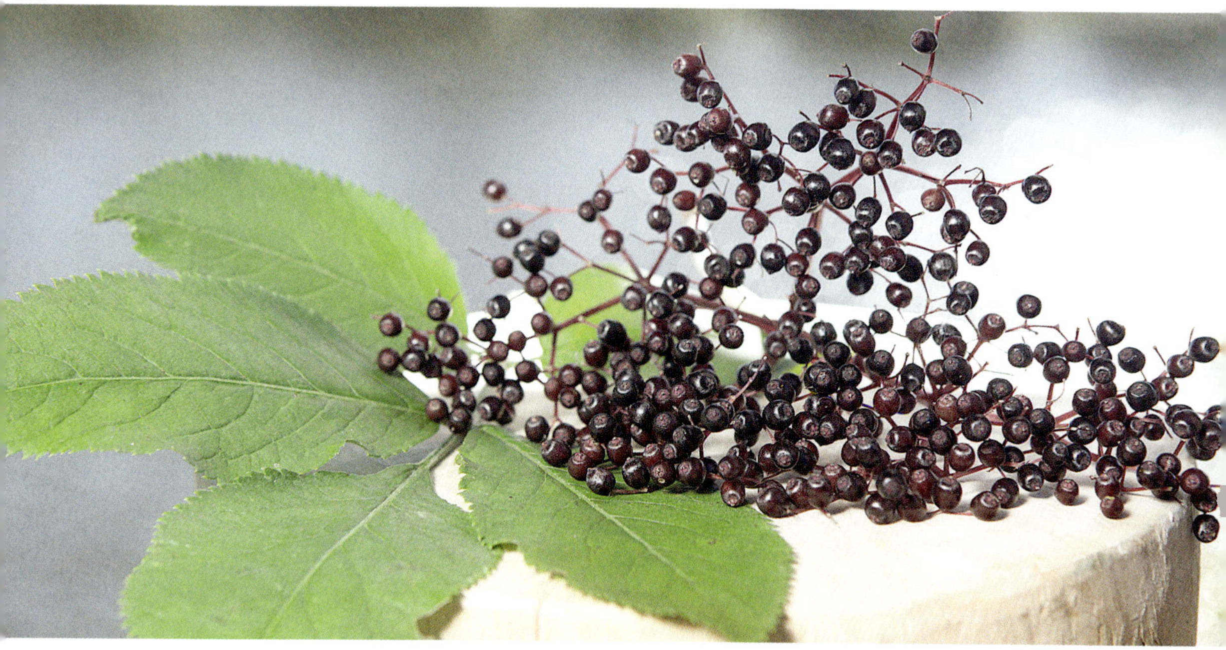

INFO
Anthozyane – so heißt der dunkelblaue Farbstoff in den Holunderbeeren. Dieser neutralisiert sogenannte freie Radikale und stärkt damit das Immunsystem. Außer in den Beeren des Holunders ist er auch in Brombeeren und Heidelbeeren (siehe S. 75) reichlich enthalten. Spitzenreiter sind jedoch die Früchte des Aronia-Strauches, die Sie in getrockneter Form im Reform- und Biowarenhandel finden. Alternativ empfehle ich Ihnen die Pflanzung der schönen und pflegeleichten Büsche im eigenen Garten.

DARAN ERKENNEN SIE IHN:

Schwarzer Holunder wächst meistens als mehrstämmiger Strauch, seltener als kleiner Baum, und wird 3–7 m hoch. Sein Wuchs ist breitbuschig und locker; typisch bei älteren Exemplaren sind die im Bogen überhängenden Zweige. Die Äste und auch das ältere Holz sind innen hohl und mit weißem Mark gefüllt. Das alte Holz ist mit auffallend korkiger, tief gefurchter Borke geschützt. Seine unpaarig gefiederten Blätter stehen gegenständig am Zweig und riechen eher unangenehm, wenn man sie zwischen den Fingern zerreibt. Das Laub treibt schon sehr früh aus – in milden Wintern schon ab Ende Februar – und fällt im Gegensatz dazu erst relativ spät und fast ohne Herbstfärbung.

Im Juni und Juli erscheinen seine cremeweißen, stark und angenehm duftenden Blüten. Sie bestehen aus zahlreichen winzigen Einzelblütchen, die zu 10–20 cm großen Schirmrispen zusammengefasst sind und sich meist aus 5 Hauptästen aufbauen.

Die Holunderbeeren haben einen Durchmesser von 3–5 mm und enthalten jeweils 2 Steinchen; sie sind schwarz, glänzend und sehr saftig.

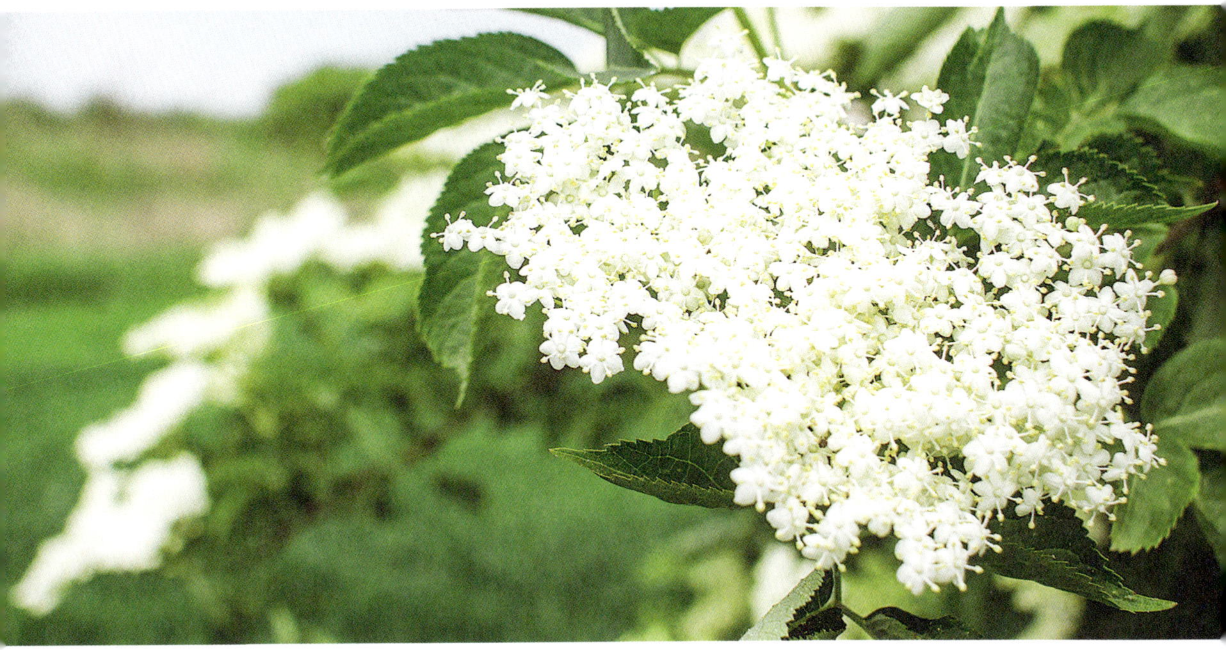

SO WIRKT ER:

Die Liste der Heilwirkungen des Schwarzen Holunders ist lang. Das mag an den zahlreichen hochkarätigen Inhaltsstoffen liegen, die in den für uns interessanten Blüten und Früchten stecken. Um nur einige davon zu nennen: Die frühsommerlichen Blüten enthalten ätherische Öle, Flavonoide, Kalium, Gerb- und Schleimstoffe sowie schweißtreibende Glykoside. Im Herbst schenkt er uns mit seinen Früchten zusätzlich Mineralien, Fruchtsäuren, die Vitamine C, B_1 und B_2, Beta-Carotin und Folsäure.

Was ich persönlich so besonders an ihm schätze? Seine Beeren sind zusätzlich besonders reich an Anthocyanen, die antioxidativ wirken und deshalb unser Immunsystem enorm stärken. Dazu trägt natürlich auch das enthaltene Vitamin C bei. Siehe auch Info S. 124.

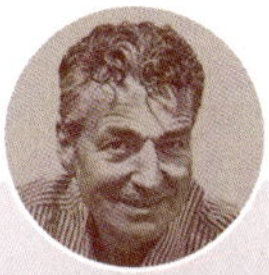

MEIN PERSÖNLICHER TIPP

Gerade im Winter baue ich gerne vor: Sowie sich die ersten Anzeichen einer Erkältung ankündigen, mache ich mir ein Glas Holundersaft heiß und gebe einen Löffel Honig hinein – manchmal presse ich auch noch eine Zitrone aus und gebe den Saft dazu. Vor dem Zubettgehen getrunken, wärmt das richtig durch.

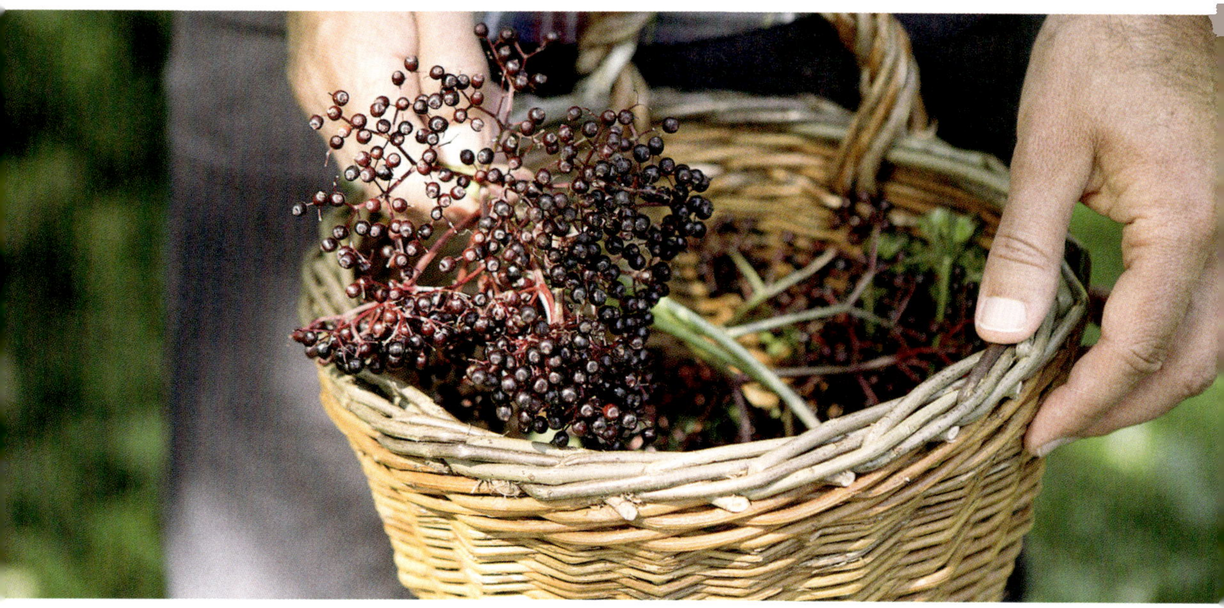

HOLUNDER-TEE

Für den Tee trocknen Sie die Blütendolden im Sommer und bewahren diese für den Winter in Schraubdeckelgläsern auf.
Zur Zubereitung nehmen Sie 2 Teelöffel Holunderblüten pro Tasse, übergießen diese mit kochendem Wasser und lassen alles abgedeckt 10 Minuten ziehen.

Holundersaft stellt man idealerweise in einem Dampfentsafter her. Damit schlägt man zwei Fliegen mit einer Klappe: Man gewinnt den köstlichen Saft, und dieser wird gleichzeitig erhitzt. Das ist besonders wichtig, denn die rohen Beeren wären aufgrund des enthaltenen Lektins leicht giftig, was Übelkeit und Brechreiz verursacht. Durch die Hitzeeinwirkung bei der Zubereitung können Sie das Lektin unschädlich machen. Rohe Blüten und gekochte Beeren sind vollkommen unbedenklich.

Wer braucht schon Vitaminpillen aus der Apotheke, wenn man seine Abwehrkräfte auch mit köstlichem Holundersaft oder Holunderblütentee stärken kann?

Hat Sie aber doch mal eine Erkältung oder eine lästige Grippe erwischt, haben Sie diese mit Hilfe des Holunders schnell wieder im Griff. Ich setze dabei auf das altbewährte Hausrezept für einen immunstimulierenden und schweißtreibenden Holunderblütentee.

Wenn Sie mögen, können Sie zusätzlich auch die Kraft der Lindenblüte (siehe im Kapitel »Linde«) zu Hilfe nehmen, denn sie wirkt in gleicher Weise wie die Holunderblüte.

Gehen Sie dann am besten sofort ins Bett und decken sich gut zu; der Tee wird Ihnen helfen, die Erkältung »auszuschwitzen«, aber auch den Schleim, der sich in Nasennebenhöhlen und Bronchien festgesetzt hat, lösen. Seine entzündungshemmenden und fiebersenkenden Kräfte tun ihr Übriges dazu, dass Sie sich schnell wieder fit fühlen.

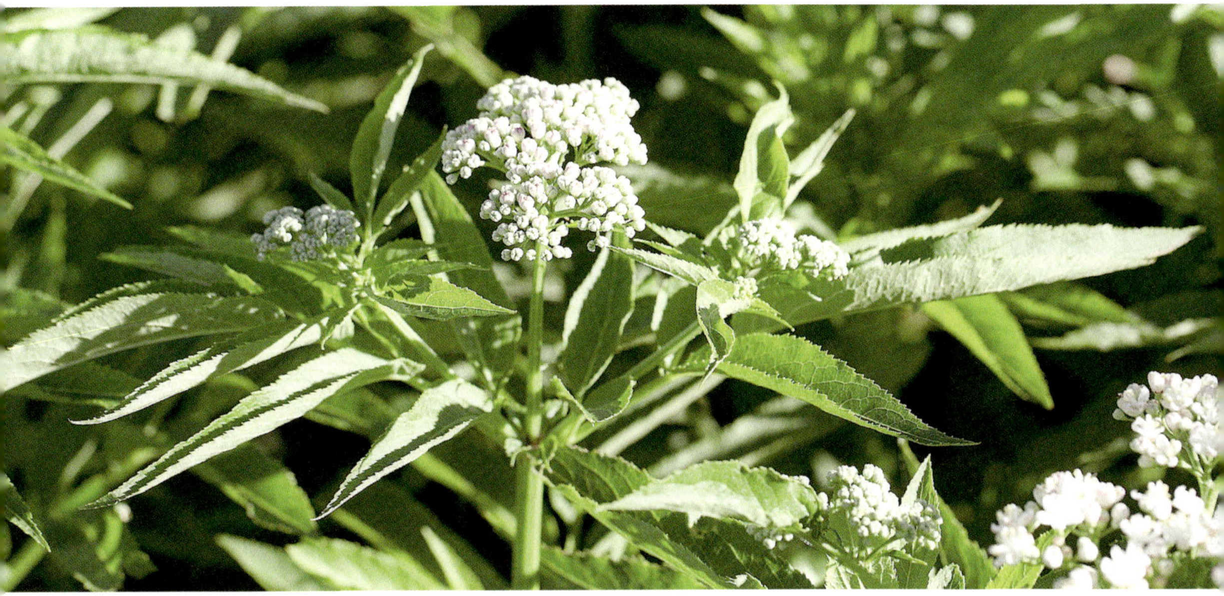

Stehender Blütenstand des giftigen Attichs

SAMMELHINWEISE:

Blüten:	**Juni und Juli**
Beeren:	**September**

Bei der Ernte der Blütendolden empfehle ich Ihnen, darauf zu achten, nur frisch aufgeblühte Dolden zu sammeln. Die beste Erntezeit ist am Vormittag nach Abtrocknen des Taus, also gegen 10 oder 11 Uhr. Legen Sie die ganzen Dolden zum Trocknen zum Beispiel auf ein Kuchengitter, damit die Pflanzen von unten belüftet werden, oder hängen Sie sie in kleinen Bündeln auf. Sie sollten absolut rascheltrocken sein, bevor Sie sie in Schraubdeckelgläser abfüllen, sonst kann in den Gläsern ein muffiger Geruch oder gar Schimmel entstehen.

Schneiden Sie zur Ernte der Früchte die ganzen Dolden mit einer Gartenschere ab und pflücken die einzelnen Beeren dann erst später ab. Tragen Sie dabei unbedingt Arbeitskleidung oder zumindest eine Schürze, denn der violette Saft verursacht leicht Flecken auf der Kleidung.

Verwechslungsgefahr besteht mit dem Attich, auch Staudenholunder genannt: Die Triebe dieser Staude werden 1 m hoch und verholzen nicht. Sowohl die Blüten- als auch die Beerendolden stehen bei Attich aufrecht, während sie beim Holunder herabhängen.

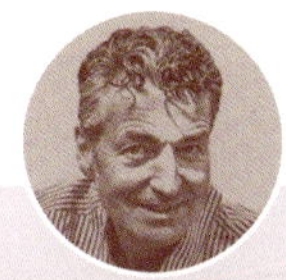

MEIN PERSÖNLICHER TIPP

Obwohl die Beeren schon im August beginnen, sich zu verfärben, rate ich Ihnen, sie nicht sofort zu ernten. Es lohnt sich, zu warten, bis die Früchte ganz schwarz, sehr saftig und damit vollreif sind, denn dann sind sie eindeutig besser im Geschmack und bieten Ihnen vor allem auch viel mehr Inhaltsstoffe.

HOLUNDERBLÜTENSIRUP
Klassische Zubereitungsweise – ganz ohne Kochen

Ergibt 2 Liter

20–25 frische und voll aufgeblühte Holunderblütendolden
2 l Wasser
2 kg Rohrohrzucker
50 g Zitronensäure (erhältlich in der Apotheke)
3 unbehandelte Zitronen

Die Blütendolden klein zupfen; dabei alle groben, grünen Stengel entfernen. 2 Liter reines Wasser aufsetzen und durch 10 Minuten Abkochen steril machen, danach abkühlen lassen.
Anschließend das Wasser in ein großes Gefäß – zum Beispiel einen sehr sauberen Steinguttopf – geben und mit Zucker und Zitronensäure verrühren. Dann die klein gezupften Blüten dazugeben. Die Zitronen in dünne Scheiben schneiden und die gesamte Wasseroberfläche damit bedecken. Den Topf dann mit einem Teller o. Ä. abdecken. Achten Sie darauf, dass nichts aus dem Wasser-Zucker-Gemisch herausschaut und Kontakt mit der Luft hat. Den abgedeckten Topf zusätzlich mit Frischhaltefolie schützen und an einen kalten Ort stellen, der Keller eignet sich gut dafür. Lassen Sie den Sirup dort 2 Wochen ziehen. Während dieser Zeit ab und zu umrühren, so dass sich der Zucker vollständig auflöst. Nach Ablauf der 2 Wochen den Sirup durch ein feines Sieb oder ein Mulltuch gießen und in Flaschen (diese vorher gründlich ausspülen und bei 200 °C im Ofen sterilisieren) abfüllen. Kühl und dunkel gelagert, ist der Sirup etwa 1 Jahr haltbar.

Aus diesem Sirup können Sie im Handumdrehen eine köstliche und erfrischende Holler-Limonade zaubern: Einfach so viel Sirup, wie Sie mögen, in ein Glas geben und mit stillem oder Mineralwasser aufgießen. Ein Spritzer frisch gepresster Zitronen- oder Limettensaft gibt den letzten Kick.

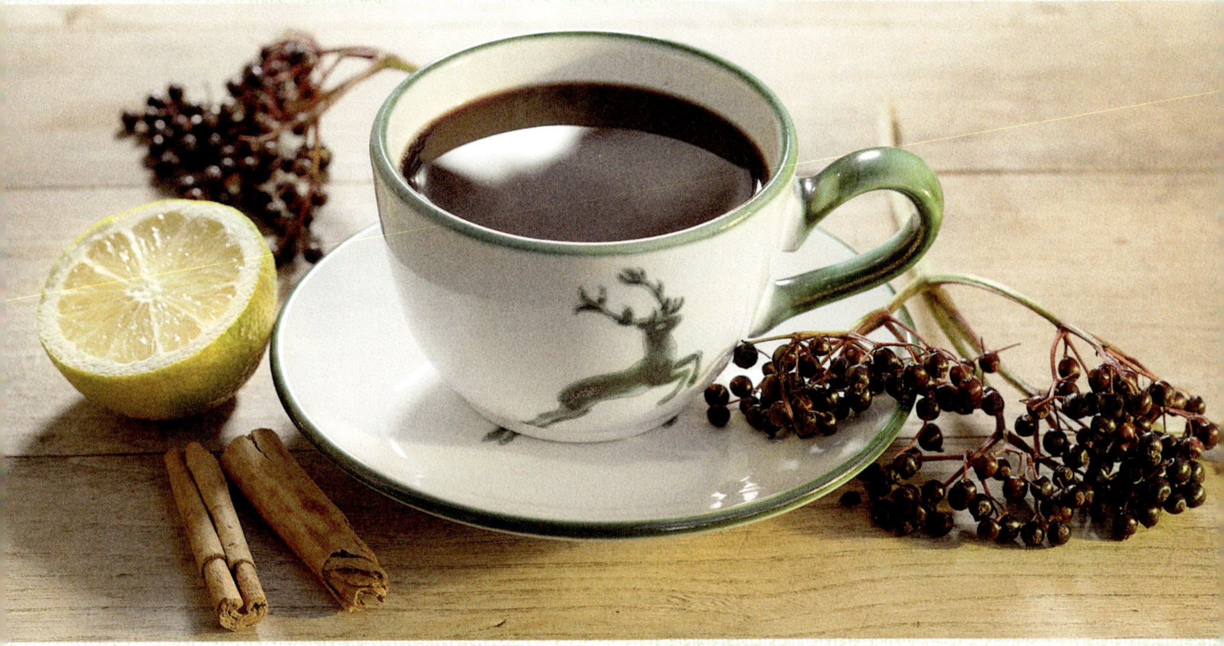

HOLUNDER-PUNSCH ODER »SO KRIEGEN SIE NOCH MAL DIE KURVE«-TRUNK

Wärmt sehr gut durch und stimuliert das Immunsystem!

Für 2 Personen

500 ml Holundersaft
25 ml Orangensaft
Saft und etwas Abrieb von
1 unbehandelten Zitrone
1 EL Apfeldicksaft oder 1 EL Honig
zum Süßen
1 Stange Ceylon-Zimt
2–3 Nelken
1–2 Kardamomkapseln
1 daumengroßes Stück Ingwer,
in Scheiben geschnitten
etwas frisch gemahlener schwarzer Pfeffer

Alle Zutaten zusammen in einen Topf geben und heiß werden lassen. Achtung: Die Flüssigkeit sollte nicht kochen! Heiß servieren und genüsslich schluckweise trinken.

Falls Sie die einzelnen Gewürze gerade nicht vorrätig haben, können Sie auch einen Beutel Gewürz- oder Yogi-Tee im Punsch ziehen lassen.

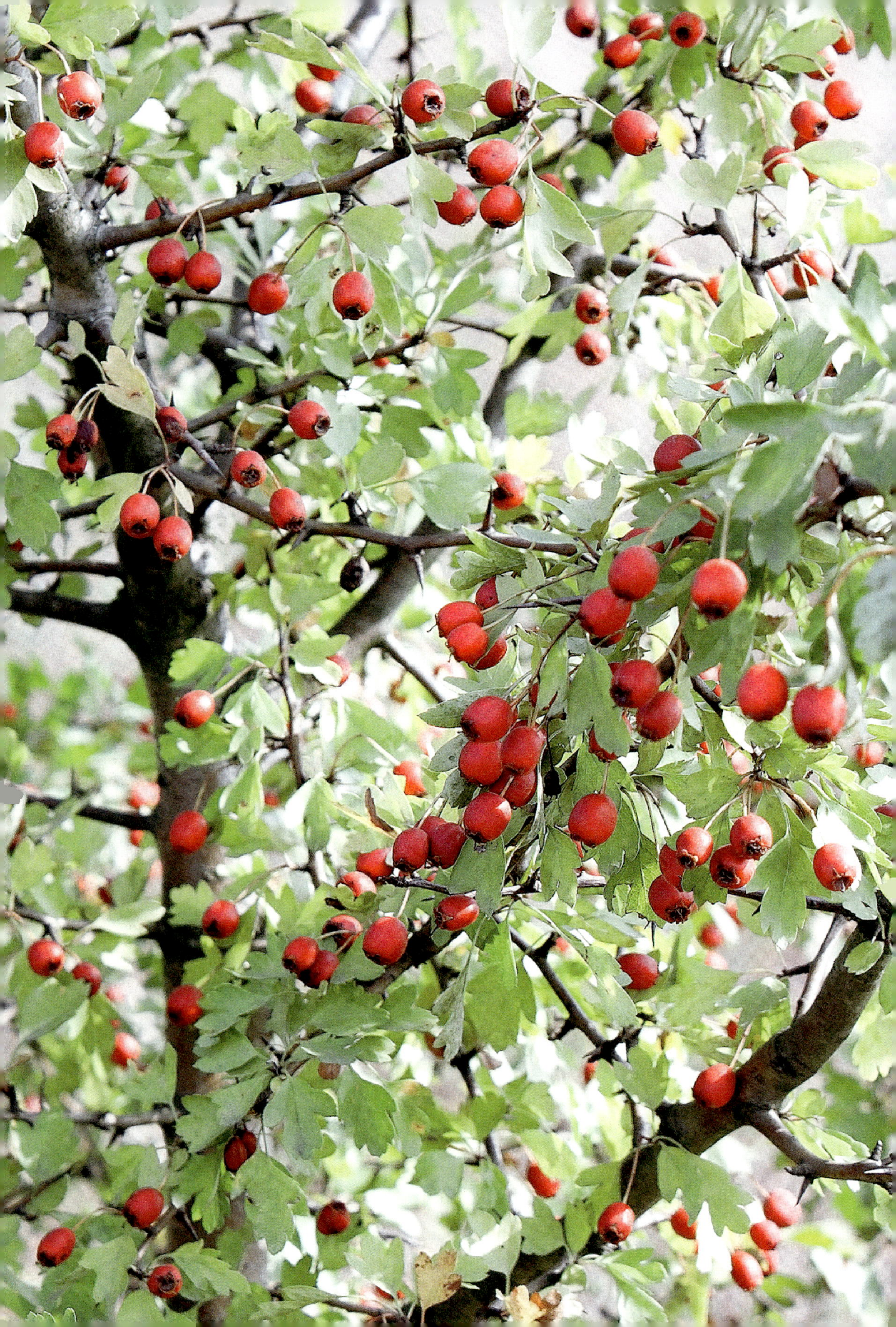

WEISSDORN

In Deutschland gedeihen zwei Weißdornarten – Eingriffliger und Zweigrifflinger Weißdorn, die sich in Geschmack und Wirkung nicht unterscheiden. Der botanische Name »Crataegus« leitet sich vom griechischen »krataigos« ab, es bedeutet «stark, fest« und bezieht sich auf das harte und sehr feste Holz des Weißdorns, das früher zur Herstellung von Werkzeugen diente. Der Weißdorn gilt als Aufenthaltsort von Elfen und Schutzgeistern – dies geht noch auf eine Zeit zurück, als die ersten jungsteinzeitlichen Bauern ihr Vieh mit Hilfe von Dornenhecken schützten. Ihre Gehöfte lagen auf Rodungsinseln inmitten des Urwaldes. Mächtige Hecken aus Weißdorn, Heckenrosen und Schwarzdorn (Schlehe) trennten das Kulturland vom Urwald und hielten sowohl wilde Tiere als auch vermeintlich Unheimliches fern. Auch die Namen »Zaundorn« oder »Hagedorn« verweisen auf diese uralte Verwendung der Pflanze. In Anlehnung daran empfehle ich Ihnen diesen Strauch als ideale Heckenpflanze. Weißdorn erträgt auch starken Rückschnitt und regeneriert sich mit beeindruckender Austriebskraft aus dem Wurzelstock. Lassen Sie doch beim Genuss der Weißdorn-Zubereitungen den Gedanken zu, dass etwas von seiner urwüchsigen Regenerationskraft auf Sie übergehen möge – eine heilsame Vorstellung, wie ich finde.

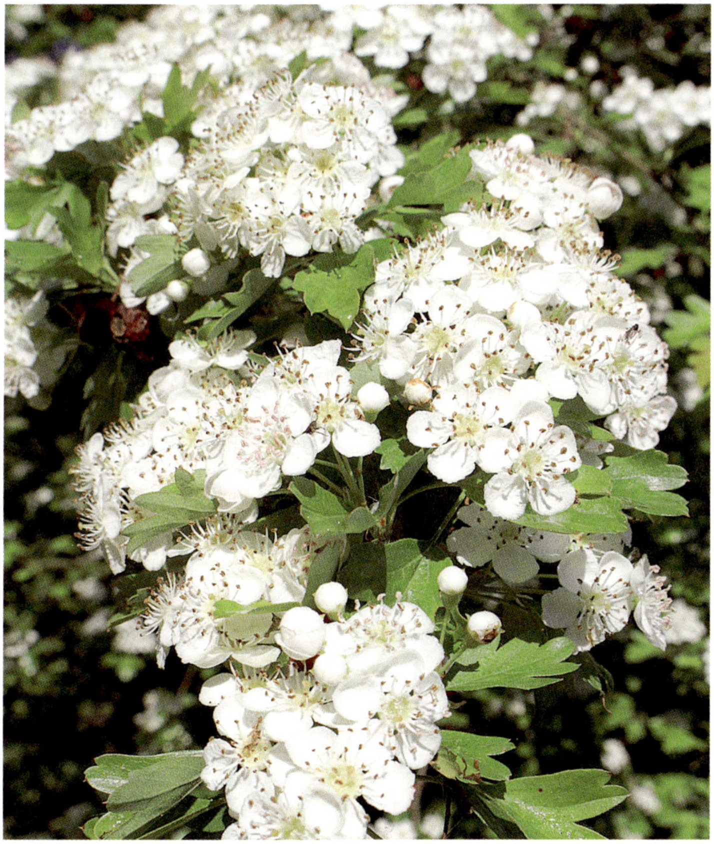

HIER WÄCHST ER:

Der robuste Strauch stellt wenige Ansprüche an seinen Standort. Um reichlich Früchte tragen zu können, benötigt er allerdings etwas Sonne. Deshalb ist er ganz typisch im Unterwuchs von lichten Laub- und Kiefernwäldern zu finden. Ebenso am Waldrand, auf Lichtungen und entlang von Waldwegen, die nicht völlig überschattet sind. Außerhalb des Waldes ist der Weißdorn ein häufiger Strauch in Feldhecken, an Bahndämmen, Böschungen und auf verwilderten Streuobstwiesen.

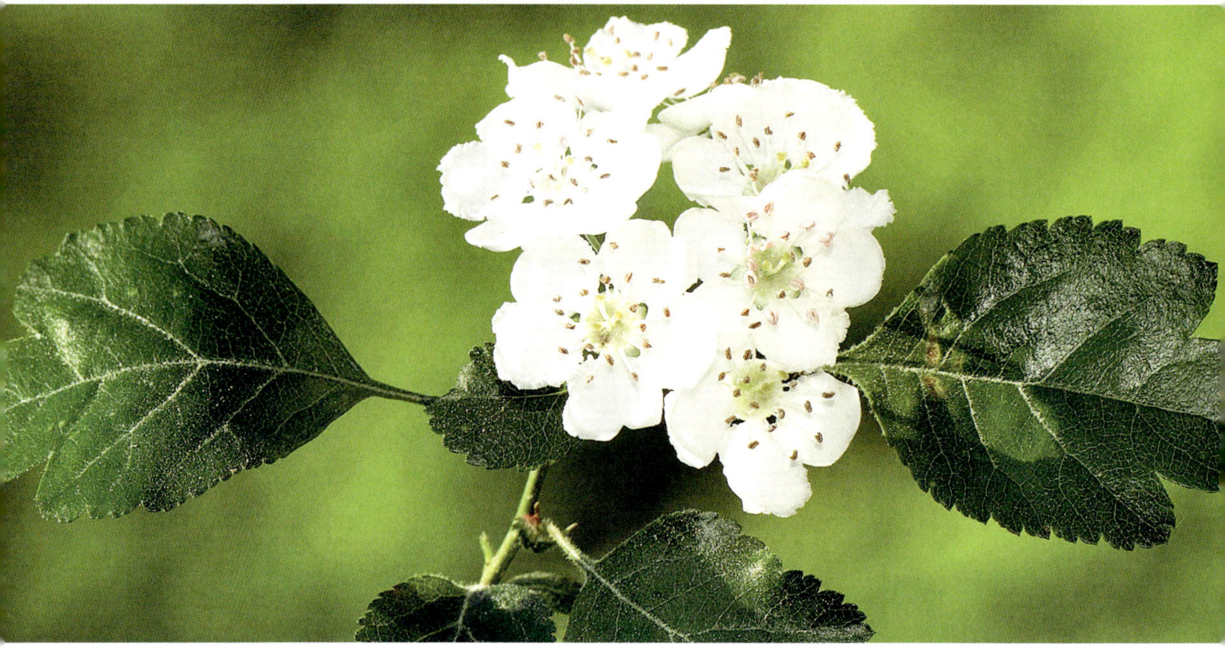

WEISSDORN-LIKÖR

(alkoholischer Auszug)
Likör ist im Grunde genommen eine gesüßte Tinktur und damit natürlich etwas weniger gesund, eher schon ein Genussmittel. Zur Herstellung eines Weißdorn-Likörs geben Sie zu den Zutaten des Tinktur-Rezeptes (siehe S. 133) noch 200 g Rohrohrzucker hinzu.

DARAN ERKENNEN SIE IHN:

Beide Weißdornarten wachsen dicht verzweigt als Strauch oder kleiner Baum. Die jungen Triebe haben eine oliv-graugrüne Rinde und sind mit 2 cm langen Dornen besetzt. Der Weißdorn besitzt ledrig feste Blätter, die wechselständig am Zweig stehen.

An den Blättern kann man die beiden Arten gut unterscheiden: Der Eingrifflige Weißdorn hat spitzlappige, tief eingeschnittene Blätter, die Oberseite ist kaum oder nicht glänzend. Dagegen ist die Oberseite der Blätter des Zweigriffligen Weißdorns glänzend dunkelgrün, sie sind zudem stumpflappig und oft auch nur leicht gekerbt.

Die weißen Blüten erscheinen im Mai (in Gebirgslagen im Juni) und stehen in kleinen Schirmrispen zusammengebündelt. Crataegus laevigata, der Zweigrifflige Weißdorn, blüht 2 Wochen vor Crataegus monogyna, dem Eingriffligen Weißdorn. Aus den Blüten des Eingriffligen Weißdorns entstehen Früchte mit einem Stein, während aus den Blüten des Zweigriffligen Weißdorns Früchte mit 2 bis 3 Steinen wachsen.

SO WIRKT ER:

Viele Menschen sind ja erst einmal skeptisch, wenn es um die Wirkung eines Naturpräparates gegen »ernsthafte« gesundheitliche Beschwerden geht. Das kann ich verstehen. Ich kann Ihnen aber auch sagen, dass die Wirksamkeit des Weißdorns auf die Herzgesundheit des Menschen schon seit vielen Jahren erprobt und er inzwischen eine offiziell anerkannte Herzstärkungspflanze ist.

Der Weißdorn kommt in drei Bereichen zum Einsatz: Erstens wirkt er vorbeugend, zweitens trägt er nach Herzkrankheiten zur Rekonvaleszenz bei, und drittens nutzt man seine Kräfte besonders zur Stärkung des sogenannten »Altersherzens«.

Seine Inhaltsstoffe sorgen dafür, dass die Herzkranzgefäße besser durchblutet werden – dies kann Herzinfarkten vorbeugen –, und wirken zudem ausgleichend auf den Blutdruck. Wenn Sie also unter zu hohem Blutdruck leiden, können gut verträgliche Weißdornpräparate oder Tee ihn senken, im Gegensatz dazu wird zu niedriger Blutdruck erhöht.

Weißdorn-Tinktur: Für stärkende Herztropfen geben Sie 5 EL getrocknete Weißdornblüten und 5 EL getrocknete Weißdornfrüchte mit 5 EL Vollrohrzucker in eine Flasche mit breitem Ausguss. Das Ganze übergießen Sie mit 700 ml Doppelkorn und lassen die Flasche gut verschlossen etwa 3 Wochen bei Zimmertemperatur stehen. Denken Sie daran, den Ansatz ab und an zu schütteln bzw. umzurühren. Anschließen alles über ein feines Sieb gießen, in eine saubere Flasche aus Braunglas füllen (oder die Weißglasflasche dunkel aufbewahren). Als Tagesdosis empfehle ich Ihnen 1 bis 2 Teelöffel zum Beispiel abends vor der Nachtruhe.

Und noch eine weitere gute Nachricht: Weißdorn-Zubereitungen verursachen keine Nebenwirkungen und sind sehr gut verträglich. Allerdings sollten Sie beachten, dass sich die heilende Wirkung nicht sofort, sondern erst nach einer längeren Einnahmezeit bemerkbar macht.

WEISSDORNTEE

Für einen Weißdorntee werden Blüten, Blätter und Früchte zu je einem Drittel verwendet. Dazu sollten Sie das jeweilige Sammelgut nicht waschen, jedoch zügig trocknen – zum Beispiel auf einem Gitterrost im Backofen bei 40 °C (dazu den Ofen auf 50 °C einstellen und die Tür etwas offen stehen lassen). Wenn vorhanden, können Sie natürlich auch ein Dörrgerät verwenden. Danach ist die Teemischung problemlos mindestens 1 Jahr lang haltbar. Pro Tasse überbrühen Sie 1 bis 2 Teelöffel mit heißem Wasser und lassen den Tee abgedeckt 10 Minuten ziehen. Je nach Geschmack können Sie ihn mit etwas Honig, Birnendicksaft oder Birkenzucker süßen. Ich empfehle Ihnen morgens und abends je 1 Tasse.

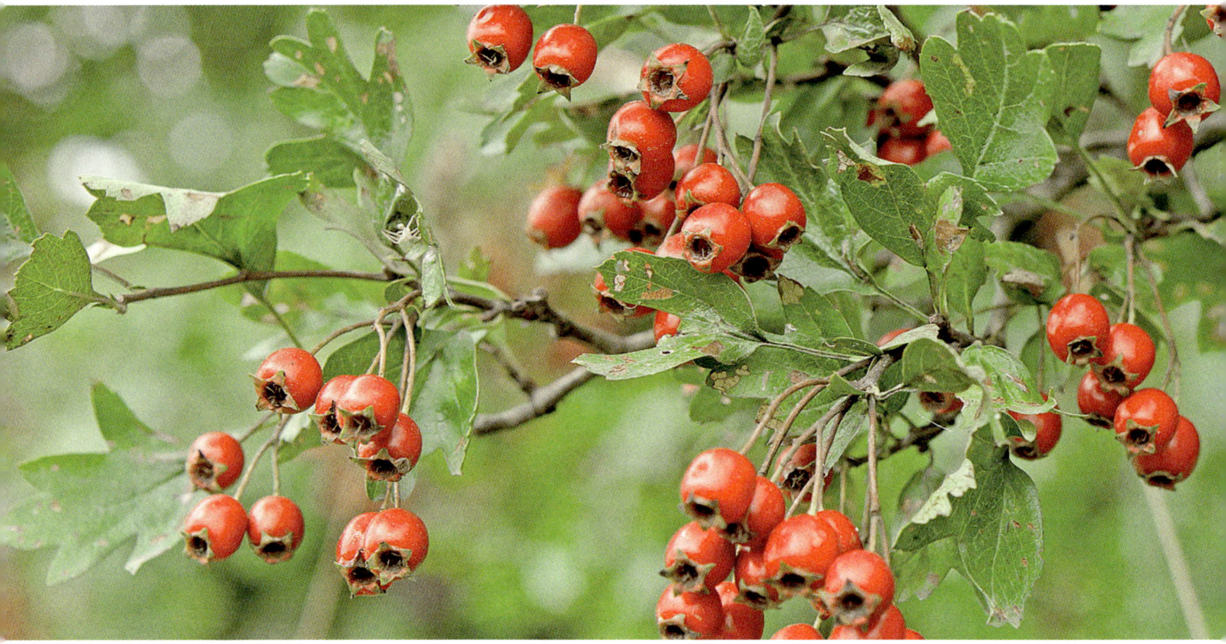

INFO

Frisch ausgetriebene Knospen und Blättchen sind im Frühling eine sehr gute und schmackhafte Zutat im Salat sowie in gedünstetem Gemüse. Gerade die Kombination mit Kopfsalat sowie Möhren- oder Kohlrabigemüse ist empfehlenswert. Das frische Weißdorn-Grün schmeckt klein gehackt auch im Kräuterquark und in Dips.

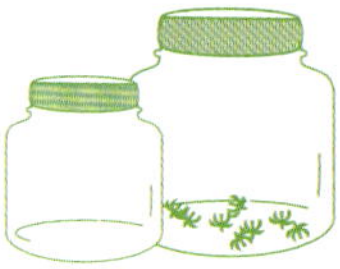

SAMMELHINWEISE:

Junge Blätter (Zutat in Spinat und Salatgemüse):	**April–Juni**
Ältere Blätter (Zutat für Tee):	**Juli**
Blüten:	**Mai/Juni**
Früchte:	**Ende September/Oktober**

Wie der Name schon sagt: Der Weißdorn besitzt Dornen. Achten Sie beim Sammeln deshalb darauf, Handschuhe zu tragen. Eine ernste Sache noch: Zwar sind Weißdornfrüchte massenweise an Feldhecken zu finden, doch aufgrund der möglichen Spritzmittelrückstände lege ich Ihnen dringend den Wald als Sammelgebiet ans Herz – dort ist das Risiko einer Kontamination weitaus geringer.

WEISSDORN-APFEL-MUS

Ein herrlich pink leuchtendes Dessert, das jedes Herz höherschlagen lässt

Für 1–2 Gläser

1 kg Äpfel (zum Beispiel Fallobst von der Streuobstwiese)
300 g Weißdornfrüchte
150 ml Wasser
Saft und etwas Abrieb von 1 unbehandelten Zitrone
1 Stange Ceylon-Zimt
1–2 EL Apfeldicksaft

Die Äpfel waschen und in Stücke schneiden. Die Weißdornfrüchte abwaschen. Alle Zutaten zusammen in einen Topf geben und 3–4 Minuten zugedeckt kochen lassen, bis die Apfelstücke weich sind. Dann die Zimtstange entnehmen und die Fruchtmasse portionsweise durch eine Passiermühle drehen. Das Mus kann warm oder gekühlt genossen werden, es passt sehr gut zu Pfannkuchen oder Waffeln und schmeckt natürlich auch pur.

Während der Apfel- und Weißdornsaison Ende September/Anfang Oktober sollten Sie gleich eine größere Portion herstellen: Das Mus eignet sich auch sehr gut zum Einfrieren oder Einmachen, am besten portionsweise.

WEISSDORN-BROTAUFSTRICH

Fruchtig, nussig, würzig – ein Brotaufstrich der besonderen Art

Für 2–3 Portionen

200 g Weißdornfrüchte
50 g Sonnenblumenkerne
50 g Walnusskerne
2 EL Olivenöl
1 TL Thymianblättchen, gehackt
2 TL Zitronensaft
1–2 Knoblauchzehen, frisch gepresst
Salz und frisch gemahlener Pfeffer

Die Weißdornfrüchte in etwas Wasser 5 bis 8 Minuten weich kochen, dann durch ein Sieb passieren oder durch eine Passiermühle drehen, so dass ein kernfreies Fruchtmus entsteht. Sonnenblumen- und Walnusskerne in der Küchenmaschine oder in einem Cutter zu Nussmus verarbeiten. In einer Schüssel mit dem Fruchtmus vermischen und mit Olivenöl, Thymian, Zitronensaft und Knoblauch zu einer streichfähigen Masse verrühren. Zum Schluss mit Salz und Pfeffer abschmecken.

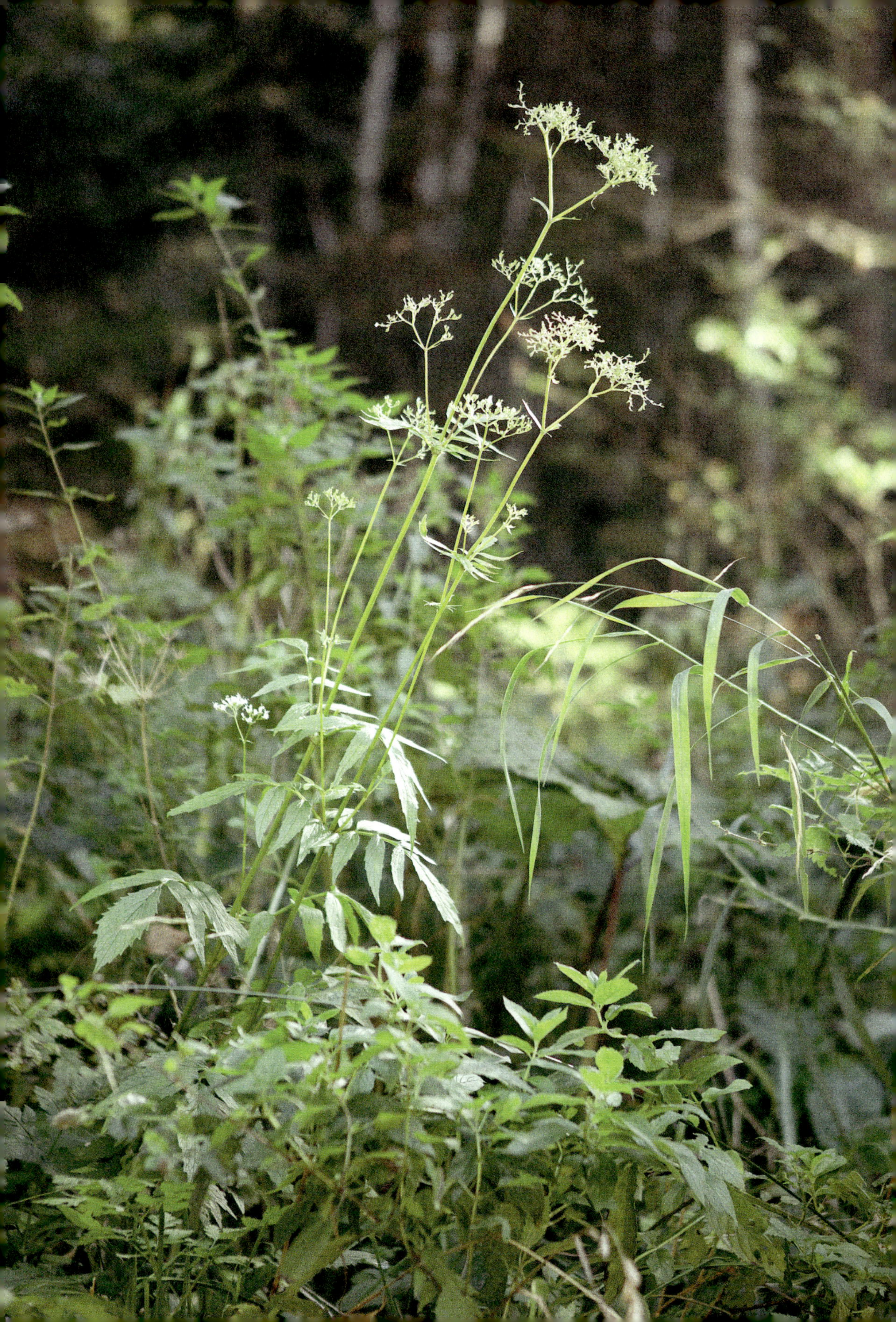

BALDRIAN

Die Hauptwirkung des Baldrians kennen sicherlich viele von Ihnen schon: Man könnte ihn scherzhaft auch die »Beruhigungspille aus dem Wald« nennen – auch wenn ich persönlich bei Bedarf gar keine Baldrianpille schlucke, sondern mir aus seiner Wurzel einen Tee aufbrühe. Baldrian hat viele Namen. So wird er auch »Allerweltsheil« genannt, was schon einiges über seinen positiven Einfluss auf den menschlichen Körper aussagt. Das erkannten bereits Hildegard von Bingen, Sebastian Kneipp und auch Paracelsus. Doch schon vor diesen berühmten Heilern wurden die Kräfte des Baldrians in unserem Kulturkreis hoch geschätzt und genutzt: Der Name »Baldrian« leitet sich nämlich vom Namen des germanischen Lichtgottes Baldur ab. In Vollmondnächten leuchtet die weiße oder rosafarbene und stark duftende Baldrianblüte deutlich und hell – das hat der Pflanze zusätzlich den Namen »Mondwurz« eingebracht. Auch der botanische Name Valeriana officinalis verrät viel: »valere« bedeutet so viel wie »kräftig oder gesund sein« und officinalis weist auf die Verwendung als Officinal-, also Heilpflanze hin.

Wie gesagt, ich habe immer ein Glas mit getrockneter Baldrianwurzel im Vorrat stehen, damit ich mir abends, wenn die Gedanken einmal nicht zur Ruhe kommen wollen, einen beruhigenden Tee zubereiten kann.

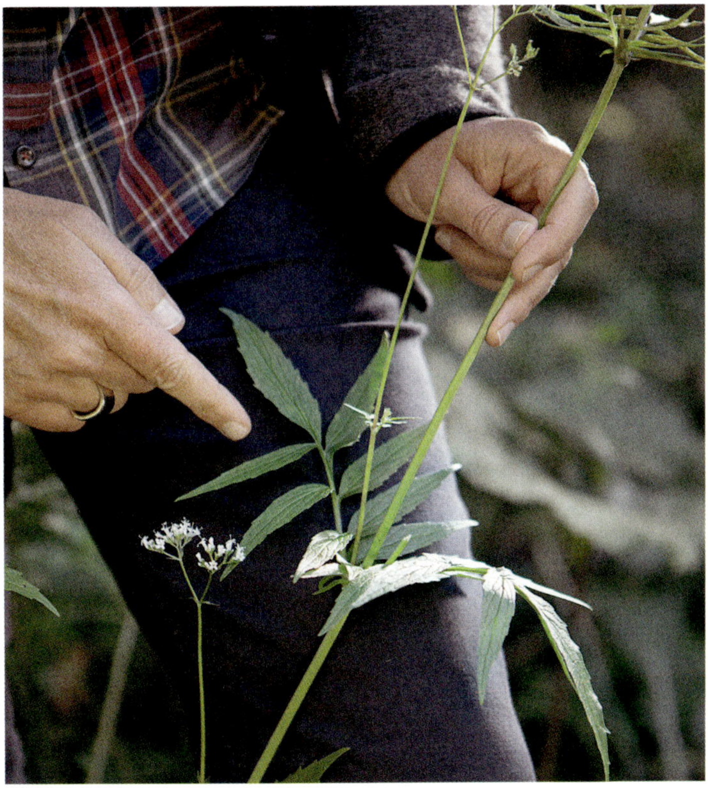

HIER WÄCHST ER:

Baldrian liebt tiefgründig-humosen Boden und vor allem viel Feuchtigkeit. Sie finden ihn daher in feuchten Wäldern, an halbschattigen Standorten, in der Nähe von Bächen und Flüssen oder an Quellen und in Gräben. Außerhalb des Waldes können Sie ihn auch auf nicht bewirtschafteten Feuchtwiesen oder am Rand von Sümpfen entdecken.

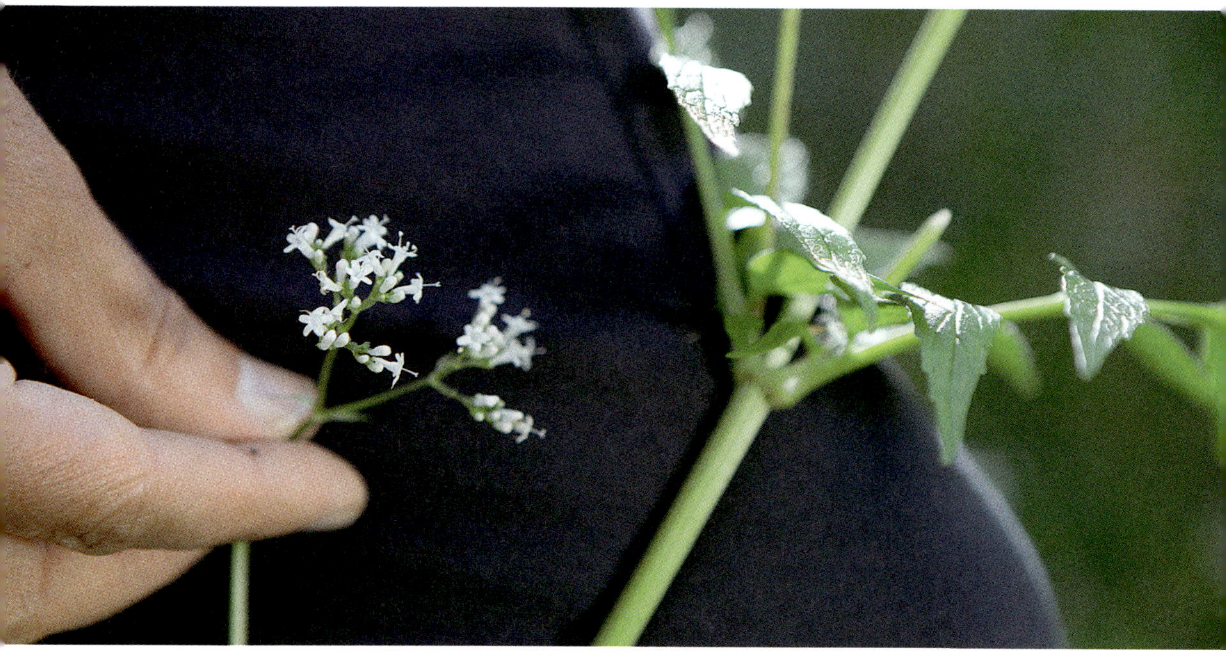

TIPP

Trocknen Sie für ein Schlafkissen Baldrianblüten, Lavendelblüten sowie Melissenkraut und füllen Sie die Kräuter in einen selbstgenähten Kissenbezug. Das ist im Übrigen auch ein schönes Geschenk für Freunde und Verwandte, denen Sie ebenfalls einen tiefen und erholsamen Schlaf wünschen.

DARAN ERKENNEN SIE IHN:

Beim Baldrian handelt es sich um eine mehrjährige Staude mit schlanker Erscheinung. Die straff aufrecht wachsenden Blütentriebe werden 50 cm bis 1,50 m hoch und zeichnen sich durch einen innen hohlen und außen gefurchten Stengel aus. Seine Blätter sind gegenständig angeordnet und werden im unteren Bereich etwa 20 cm lang. Sie sind unpaarig gefiedert und werden nach oben hin kleiner. Die kleinen, trichterförmigen, weißen oder rosafarbenen Einzelblüten stehen in großer Zahl an den Stengelspitzen in rispigen Scheindolden zusammen. Diese Blütenstände verströmen einen starken und markanten Duft. Die Wurzeln sehen büschelartig aus, sie sind außen braun und innen weißlich.

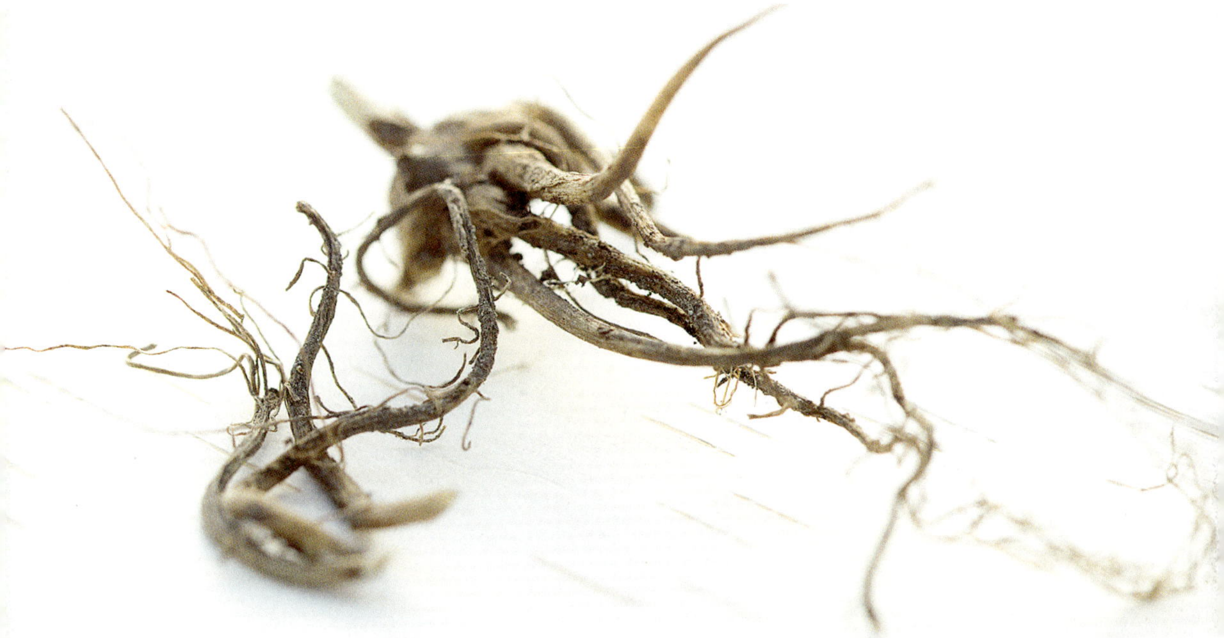

SO WIRKT ER:

Baldrianwurzel (Valerianae radix) ist ein offiziell anerkanntes Heilmittel. Es wird bei nervösen Erregungszuständen bis hin zu krampfartigen Schmerzen im Magen-Darm-Trakt verordnet. Auch bei nervös bedingten Schlafstörungen leistet sie gute Dienste. In diesem Fall bewirkt sie eine verkürzte Einschlafzeit und schenkt Ihnen einen tieferen, erholsameren Schlaf. Ich kann Ihnen Baldrian auch in Prüfungssituationen zur Steigerung der Konzentrations- und Leistungsfähigkeit empfehlen, da er in erster Linie beruhigend und entspannend (und nicht einschläfernd) wirkt.

Mittlerweile kann man in jedem Drogerie- oder sogar Supermarkt Baldrianpräparate kaufen, die Beruhigung versprechen. Sofern diese Produkte ohne schädliche Zusatzstoffe und aufwendige Verpackungen auskommen, ist das zwar schön und gut, aber finden Sie es nicht auch besser, auf ganz naturbelassene Hilfen aus dem Wald zurückzugreifen?

Der Baldrian enthält reichlich ätherische Öle, daneben Bitter- und Gerbstoffe. Was aber für seine beruhigende Wirkung verantwortlich ist, sind die sogenannten Sesquiterpene, die – vereinfacht gesagt – die Erregungsübertragung in unseren Nervenzellen verändern und damit eine entspannende und zugleich entkrampfende Wirkung haben. Meiner Meinung nach am besten wirkt er in Form von Tee. Sie können ihn ganz einfach selbst herstellen:

BALDRIAN-WURZELTEE

Geben Sie 1 Teelöffel getrocknete Baldrianwurzel (Infos zu Ernte und Dörren der Wurzel siehe »Sammelhinweise«) in eine Tasse und überbrühen sie mit kochendem Wasser. Lassen Sie den Tee dann 10 Minuten abgedeckt ziehen und trinken ihn in kleinen Schlucken vor dem Zubettgehen.
Eine besonders schöne Art, sanft in das Land der Träume zu gleiten, ist ein Schlafkissen aus Baldrian – zusammen mit anderen beruhigenden Kräutern wie Lavendel oder Hopfen.

BALDRIAN-BLÜTENTEE

Die Blüten des Baldrians gelten nicht als offiziell anerkannte Heildroge. Aus den intensiv balsamisch duftenden Blütenständen lässt sich jedoch ein wunderbarer Tee zubereiten (Blütenstände 10 Minuten abgedeckt ziehen lassen). Der Tee wirkt beruhigend im Sinne von zentrierend, die Konzentration fördernd.

SAMMELHINWEISE:

Blüten:	**Mai–August**
Wurzel:	**September/Oktober**

Die Blütezeit ist von Mai bis Ende August. Erst danach kann die Wurzel ausgegraben werden. Für den Wintervorrat sollten Sie die Wurzel gut trocknen. Die beste Erntezeit für die Wurzelstöcke ist September/Oktober. Die Pflanze hat nun ihren jährlichen Entwicklungszyklus erfolgreich absolviert und zieht ihre Kräfte in die Wurzel zurück. Ernten Sie besonders die dünnen Würzelchen, gerade diese sind reich an ätherischen Ölen. Nach dem Säubern und Abwaschen der Wurzelbüschel schneiden Sie diese in einige Zentimeter lange Stückchen und legen sie zum Trocknen in einen Dörrapparat oder auf ein Kuchengitter. Dörren Sie sie bei 50 °C und offener Backofentür, so dass das Dörrgut einer Temperatur von etwa 40 °C ausgesetzt ist. Dabei tritt ein typischer, starker, an Kampfer erinnernder Geruch auf. Lassen Sie sich davon nicht irritieren, der Tee schmeckt später anders, ich würde sagen, weitaus angenehmer. Man kann den Geschmack des Tees als süßlich und würzig mit einer leichten Bitternote beschreiben.

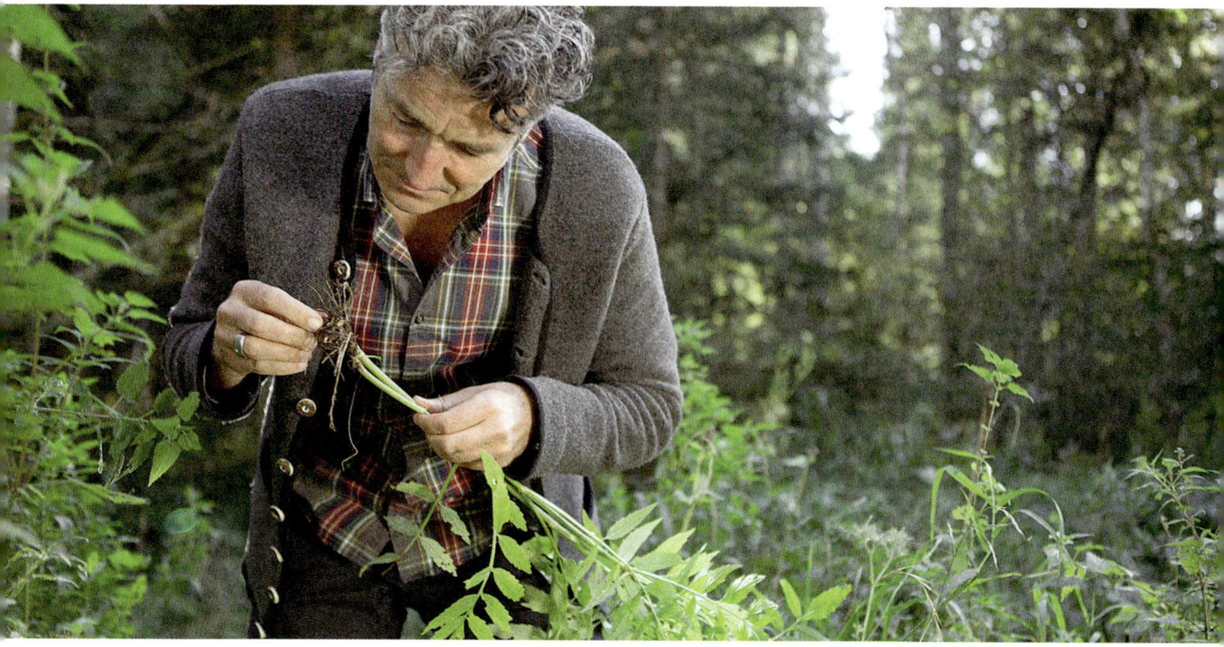

BALDRIAN-PFIRSICH-BOWLE

Baldrian blüht im Hochsommer. Sein balsamischer Duft lässt sich gut in einer Bowle einfangen und genießen.

Für 4 Personen

2 reife Pfirsiche
Saft und etwas Abrieb von 1 unbehandelten Zitrone oder Limette
2 EL Ahornsirup oder Agavendicksaft
2 Hand voll Baldrianblütenrispen
700 ml trockener Weißwein (meine Empfehlung: Müller-Thurgau, Silvaner oder Riesling)
700 ml stark mit Kohlensäure versetztes Mineralwasser

Die Pfirsiche schälen, klein schneiden und mit Zitronen- oder Limettensaft und -abrieb sowie Ahornsirup oder Agavendicksaft in eine kleine Schüssel geben und kühl gestellt etwa 1 Stunde ziehen lassen. Etwa 3 Stunden vor dem Servieren die Baldrianblütenrispen mit dem Weißwein in einer Bowlenschüssel übergießen und ziehen lassen. Dann kühl stellen und kurz vor dem Servieren die großen Blütenrispen mit einem Schaumlöffel aus dem Wein herausholen; einzelne kleine Blüten als Zierde im Wein belassen. Zum Servieren Pfirsichstücke mit etwas Blütenwein in Gläser geben, mit Mineralwasser aufgießen und umrühren – fertig.

BALDRIANGELEE

Ein ganz und gar nicht gewöhnlicher Besuch auf Ihrem Frühstückstisch

Für 4–5 Gläser

3 Hand voll Baldrianblütenblätter
1 l reines Wasser
500 g Gelierzucker (1 : 2)
4 sterilisierte Schraubdeckelgläser mittlerer Größe oder 5 kleinerer Größe

Die Blütenrispen ungewaschen mit dem Wasser in einen Topf geben und fast bis zum Siedepunkt erhitzen. Anschließend den Topf vom Herd nehmen, abdecken und die Blüten über Nacht ziehen lassen. Am nächsten Tag die aromatisierte Flüssigkeit durch ein Sieb in einen weiteren Topf gießen, mit dem Gelierzucker mischen, unter Rühren zum Kochen bringen. Nach 3 bis 4 Minuten eine Gelierprobe machen und, wenn das Gelee so fest ist, wie Sie es mögen, in die vorbereiteten Gläser füllen. Diese sofort verschließen und einige Minuten auf den Kopf stellen. Dann umdrehen und vollständig auskühlen lassen.

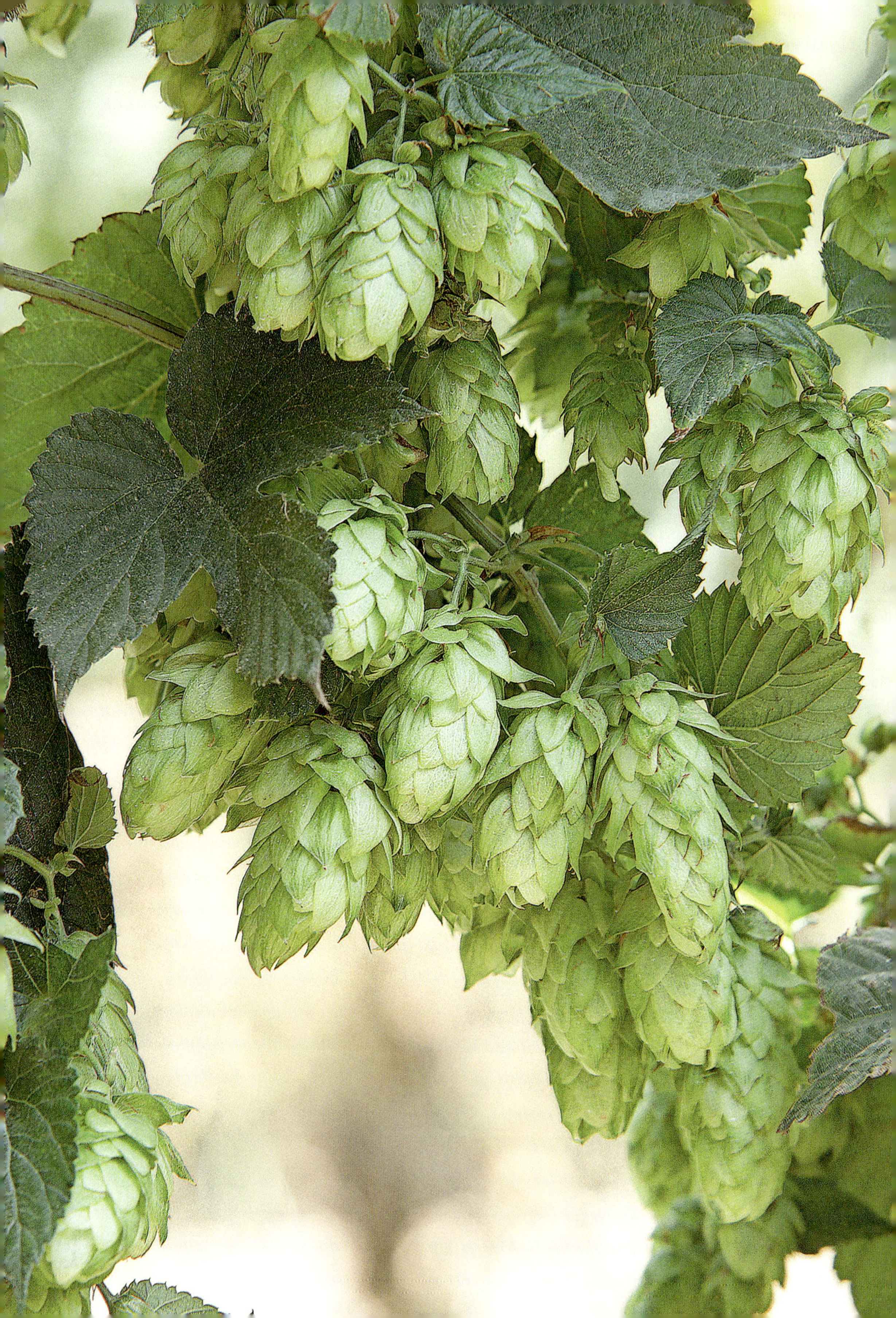

HOPFEN

Hopfen und Malz, Gott erhalt's!« So lautet ein alter Trinkspruch auf die – neben Wasser und Hefe – Hauptzutaten des Bieres. Seit dem Deutschen Reinheitsgebot von 1516 ist der Hopfen als Geschmacksstoff für die würzige Bitternote im Bier zuständig. Davor wurden vielerlei verschiedene Kräuter mit den unterschiedlichsten Wirkungen zum Würzen der Biere genutzt, darunter auch heilende, anregende und berauschende. Die beruhigende, auch auf die Sexualität mäßigende Wirkung des Hopfens war dagegen den Kirchenvätern ganz genehm. Gerade auch um in den damals zahlreichen und großen Klöstern für mehr Ruhe zu sorgen. Der Genuss des Bieres war auch während der Fastenzeit erlaubt, angesichts seines Kalorienreichtums sozusagen als flüssiges Brot.

Bier war noch nie mein Lieblingsgetränk – und mein Zugang zum Hopfen ist ein gänzlich anderer: Die Ästhetik dieser Kletterpflanze begeistert mich seit jeher! Ich war (und bin es noch immer) davon beeindruckt, wie der Hopfen jedes Frühjahr aufs Neue frisch und ungestüm aus der Frühlingserde sprießt, um bis zum Spätsommer Gebüsche und Bäume bis zu 6 m hoch zu erobern und ganze Kaskaden von schönen, kleinen grünen Zapfen hervorzubringen. Und gerade diese sind es, die den Hopfen auch für Ihre Wald-Apotheke interessant machen.

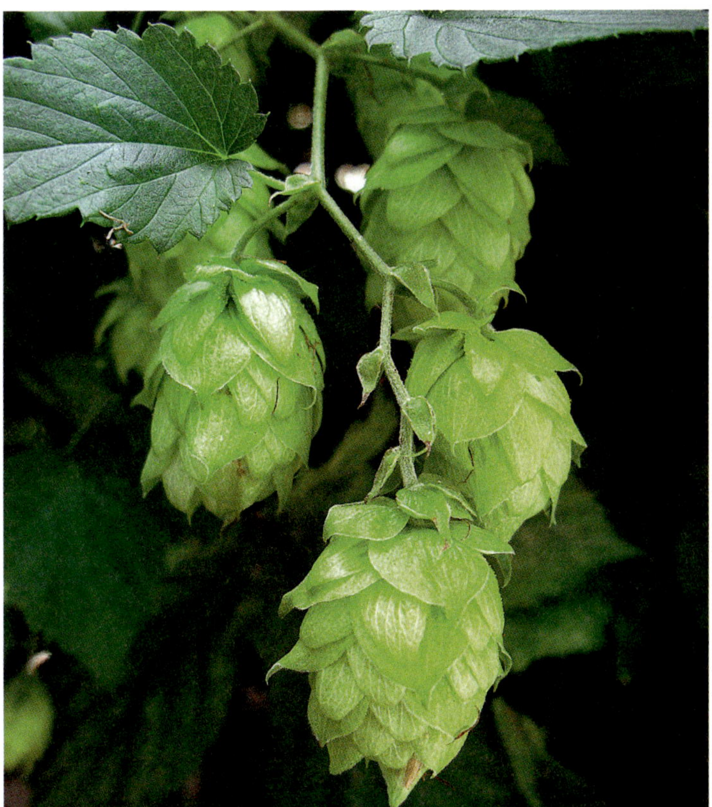

HIER WÄCHST ER:

Der Hopfen ist ganz typisch am Waldrand, an Büschen und Bäumen entlang von Waldwegen sowie am Rande von Lichtungen zu finden. Er liebt nährstoff- sowie kalkreiche Böden und rankt daher sehr häufig im Unterholz von Auwäldern.

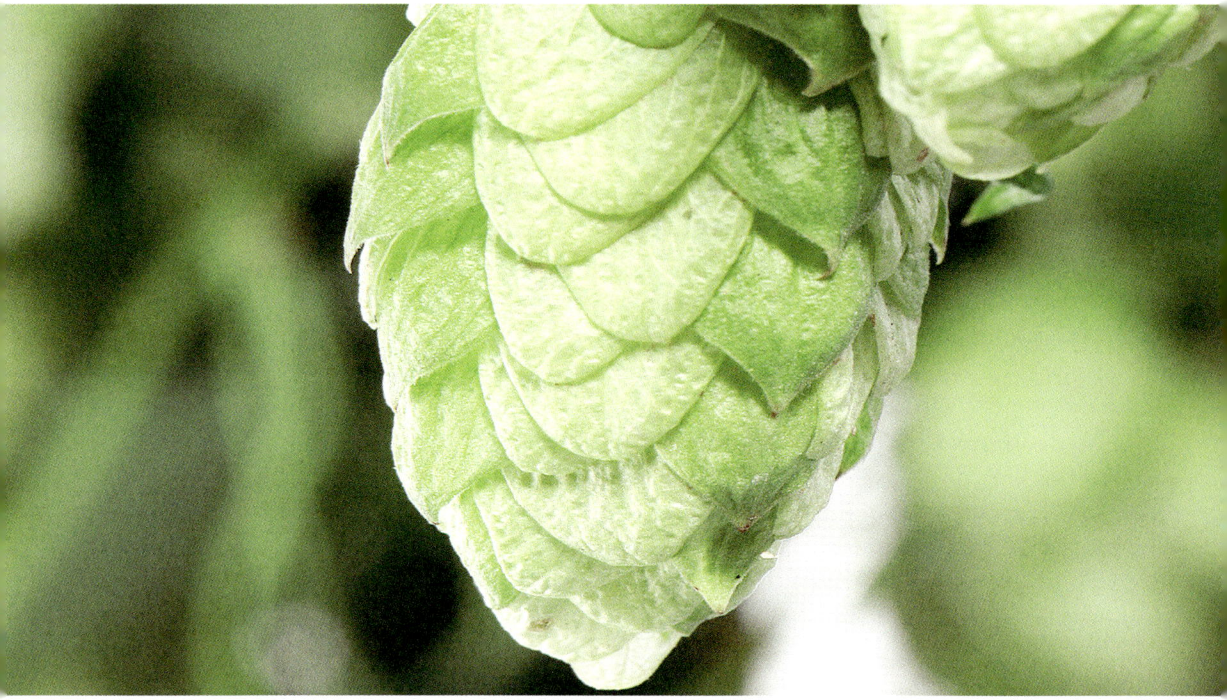

INFO
Möchten Sie Hopfen als Zierde in Ihrem Garten pflanzen und sich an den Hopfenzapfen erfreuen, müssen Sie eine weibliche Pflanze kaufen.

DARAN ERKENNEN SIE IHN:

Der Hopfen windet sich – anders als alle anderen Schlingpflanzen – rechtsherum. Er ist eine zweihäusige Pflanze, das heißt, es gibt männliche (ohne die Zapfen) und weibliche Vertreter.

Seine Blätter stehen gegenständig und haben eine 3- bis 7-lappige Form mit scharf gesägtem Blattrand. Die Triebe und Blätter sind rauhhaarig.

Die Hopfenzapfen an den weiblichen Pflanzen sind gelblich hellgrün gefärbt und setzen sich aus zahlreichen einzelnen Schuppen zusammen. An diesen Schuppen sind sandkorngroße Drüsen zu erkennen; sie beinhalten die wertvollen Wirkstoffe.

SO WIRKT ER:

Die federleichten grünen Hopfenzapfen entwickeln sich aus den weiblichen Blütenständen und sind als Heilmittel offiziell anerkannt. Sie beinhalten eine Vielzahl an Bitterstoffen, vor allem die »Hopfenharze« Humulon und Lupulon. Des Weiteren enthalten sie ätherisches Öl, Gerbstoffe, Glykoside, Flavonoide sowie sogenannte Phytoöstrogene.

Die medizinischen Haupteinsatzgebiete des Hopfens sind Schlafstörungen, nervöse Unruhe, Übererregbarkeit und Angstzustände. Seine vor allem in der Einschlafphase schlafförderliche Wirkung geht wohl vor allem auf die beiden bereits genannnten Bitterstoffe Humulon und Lupulon zurück.

Wenn Sie also öfter einmal von Einschlafschwierigkeiten geplagt sind und sich im Bett von einer Seite auf die andere wälzen, rate ich Ihnen: Gehen Sie in die Küche und brühen sich eine Tasse Hopfentee auf – Sie werden sehen, er wirkt!

Als Richtwerte für die passende Menge kann ich Ihnen folgende Zahlen an die Hand geben: 1 Teelöffel entspricht etwa 0,5 g Hopfen, diese Dosis empfiehlt man für Erwachsene. Bei Babys hingegen sollte man Hopfen nicht anwenden! Für Kinder ist er – allerdings in Maßen – durchaus geeignet: Kleinkinder sollten bei einer Dosis von 0,1 g bleiben, für Kinder ab 4 Jahren empfehle ich Ihnen 0,2–0,5 g, also einen gestrichenen Teelöffel. Hopfentee schmeckt bitter, falls das Sie oder Ihre Kinder stört, einfach einen Löffel Birkenzucker (siehe Kapitel Wellness) hinzufügen. So schmeckt der Schlaftee süß, verursacht aber keine Karies.

Ebenfalls ein bewährtes Rezept aus der Volksheilkunde: Trinken Sie abends ein warmes Bier, es wirkt schweißtreibend und eignet sich deshalb auch, um Erkältungen auszuschwitzen. Rühren Sie noch einen Löffel Honig hinein, und erhitzen Sie das Bier auf maximal 70 °C; es darf aber nicht kochen.

Ein anderes und ganz leicht herzustellendes Mittel gegen Schlaflosigkeit ist ein Hopfenkissen. Nähen – oder kaufen – Sie dazu ein kleines Baumwollkissen von 20 × 20 cm Größe. Als Füllung eignen sich etwa 100 g Hopfenzapfen oder auch eine Mischung aus Hopfen und anderen, ebenfalls beruhigend wirkenden Kräutern wie Baldrian, Melisse oder Lavendel. Diese Mischung riecht sehr gut und wird im Allgemeinen angenehmer empfunden als ein reines Hopfenkissen – probieren Sie es einfach aus. Wer nicht selbst sammeln möchte oder kann: Alle diese Kräuter sind auch im Reformhaus und in Apotheken erhältlich. Das fertige Kissen legen Sie im Bett in die Nähe des Kopfes, so dass Sie die beruhigenden Düfte mit dem Atem aufnehmen. Bei nachlassender Wirkung können Sie die Kräuter gegen frische austauschen.

TIPP

Für den Tee übergießen Sie getrocknete Hopfenzapfen (dazu die Zapfen 2 bis 3 Tage bei trockenem Wetter auf einem Küchentuch ausgebreitet liegen lassen) mit kochendem Wasser und lassen das Ganze abgedeckt 10 bis 15 Minuten ziehen. Am besten trinken Sie den Tee gleich vor dem Zubettgehen, damit er seine optimale Wirkung entfalten kann.

INFO

Wussten Sie, dass Phytoöstrogene einen Gegenpart zum männlichen Hormon Testosteron bilden und bei Dauergenuss zu einer Art »Verweiblichung« führen können? Diese waren es also, die für die erwünschte Beruhigung der Gemüter in den Klöstern sorgten …

SAMMELHINWEISE:

Junge Triebe/Triebspitzen als »Spargel«:	**April–Juni**
Hopfenzapfen:	**September**

Die Hopfentriebe fühlen sich in rohem Zustand rauh an, gedünstet sind sie jedoch weich und schmecken mild und spinatartig. Wenn Ihnen die Triebe zu kratzig sind: Tragen Sie bei der Ernte Handschuhe, vor allem gegen Ende der Saison im Juni. Die kleinen Blättchen an den jungen Trieben bzw. Triebspitzen müssen Sie nicht entfernen. Man erntet etwa 20–30 cm lange Triebspitzen. Am zartesten sind sie Ende März, allerdings ist zu diesem Zeitpunkt die Ernte mengenmäßig noch bescheiden. Die Saison beginnt erst richtig im April, ab diesem Zeitpunkt ist die Ausbeute am größten.

Zur Ernte der Hopfenzapfen empfehle ich Ihnen – falls diese nicht herunterhängen und gut erreichbar sind –, eventuell eine Stange zu Hilfe zu nehmen, um an einzelne überhängende Ranken zu gelangen. Ernten Sie die Hopfenzapfen am besten noch im Wald von den Trieben ab und lassen die Ranke im Wald zum Verrotten. Zu Hause können Sie die Zapfen im Backofen bei 40 °C etwa 5 Stunden dörren oder, wie oben beschrieben, 2 bis 3 Tage bei trockenem Wetter auf der Fensterbank ausbreiten.

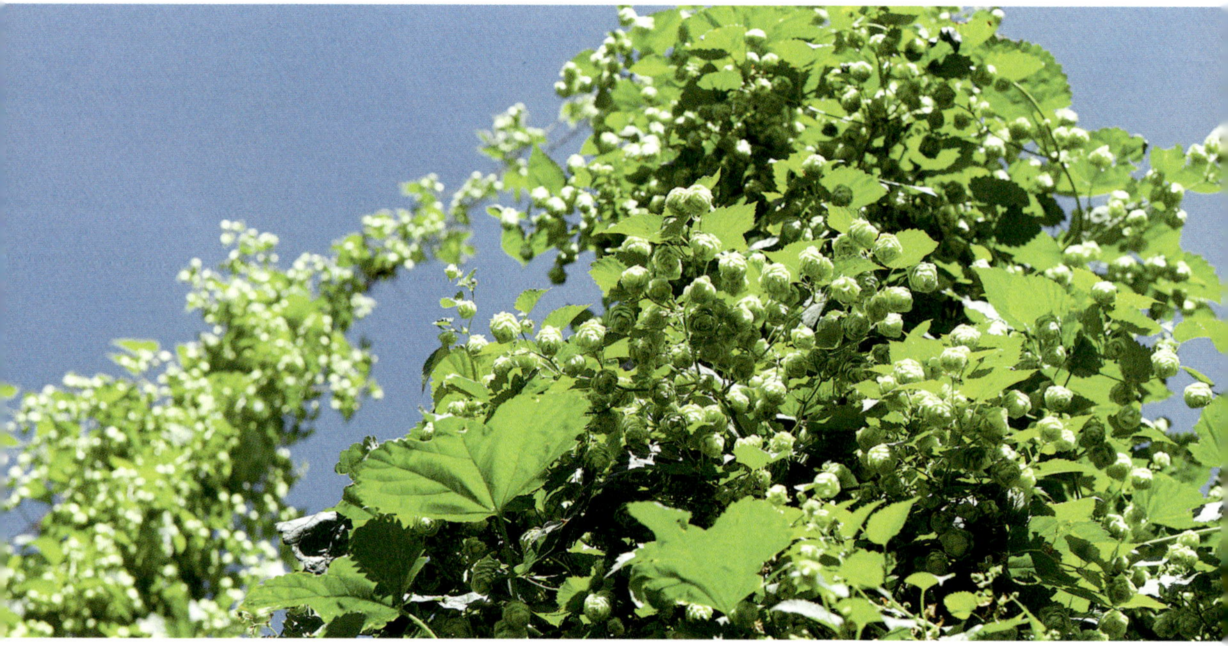

HOPFENSPARGEL ALS ANTIPASTI

Antipasti mal nicht auf italienische Art – eine köstliche Abwechslung

Für 2 Personen

100 g Hopfentriebe
2 EL Olivenöl
1 Knoblauchzehe, geschält (optional)
Zitronensaft
Salz und frisch gemahlener schwarzer Pfeffer
zusätzlich: 150 g Ziegen- oder Schafskäse

Die Hopfentriebe in einen Topf mit kochendem Salzwasser geben und etwa 2 Minuten al dente kochen. Prüfen Sie mit einer Gabel: Hängen die Hopfentriebe nach unten, sind sie fertig. Abgießen und mit Olivenöl, eventuell Knoblauch sowie Zitronensaft, Salz und Pfeffer in eine Schüssel geben, abschmecken. Abdecken und für 1 Tag im Kühlschrank marinieren. Als wilde »Tapas« mit Ziegen- oder Schafskäse angerichtet, schmecken die Hopfentriebe besonders gut.

BUNTER »GEMÜSE«-NUDELTELLER

Hellgrüne »Spaghetti« aus dem Wald

Für 2 Personen

4 große Karotten
200 g Hopfentriebe

Die Karotten schälen und mit Hilfe eines Spiralschneiders zu einer Art Gemüsespaghetti verarbeiten. Die Hopfentriebe in einen Topf mit kochendem Salzwasser geben und etwa 2 Minuten al dente kochen. Prüfen Sie mit einer Gabel: Hängen die Hopfentriebe nach unten, sind sie fertig. Karotten und Hopfentriebe mischen und entweder mit etwas Olivenöl, geschmelzten Zwiebeln, Knoblauch, Chilipulver, Salz sowie Pfeffer anmachen oder – ganz klassisch – mit einem Tomatensugo als Begleitung servieren.

Aufgrund der wunderschönen Farbwirkung sind diese Spaghetti auch pur ein Genuss für Auge und Magen! Soll das Gericht nahrhafter werden, geben Sie eine Hand voll grob gehackter Walnüsse oder eine Portion Quinoa oder Hirse hinzu.

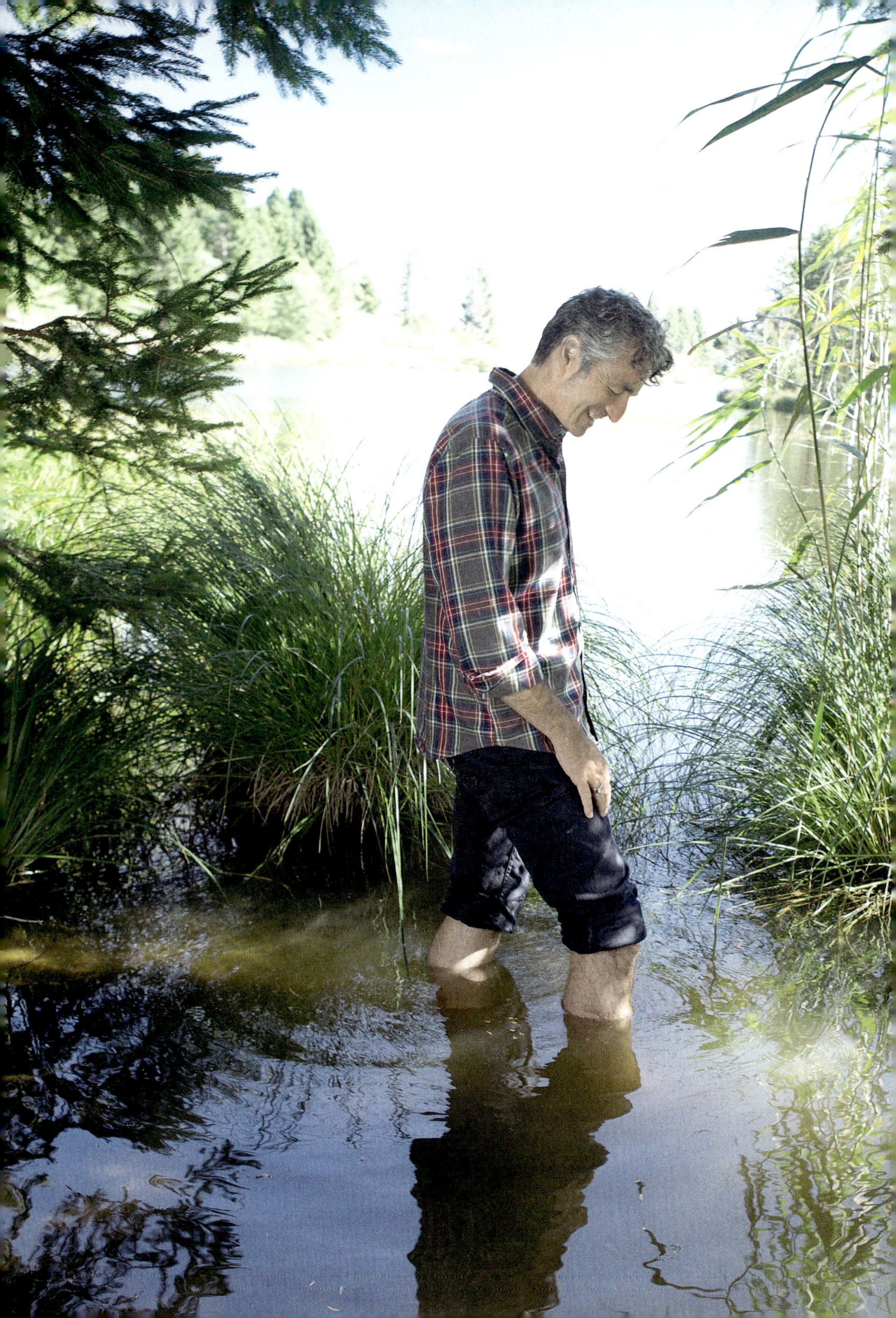

WELLNESS

Hier zeige ich Ihnen Möglichkeiten zur Regeneration und einer natürlichen Körperpflege mit der Hilfe einheimischer Waldpflanzen auf.

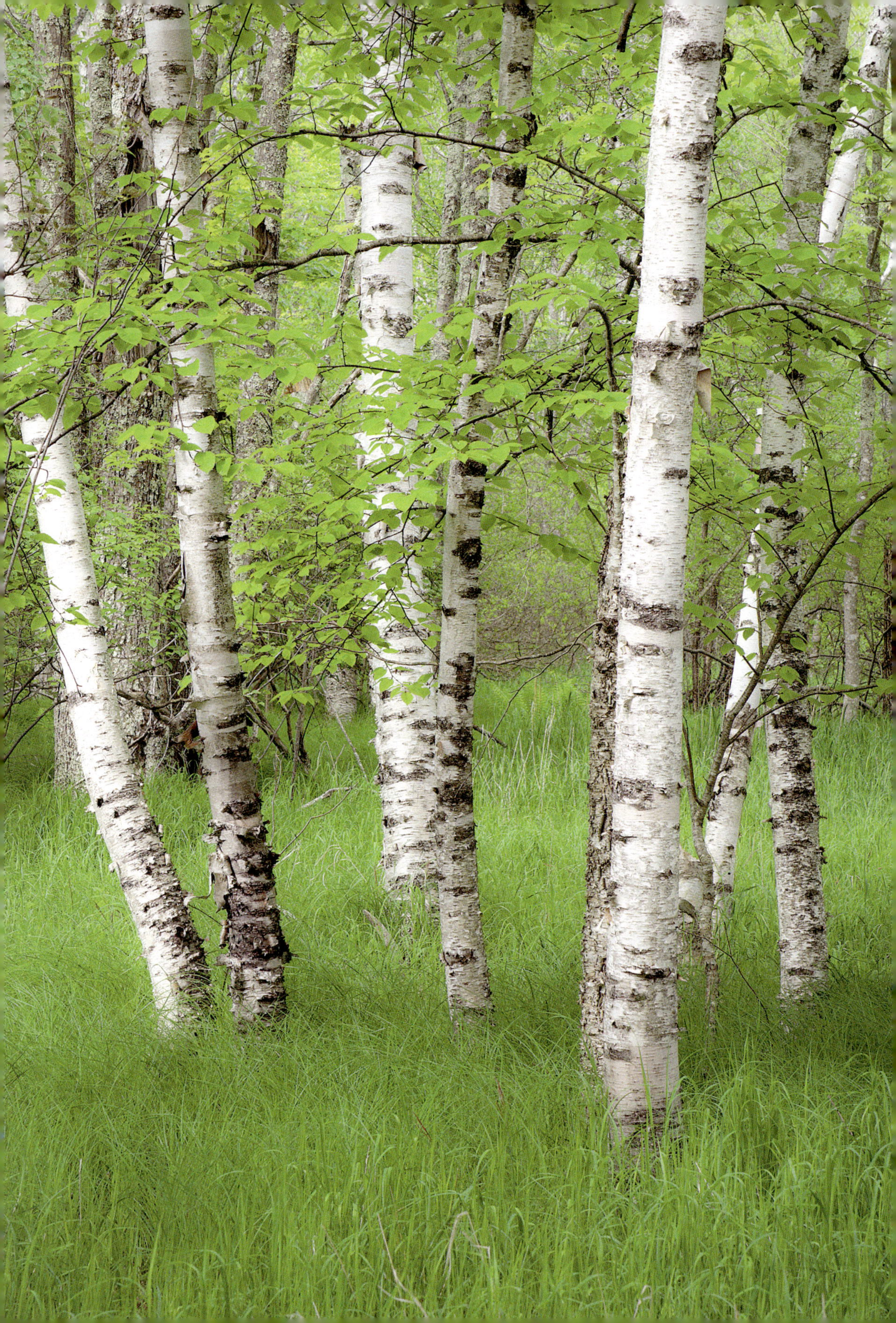

BIRKE

Die Birke ist ein echter Pionier: Zusammen mit der Kiefer ist sie nach der Eiszeit als erster Baum wieder in Mitteleuropa eingewandert. Vom Boden her ist ihr der Standort egal. Ob nass oder trocken, humos oder steinig – sie kommt mit allem zurecht, Hauptsache, sie bekommt viel Licht. Im Schatten älterer Bäume können ihre Samen nicht keimen und kleine Birken nicht gedeihen. Damit erleidet sie an den meisten Standorten früher oder später das Schicksal aller Pioniere: Nachdem sie ihre Arbeit erledigt und den Boden für die anspruchsvolleren Arten – in unseren Breiten sind das Buchen und Eichen – aufgebaut haben, müssen sie diesen weichen.

Mich persönlich fasziniert an der Birke die einzigartige Kombination aus kraftvollem Pioniergeist und Durchsetzungsvermögen einerseits und andererseits ihre besondere, zarte Schönheit: die schwarz-weiß gemusterte Borke, der schlanke Wuchs, die biegsamen Zweige, die sich dem Wind so schön hingeben können und einem das Gefühl von Leichtigkeit und Beschwingtheit vermitteln.

Abgesehen davon hat es die Birke wirklich in sich! Sie hat sowohl in medizinischer Hinsicht als auch in den Bereichen Körperpflege und gesunder Kulinarik einiges in petto, das sich zu entdecken lohnt.

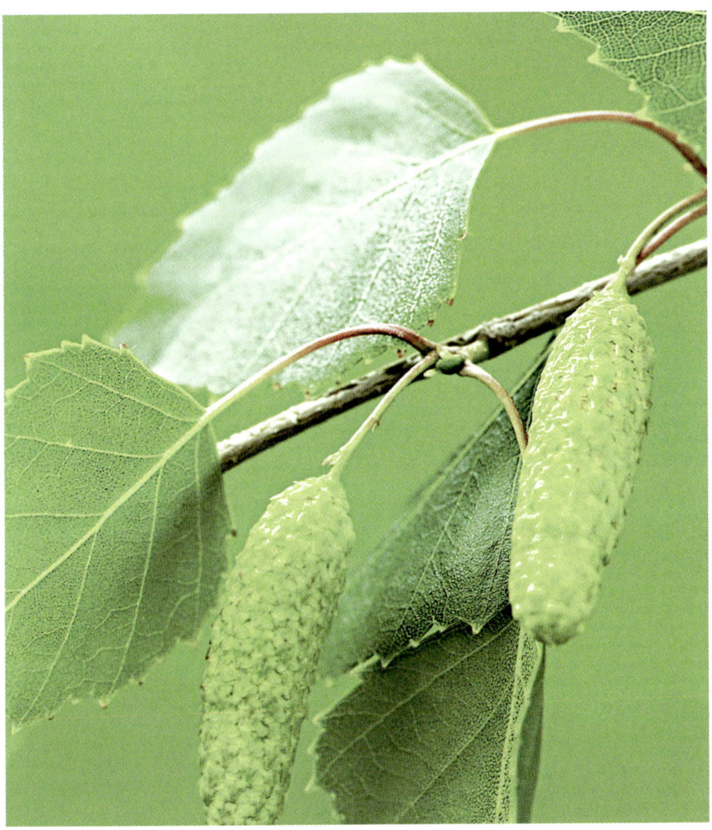

HIER WÄCHST SIE:

Von Natur aus würden Birken bei uns in Mitteleuropa nur an Extremstandorten wie Felsen, Rändern von Mooren oder in feuchten Senken zwischen Küstendünen wachsen. In der durch uns Menschen veränderten Kulturlandschaft kommt die Birke allerdings sehr viel häufiger vor. Sie besiedelt zum Beispiel stillgelegte Bahngleise, wächst auf Industriebrachen und Böschungen oder auf Kahlschlagflächen im Wald. Da sie wegen ihres hohen Zierwertes außerdem oft in Gärten und Parks sowie als Alleebaum gepflanzt wird, sind Birken heute sehr häufig anzutreffen.

»BETTHUPFERL«-SPÜLUNG AM ABEND

1 Teelöffel Birkenzucker in ein Glas Wasser (etwa 150 ml Flüssigkeit) geben und verrühren, bis er sich aufgelöst hat. Dann genüsslich trinken, gurgeln und spülen. Diese süße Spülung befriedigt Ihre süßen Gelüste und lässt dabei alle Kariesbakterien »verhungern«.

INFO

Die schöne Rinde der Birke enthält sehr viele ätherische Öle, Harze und Teer. Bakterien und Pilzsporen werden so erfolgreich abgewehrt. In Russland und Skandinavien wird diese Eigenschaft seit alters her genutzt, um aus der biegsamen Rinde natürliche Brot- und Vorratsdosen herzustellen (siehe Foto auf S. 157).

DARAN ERKENNEN SIE SIE:

Wir betrachten hier zwei Birkenarten: die Hänge- oder Sandbirke (Betula pendula) und die Moorbirke (Betula pubescens). Erstere ist an ihren herabhängenden Zweigen und der weißen, mit tiefen schwarzen Rauten durchsetzten Borke zu erkennen. Die Moorbirke wächst, wie der Name schon sagt, eher an feuchten und moorigen Standorten. Sie hat im Gegensatz zur Hängebirke keine überhängenden Zweige. Die Blätter der Hängebirke sind größer und stärker gezahnt und etwas hellgrüner, die der Moorbirke sind kleiner, graugrün und rautenförmig sowie gleichmäßig gezahnt. Sie hat außerdem leicht behaarte junge Triebe.

Beide Birkenarten bilden zweierlei herabhängende »Kätzchen« aus: Die männlichen blühen im Frühling gelblich; die weiblichen sind zunächst walzenförmig und grün, mit der Samenreife werden sie braun und zerfallen in zahlreiche kleine Samen, die mit dem Wind davongetragen werden. Sowohl Moor- als auch Hängebirke können maximal 25–30 m hoch werden und bis zu 80, seltener 100 Jahre alt.

SO WIRKT SIE:

Junge Birkenblätter enthalten Flavonoide, Saponine, ätherisches Öl, außerdem Gerbstoffe, Harze und Vitamin C und können hervorragend zur Entgiftung und Entschlackung eingesetzt werden. Wer unter Rheuma oder Nierenkrankheiten leidet, kann von ihren ausleitenden Eigenschaften profitieren. Das Gute daran: Ihre diuretische, also harntreibende Wirkung ist effektiv, allerdings ohne dabei die Nieren zu reizen oder zu schädigen. Ich empfehle Ihnen daher zum Beispiel auch bei Blasenentzündungen einen Tee aus Birkenblättern:

Dazu einfach 1 Esslöffel getrocknete Blätter (2 bis 3 Tage bei trockenem Wetter auf der Fensterbank auf einem Küchentuch ausbreiten) in eine Tasse geben. Mit etwa 300 ml heißem Wasser übergießen, abgedeckt 10 Minuten ziehen lassen, dann abseihen und trinken. Am besten trinken Sie diesen Tee etwa 2- bis 3-mal pro Tag. Und nicht vergessen: Sie brauchen viel zusätzliche Flüssigkeit, am besten stilles Wasser, damit die ausleitenden Eigenschaften voll zum Tragen kommen können.

Aber es gibt noch einen anderen »Wirkungsbereich«: Mein absolutes Highlight für gesunden Genuss ist der Birkenzucker. Er wird auch Xylit genannt, unter diesem Namen ist er Ihnen vielleicht schon einmal in Zahnpflegekaugummis begegnet. Er enthält 40 % weniger Kalorien als weißer Haushaltszucker,

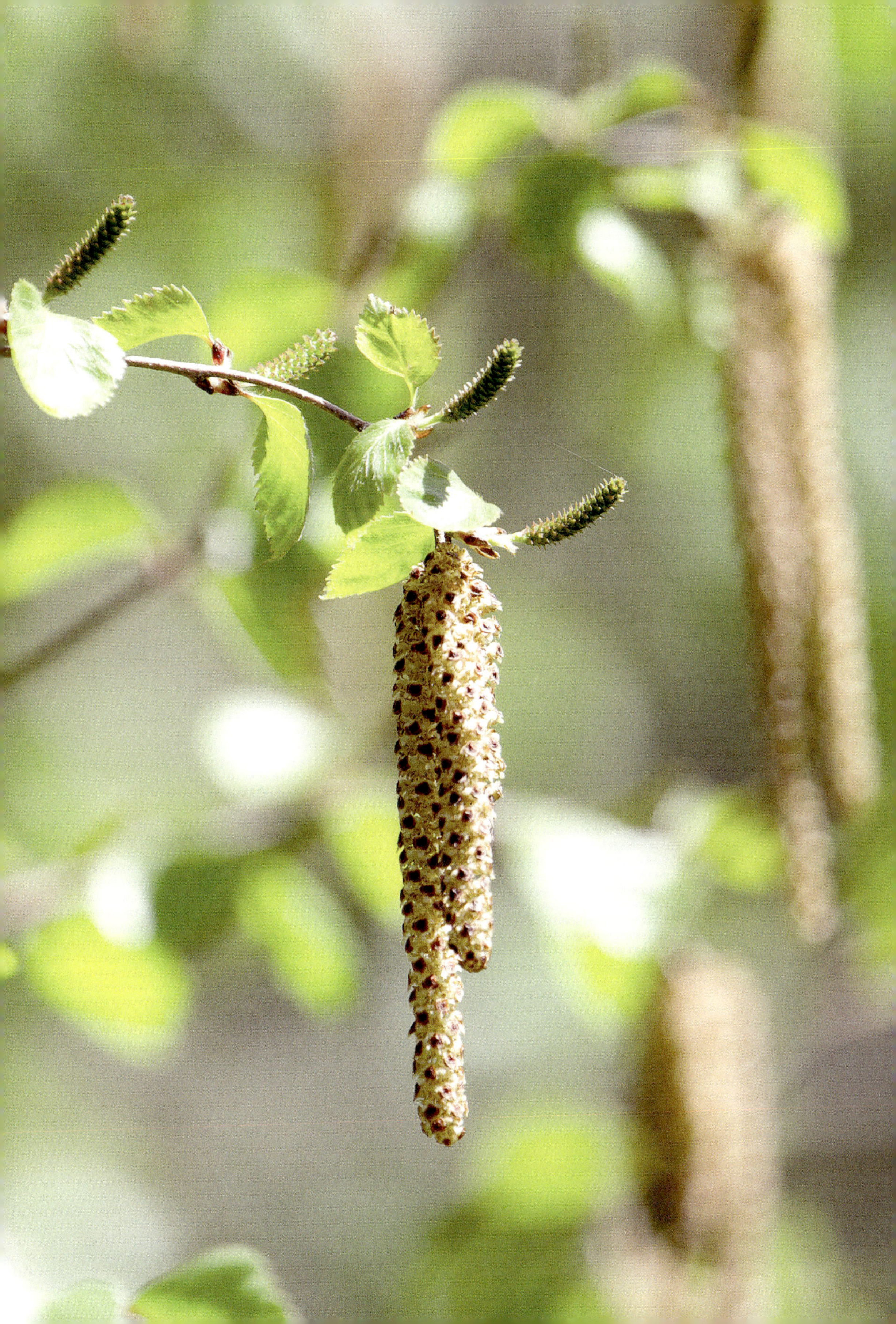

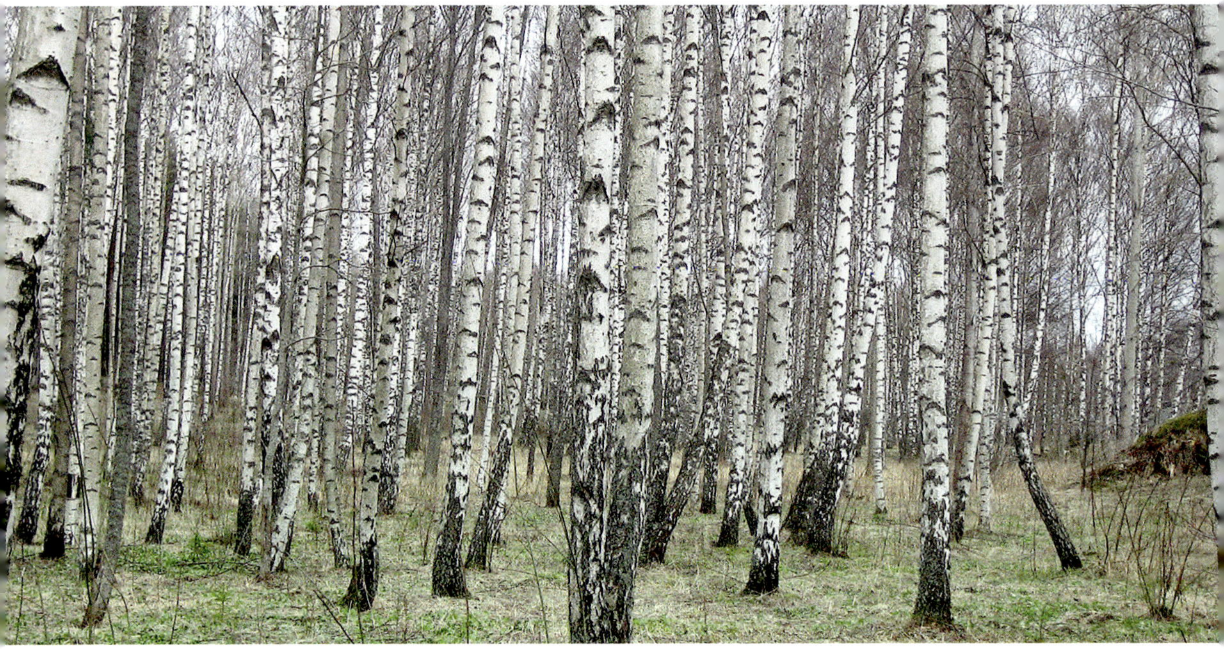

TIPP

Als Frühjahrskur täglich 2 Gläser Birkenwasser trinken – ein regenerierendes und erfrischendes Getränk mit angenehm süßem, lieblichem Geschmack. Da das Birkenwasser zudem reich an Mineralien und Spurenelementen ist, hilft es Ihnen dabei, das Milieu in Ihrem Bindegewebe wieder basisch werden zu lassen.

süßt aber gleich stark, völlig ohne störenden Eigengeschmack. Aber nicht nur das: Er hat außerdem einen besonders niedrigen glykämischen Index, das heißt, die Bauchspeicheldrüse wird in ihrer Aktivität nicht so stark angeregt wie beim herkömmlichen Zucker, sprich er kann Ihnen zur Diabetes-Vorbeugung von Nutzen sein. Und ein weiterer Knüller: Kariesbakterien können diesen Zucker nicht abbauen, das heißt, sie können nichts mit ihm anfangen, so dass dieser Zucker keinen Nährboden für Zahnfäule bietet.

Aber Achtung: Übertreiben Sie es nicht, denn in größeren Mengen konsumiert, kann Xylit abführend wirken. Ich rate Ihnen deshalb, Ihren Organismus, genauer gesagt Ihre Darmflora, erst langsam daran zu gewöhnen. Beginnen Sie mit 1 bis 2 Teelöffeln pro Getränk oder Gericht.

Theoretisch könnten Sie den Birkenzucker durch Eindampfen von Birkenwasser (Infos zur Gewinnung siehe »Sammelhinweise«) auch selbst herstellen. Dazu lassen Sie dieses so lange in einem Topf vor sich hin köcheln, bis ein dicker Sirup entstanden ist. Verteilen Sie diesen auf einem Backblech und dörren ihn, bis sich kleine Kristalle bilden.

SAMMELHINWEISE:

Birkenwasser:	Mitte Februar (falls frostfrei)–Anfang April
Junge Blätter und Kätzchen:	Mitte April–Anfang Mai
Ältere Blätter:	Ende Mai–Juni
Dünne Zweige:	ganzjährig

Das Sammeln der Blätter, Kätzchen und jungen Zweige stellt kein Problem dar. Die Bäume sind zahlreich vorhanden und die Mengen, die Sie benötigen, relativ klein. Es wird also niemand mit Ihnen schimpfen, selbst wenn Sie diese Zutaten an einer Birke in Ihrer Nähe abernten sollten. Anders sieht es natürlich aus mit dem Zapfen von Birkenwasser. Darunter versteht man den im zeitigen Frühjahr in der Rinde aufsteigenden Saft, der vielfältig verwendet werden kann.

Hier gibt es zwei Methoden:

Entweder Sie bohren mit Hilfe eines Hand- oder Akkubohrers ein kleines und etwa 4 cm tiefes Loch in die Rinde. Anschließend stecken Sie ein kurzes Stück Rohr, das im Durchmesser fast dem gebohrten Loch entspricht, hinein und stellen ein Gefäß zum Auffangen der Flüssigkeit darunter. Sobald Sie genug Birkenwasser abgezapft haben, sollten Sie das Loch unbedingt mit einem passgenauen Korken wieder verschließen. Aber denken Sie daran, den Besitzer der Birke vorher zu fragen, sollten Sie keinen eigenen Baum haben.

Die zweite Methode schont den Baum und ist zudem einfacher in der Handhabung – eine Alternative zum Anbohren des Birkenstamms: Sie nehmen eine weithalsige Flasche, etwa eine Saft- oder Milchflasche, schneiden abends einen etwa daumendicken, waagerecht gewachsenen Ast ab und stülpen die Flasche über den Stumpf. Am nächsten Morgen können Sie die zu etwa zwei Dritteln volle Flasche abholen und durch eine weitere, leere Flasche ersetzen. Ich bin dazu übergegangen, nur noch diese schonendere Methode anzuwenden.

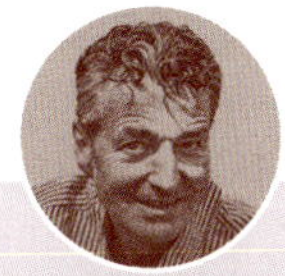

MEIN PERSÖNLICHER TIPP

Achten Sie beim Kauf von Xylit aber unbedingt auf seine Abstammung aus natürlichen Quellen: Im Reformhaus oder Biofachhandel gibt es echten Birkenzucker, meistens aus Skandinavien, dem Baltikum oder Russland. Vermeiden Sie unbedingt Zucker, der aus Mais oder anderen Pflanzen extrahiert wurde, denn es besteht die Gefahr, dass diese durch Gentechnik belastet sind.

DIE REZEPTE

HAAR- UND KOPFHAUT-PFLEGEÖL

Wirkt gegen Schuppenbildung, beruhigt – etwa durch chemische »Pflege«-Mittel – gereizte, auch juckende Kopfhaut

Eine Handvoll getrocknete Birkenblätter (am besten ältere, besonders gehaltvolle Blätter von Mai/Juni) und Kätzchen mit 200 ml hochwertigem Olivenöl (bitte ausschließlich Olivenöl verwenden) übergießen und an einem hellen Ort 1 bis 2 Wochen ziehen lassen, anschließend abseihen. In einem sauberen Glas oder einer Flasche und dunkel aufbewahrt hält sich das Pflegeöl mindestens 1 Jahr. Anwendung: Nach dem Haarewaschen gründlich in das noch feuchte Haar einmassieren, 10 Minuten einwirken lassen, dann abspülen.

TIPP

Leiden Sie unter starkem Schuppenbefall, geben Sie 1 Esslöffel frische Rosmarinblätter oder getrocknete Rosmarinnadeln hinzu. Deren klärende und desinfizierende Wirkung schafft rasch Abhilfe.

BIRKEN-BAD

Eignet sich zur Hautpflege, besonders bei Tendenz zu unreiner Haut oder auch Schuppenflechte

Für ein Vollbad nehmen Sie 4 Hand voll getrocknete Birkenblätter (siehe Abschnitt »So wirkt sie«), gerne auch eine Mischung aus frischen Blättern, Knospen und Stückchen von jungen Zweigen, geben sie mit 2 bis 3 Litern Wasser in einen Topf und bringen alles zum Kochen. Dann von der Herdplatte nehmen und über Nacht oder mindestens einige Stunden ziehen lassen. Im Anschluss abseihen und diesen Sud in das warme Badewasser geben. Sie sollten mindestens 20 Minuten in der Wanne bleiben und, abhängig von der Schwere und Hartnäckigkeit der Beschwerden, diese Prozedur jeden zweiten oder dritten Tag wiederholen, bis alles abgeklungen ist.

Noch ein ganz anderer – kulinarischer – Tipp: Junge Blättchen und Kätzchen von der Birke eignen sich auch hervorragend als rohköstliche Salatzutat. Das Mischungsverhältnis von Birkenblättchen mit herkömmlichen Blattsalaten sollte maximal 1 : 4 betragen. Beachten Sie aber die kurze Saison im Frühling: Junge Blätter sind zart und mild im Geschmack, später entwickeln sie eine derbere Konsistenz und schmecken intensiver.

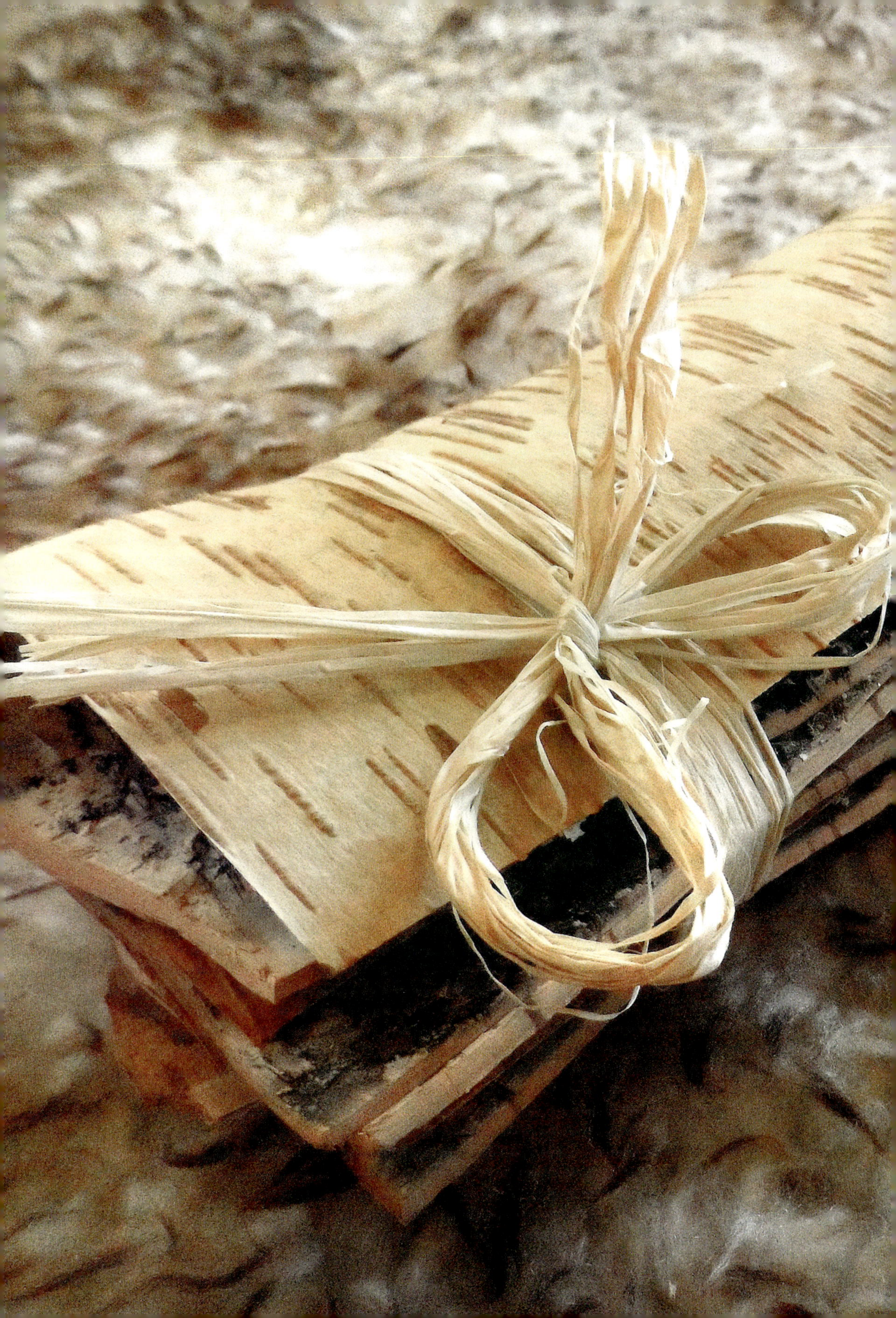

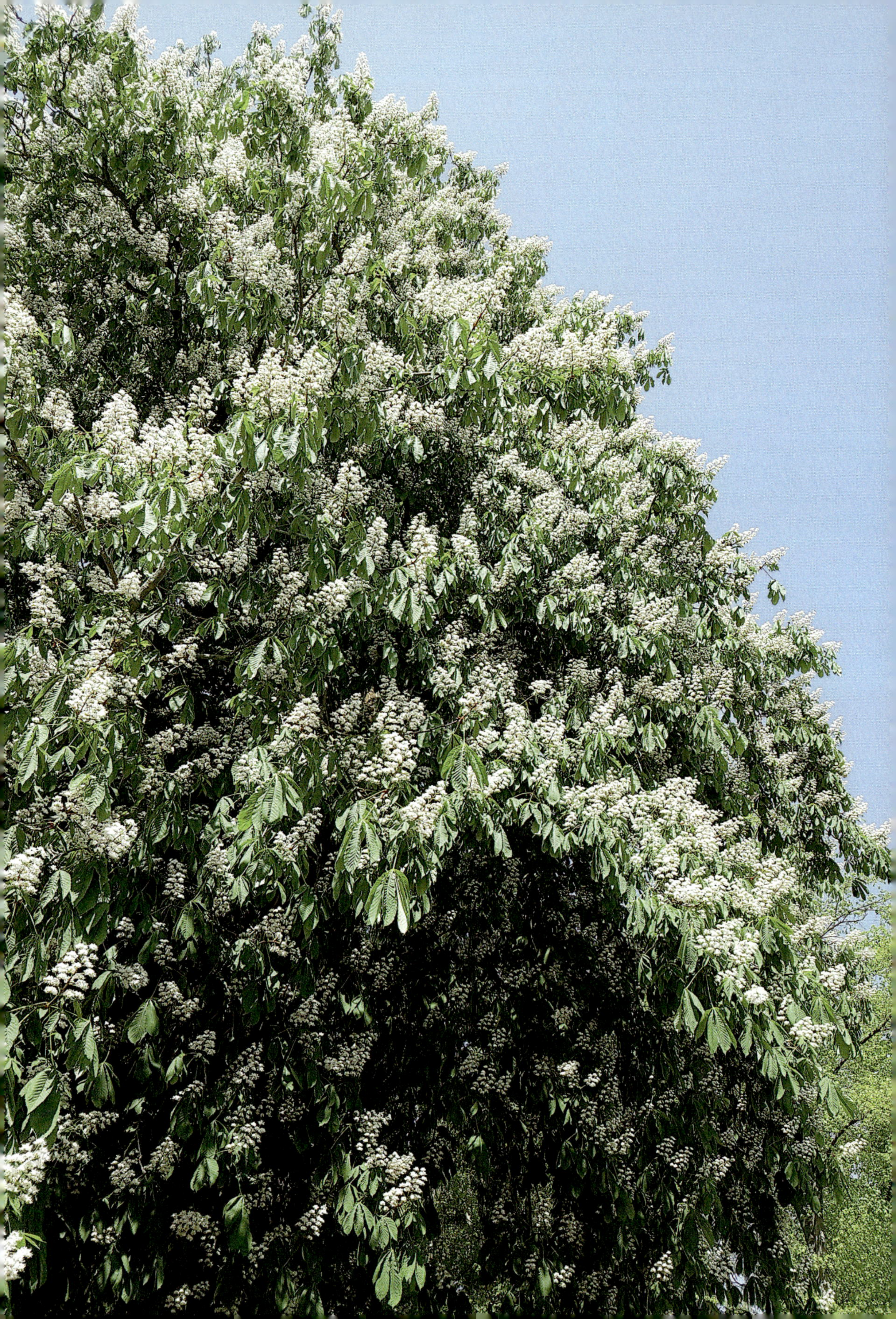

ROSSKASTANIE

Vor dem Haus meiner Großeltern stand eine alte Rosskastanie, die mein Urgroßvater gepflanzt hatte. Im Frühjahr erstrahlte der Baum mit seinen weißen Blütenkerzen, an heißen Sommertagen war es in seinem Schatten angenehm kühl, und im September konnte ich dann die schönen Kastanien sammeln. Diese waren für mich als Spielzeug und zum Basteln heiß begehrt, und ich sammelte meist weit über meinen tatsächlichen Bedarf hinaus viel zu viele davon. Auch mein Opa sammelte jedes Jahr Kastanien: immer genau drei Stück. Er trug sie gemäß einem alten Volksglauben immer in der Hosentasche und schwor darauf, dass ihn dies vor Rheuma beschütze. Tatsächlich wurde er sehr alt und hatte niemals unter rheumatischen Beschwerden zu leiden. Meine Oma aber auch nicht – und sie trug nie eine Kastanie am Körper, vielleicht auch weil ihre Kleider und Röcke keine Taschen hatten. Aus heutiger Sicht möchte ich Ihnen die Rosskastanie aber aus drei ganz anderen Gründen empfehlen: Kastanien helfen uns erstens in puncto Venengesundheit, sind zweitens ein wirkungsvolles, aber reizarmes Waschmittel und haben drittens auch im Bereich Körperpflege viel zu bieten.

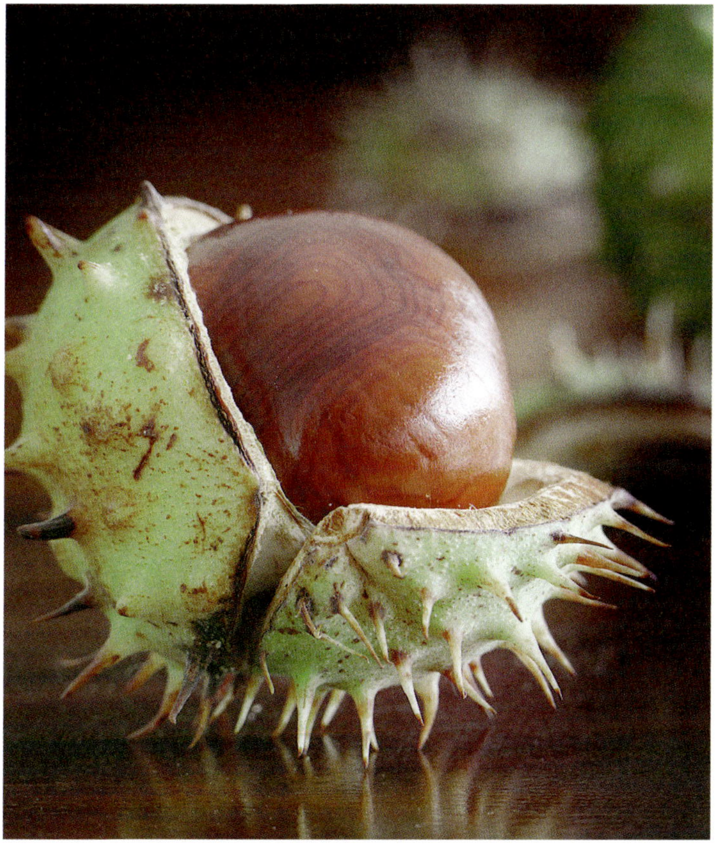

HIER WÄCHST SIE:

Die Rosskastanie wurde bei uns als Zierbaum eingeführt, sie stammt ursprünglich aus den Wäldern Nordgriechenlands und Mazedoniens. Sie finden die Rosskastanie häufig als Park- und Alleebaum sowie als Schattenbaum an Promenaden und in Biergärten. Im Wald kommt sie oft in der Nähe von Forsthäusern und Jagdhütten sowie an Wildfütterungsplätzen vor. Hier wurde sie bewusst angepflanzt oder stammt von winterlichen Wildfütterungsaktionen: Einzelne, vom Wild nicht entdeckte und gefressene Kastanien keimen im folgenden Frühjahr.

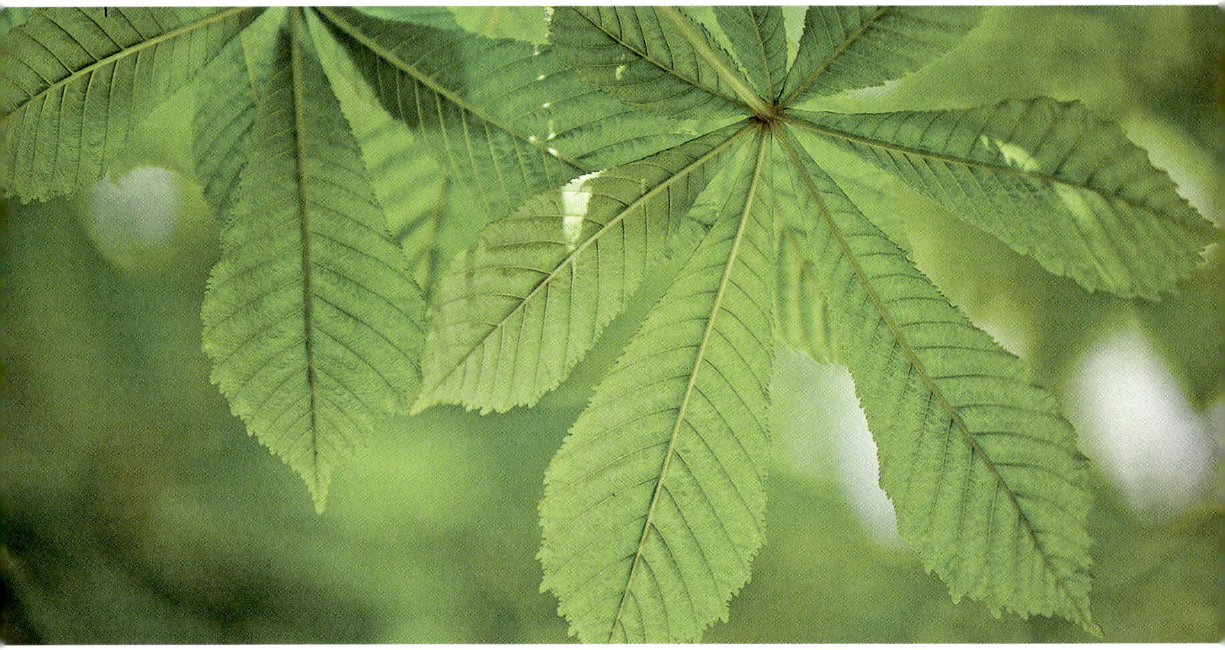

INFO

Wie die Früchte der Rosskastanie, so enthalten auch die Blätter des Efeus reichlich Saponine, also waschaktive Substanzen. Stecken Sie beim nächsten Waschtag 10 bis 12 grüne Efeublätter in eine Socke, verknoten sie und legen das kleine Bündel zur Wäsche in die Maschine. Für den frischen Duft geben Sie lediglich 2 bis 3 Tropfen ätherisches Öl, z. B. Limette oder Orange, in das Waschmittelfach, sonst nichts. Ich garantiere Ihnen, Sie werden positiv überrascht sein.

DARAN ERKENNEN SIE SIE:

Die Rosskastanie ist ein bis zu 35 m hoher Baum. Ganz typisch für sie sind die fünf bis siebenzählig gefingerten Blätter sowie die auffallenden, weißen Blütenkerzen, die im Mai erscheinen. Im Herbst entwickelt der Baum die charakteristische, stachelige Fruchtkapsel. Diese enthält 1 bis 3 glänzend braune Samen, die jeweils einen hellen Nabelfleck aufweisen.

SO WIRKT SIE:

In meinem Haushalt findet die Rosskastanie hauptsächlich auf zweierlei Arten Verwendung: als Waschmittel – sowohl für Wäsche als auch für die Haare – sowie als erfrischendes und venenstärkendes Mittel. Die Rosskastanie enthält die sogenannten Aesculus-Saponine, auch Aescin genannt. Es wirkt vor allem antientzündlich sowie die Gefäße stabilisierend und abdichtend. Daneben enthält die Pflanze Gerbstoffe, Flavonoide, darunter Querzetin, und zahlreiche andere Stoffe, die ebenfalls an den beschriebenen Wirkungen beteiligt sind. Die Saponine hingegen wirken als waschaktive Substanzen.

Übrigens, alle Inhaltsstoffe sind nicht nur in den Kastanien, also den Früchten, sondern im Wesentlichen auch in den Knospen, Blüten und der Rinde des Baumes zu finden. Allerdings sind nur die Samen oder Früchte als Heildroge anerkannt. In Apotheken und Reformhäusern sind zahlreiche rezeptfreie Salben, Cremes und Tinkturen mit Rosskastanie im Angebot. Falls

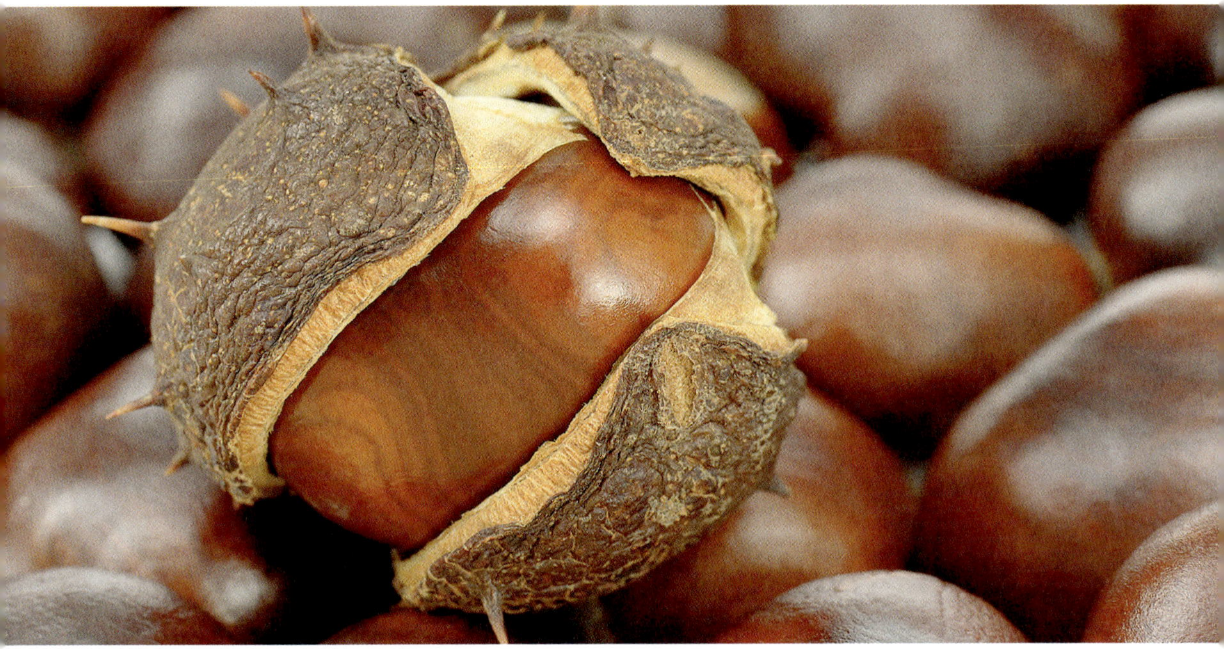

Sie selbst aktiv werden möchten, empfehle ich Ihnen dieses Rezept für eine Rosskastanien-Tinktur (siehe mein persönlicher Tipp).

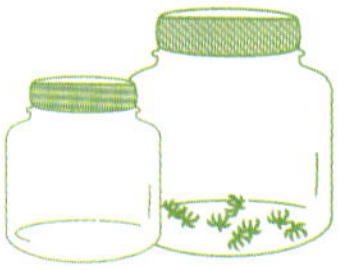

SAMMELHINWEISE:

Kastanien:	September–Oktober
Knospen:	Oktober–März

Rosskastanien liegen auf dem Boden im Herbst unter den Bäumen zum Sammeln bereit! Ihre stacheligen Hüllen platzen von alleine auf. Die glänzenden Knospen dagegen schützen sich mit einer harzigen, klebrigen Masse, deshalb kann beim Ernten das Tragen von Handschuhen sinnvoll sein.

Mein Tipp zur Lagerung: Breiten Sie die Kastanien nach dem Sammeln in der Wohnung auf Karton oder Zeitungspapier in nur einer Schicht aus und lassen Sie etwa 1 Woche trocknen. Die Früchte werden dabei schrumpeliger, kleiner, verlieren ihren Glanz, und vor allem werden sie steinhart. In dieser Form sind sie sehr gut haltbar, etwa in einem Stoffbeutel oder einer Papiertüte. Sie sollten sie immer dunkel, kühl und vor allem trocken lagern. Auf diese Weise halten sie sich problemlos bis zur nächsten Ernte.

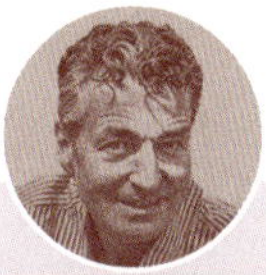

MEIN PERSÖNLICHER TIPP

Zerkleinern Sie 5 Kastanien, geben sie in ein sauberes Schraubdeckelglas und übergießen sie mit 200 ml 40%igem Alkohol, etwa Doppelkorn. 3 Wochen bei Zimmertemperatur ziehen lassen und ab und an schütteln, damit sich alles gut verteilt. Danach gießen Sie die Flüssigkeit durch ein Sieb ab. Diese Tinktur massieren Sie dann in Füße und Unterschenkel ein. Eine echte Wohltat! Vergessen Sie aber nicht, sich danach mit etwas Oliven- oder Kokosöl einzureiben, da Alkohol die Haut tendenziell austrocknet.

DIE REZEPTE

NATÜRLICHES WASCHMITTEL UND SHAMPOO

Für weiße Wäsche: geschälte, weiße Kastanien verwenden
Buntwäsche: Sie können auch ungeschälte, braune Kastanien verwenden

Nur frische Kastanien lassen sich leicht schälen, daher rate ich Ihnen direkt nach dem Sammeln Ihr Waschmittel für die Weißwäsche für das folgende Jahr herzustellen: die Kastanien schälen und trocknen lassen. Für den Buntwaschmittelvorrat müssen Sie die Kastanien nur trocknen lassen.

Sie können dazu harte Kastanien aus dem Vorrat verwenden, diese sollten Sie dann mit Hilfe eines Hammers zertrümmern. Alternativ nehmen Sie einfach frische Kastanien und schneiden sie mit einem scharfen Küchenmesser in Stücke.
Pro Waschgang sollten Sie 5 bis 8 Kastanien rechnen. Die Kastanien mit einem Hammer zertrümmern, in einen Topf mit etwa 400 ml Wasser geben und 10 Minuten auskochen, anschließend durch ein Sieb gießen. Den Sud (in dem nun die waschaktiven Substanzen enthalten sind) abkühlen lassen und in die Waschmaschine einfüllen – genau wie Flüssigwaschmittel. Für einen frischen Duft können Sie 2 bis 3 Tropfen ätherisches Öl hinzugeben, ich mag besonders Limette, Zitrone oder Lavendel (hierbei achte ich auf Bio-Qualität und verwende keine synthetisch hergestellten Düfte).
Der Kastaniensud ist im Kühlschrank durchaus 3 Tage haltbar. Ich empfehle Ihnen also, gleich etwas mehr davon herzustellen und ihn auch ...

... ALS NATUR-SHAMPOO ZU VERWENDEN!

Kastanien-Waschmittel und -Shampoo sind ganz besonders für Allergiker und Neurodermitis-Patienten eine gute Alternative, da sie keine Zusatzstoffe für Farbe, Duft, Konservierung etc. enthalten. Aber nicht nur diesen Menschen tut das gut, denn schließlich nehmen wir alle diese Stoffe auch über die Haut auf. Hinzu kommt, dass in den Kläranlagen die meisten dieser Stoffe nicht beseitigt werden können und damit letztendlich in der Umwelt landen. Zudem sparen wir auf diese Weise noch Verpackungsmüll, Transportwege und Geld – also eine rundum gute Sache!

Aber auch im Winter, wenn die Haut durch Licht-, Sauerstoff- und Bewegungsmangel sowie trockene Heizungsluft leidet, kann die Rosskastanie Abhilfe schaffen: Die in den Knospen enthaltenen Saponine reinigen die Haut, die Vitalstoffe der Knospe bewirken einen Anti-Aging-Effekt und regen die Zellerneuerung an. Probieren Sie doch mal eine:

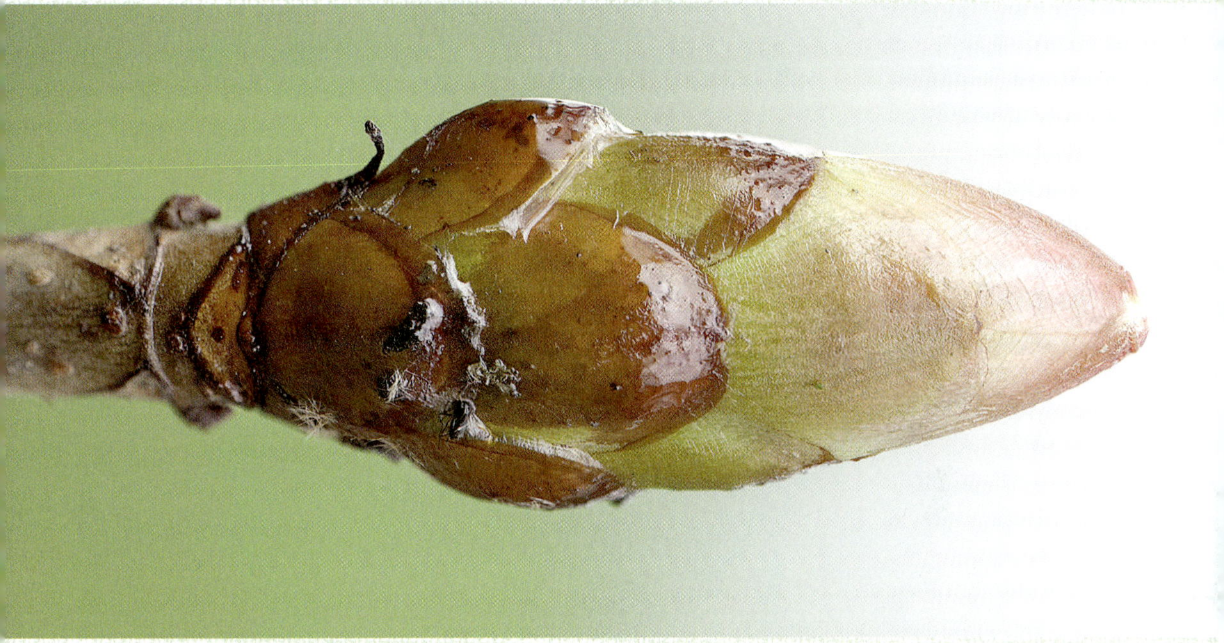

KASTANIENKNOSPEN-GESICHTSMASKE

2 Kastanienknospen (statt der Knospen kann man auch 2–3 EL des oben beschriebenen Kastanien-Shampoos verwenden, dann ist allerdings der Anti-Aging-Effekt nicht gegeben)
2 EL Schafs- oder Ziegenmilchjoghurt
1 TL Olivenöl

Alle Zutaten zusammen in einem kleinen Mixer zu einer homogenen Masse verarbeiten. Diese auf Gesicht, Hals und Dekolleté auftragen, sanft kreisend einmassieren, 10 Minuten einwirken lassen, dann abwaschen.

Oder wie wäre es mit einem Rosskastanien-Vollbad? Es entspannt, reinigt, schenkt der Haut Feuchtigkeit und entlastet die Venen:

KASTANIEN-BADEZUSATZ

6 zerkleinerte Kastanien oder
1 Handvoll Kastanienknospen
1 Becher (200 g) Sahne

1 EL Olivenöl

Bereiten Sie aus den Kastanien oder Knospen einen Sud zu (Anleitung s. o.) und geben diesen zusammen mit der Sahne und dem Olivenöl ins warme Badewasser. Bleiben Sie mindestens 30 Minuten entspannt in der Wanne liegen. Sie werden sehen: Es bewirkt ein Wohlfühlwunder.

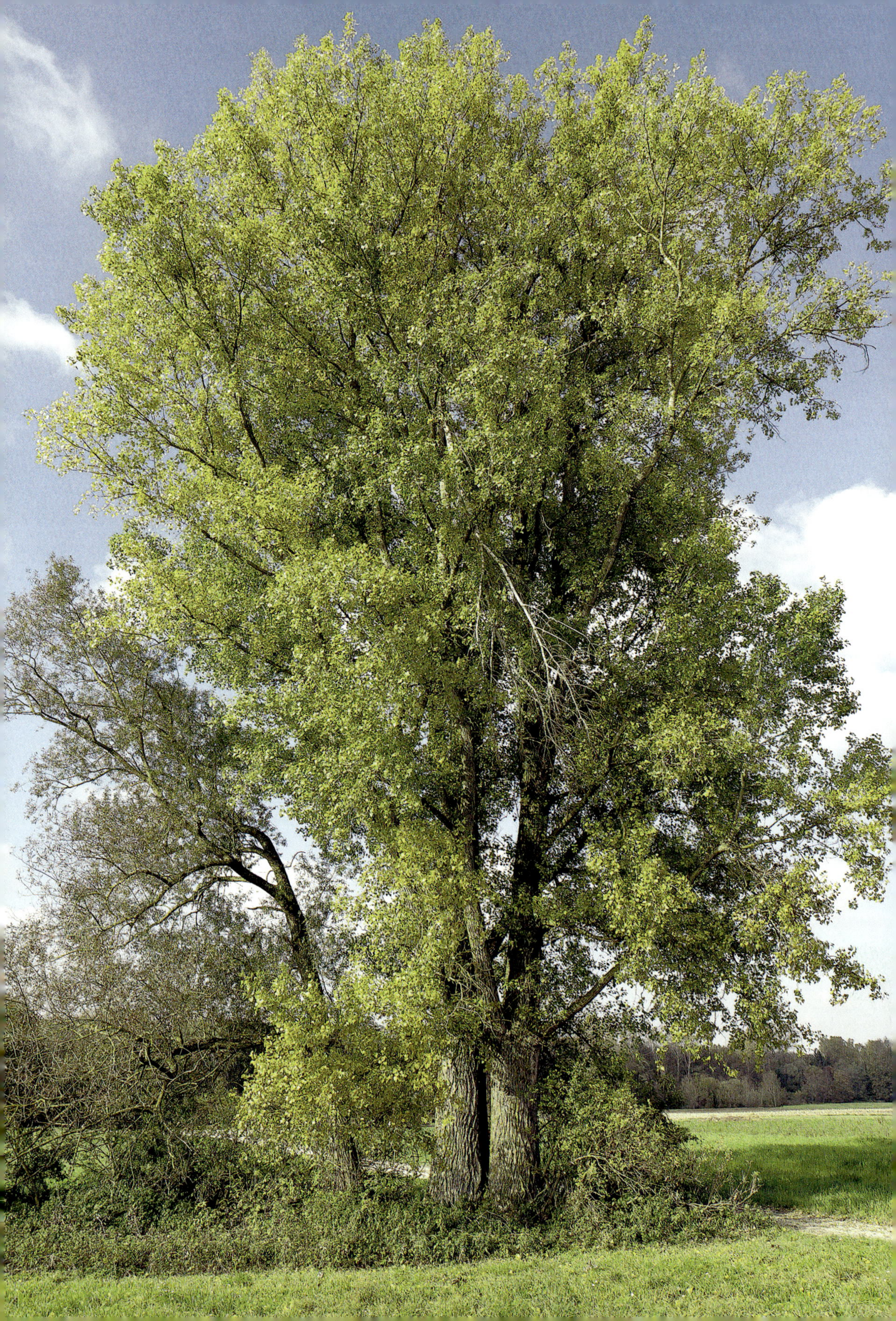

SCHWARZPAPPEL

Meine Beziehung zu den Schwarzpappeln war lange Zeit gespalten: Die alten, knorrig-charaktervollen Bäume an den heimatlichen Ufern des Hochrheins und des Bodensees liebte ich natürlich – besonders im Sommer, wenn wir nach dem Schwimmen auf der Wiese lagen und uns unter dem »Papperlapapp«, das der Sommerwind in den Blättern der Baumriesen ertönen ließ, ausruhten. Doch die monotonen Aufforstungen mit Hybridpappeln in so manchem Feuchtgebiet waren mir schon als Kind ein Graus. Nachdem sich die Forstwirtschaft seit den 1980er Jahren von dieser Art der Aufforstung verabschiedet hat und die Pappelforste nun nach 30 bis 40 Jahren erntereif sind und wieder aus der Landschaft verschwinden, entspannte sich die Lage für mich. Außerdem: Was kann denn die Pappel dafür? Es sind doch wir Menschen, die die Pflanze zum reinen Wirtschaftsgut und Gebrauchsgegenstand degradiert und damit missbraucht haben. Je weniger also meine Augen durch Pappel-Massenhaltungen beleidigt wurden, umso mehr öffnete sich mein Blick für die Schönheit dieser Bäume und deren wirkliches Potenzial für uns.

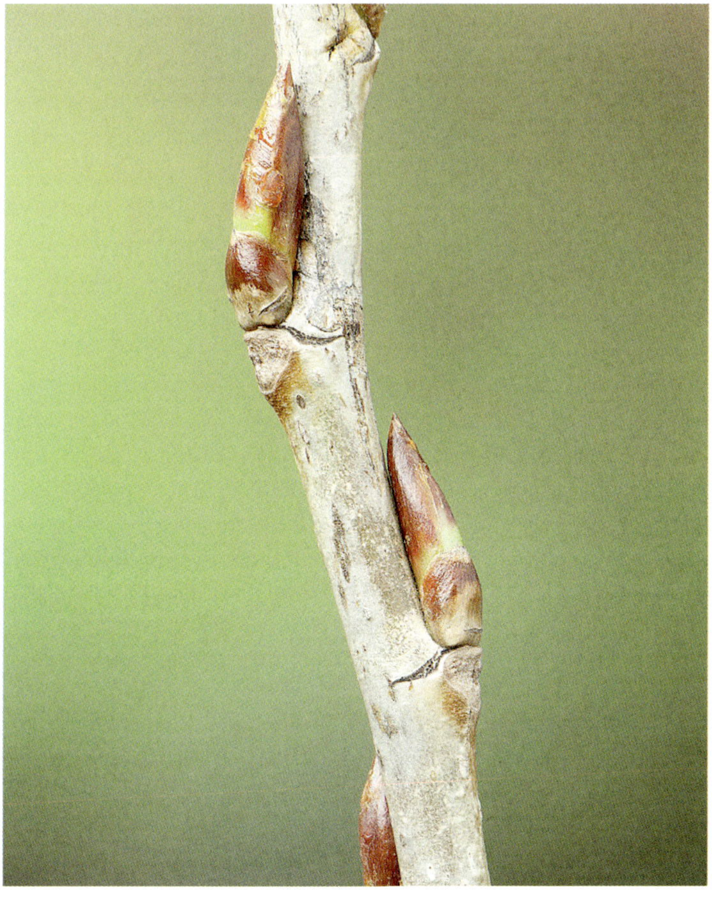

HIER WÄCHST SIE:

Pappeln lieben nasse Füße. Sie wachsen gerne und zahlreich in den Auwäldern, an Bächen, Flüssen und Seen – dort, wo es für viele andere Bäume schon viel zu nass ist. Von Natur aus wachsen sie hier zusammen mit Weiden und Erlen. Schwarzpappeln finden Sie aber auch außerhalb von Wäldern häufig als Allee- und Parkbaum.

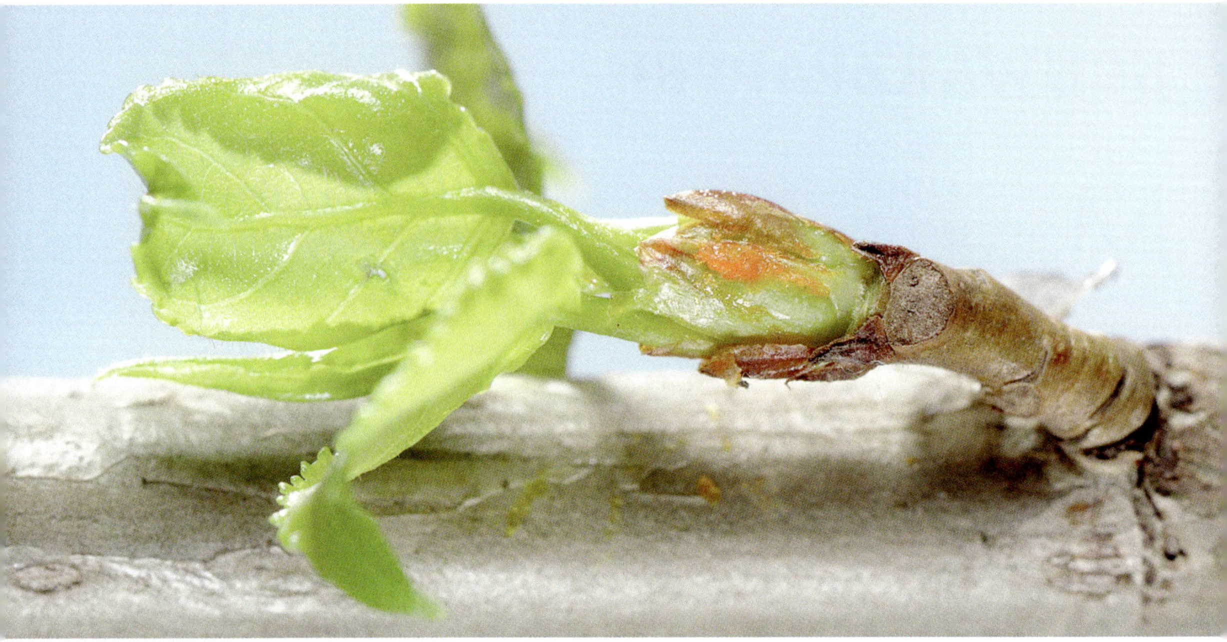

PAPPEL-ZAHNPUTZPULVER

1 EL getrocknete Pappelknospen
1 EL Heilerde, feinster Mahlgrad
1 EL Birkenzucker (Xylit)
1 TL getrocknete Salbeiblätter
1 TL getrocknete Minze

Alle Zutaten in einem Cutter zu einem homogenen Pulver verarbeiten, in ein sauberes Schraubdeckelglas füllen.
Die feuchte Zahnbürste mit ½ TL Pulver bestreuen, Zähne damit putzen.

DARAN ERKENNEN SIE SIE:

Die Schwarzpappel ist ein bis zu 30 m hoher Baum, deren Name auf die rissige, schwärzliche Rinde der älteren Exemplare zurückzuführen ist. Typisch ist die tief angesetzte, breite Krone und der bei älteren Bäumen gedrungene, meist nicht gerade Stamm. Die Blätter stehen wechselständig am Zweig, sie haben eine dreieckige bis rautenförmige Grundform; der Blattrand ist durchscheinend, die Blattstiele flach. Der Baum bildet außerdem Blütenkätzchen; die weiblichen sind grünlich, die männlichen rötlich. Seine Blütezeit ist im beginnenden Frühjahr (Februar/März), noch vor dem Austrieb. Die in den am Anfang des Kapitels erwähnten Aufforstungen verwendeten Hybridformen der Schwarzpappel unterscheiden sich gegenüber der ursprünglichen Art durch eine etwas rundlichere Grundform der Blätter. Außerdem wachsen diese Bäume im forstwirtschaftlichen Sinne »ordentlicher« mit einem meist gerade durchgehenden Stamm.

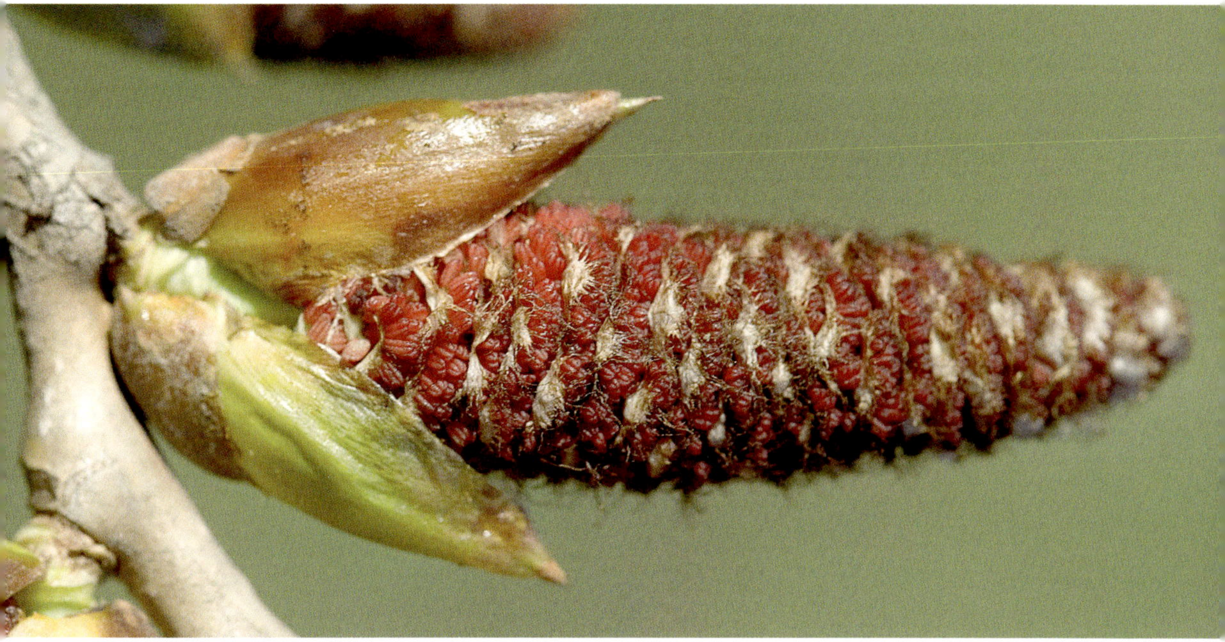

SO WIRKT SIE:

Pappelknospen, die Rinde sowie die Blätter des Baumes haben ähnliche Wirkungsfelder, jedoch sind nur die Pappelknospen ein offiziell anerkanntes Heilmittel. Das Harz der Pappelknospen ist ein begehrtes Sammelgut für Bienen. Sie stellen daraus das bekannte Propolis her (siehe auch Info S. 168). Rinde und Blätter hingegen finden nur in der Volksheilkunde Anwendung. Alle haben unter anderem Salizylsäurederivate, ätherische Öle und Flavonoide als Inhaltsstoffe gemeinsam und wirken dadurch schmerzlindernd, entzündungshemmend, antibakteriell und desinfizierend. Darüber hinaus haben die Pappelknospen zusätzlich noch adstringierende – also zusammenziehende – Wirkung, wodurch die Wundheilung unterstützt wird.

TIPP

Sammeln Sie die Knospen im zeitigen Frühjahr und trocknen Sie diese anschließend entweder im Dörrapparat oder aber schonend im Backofen etwa 6 Stunden lang bei 40 °C. Die getrockneten Knospen lagern Sie dann am besten in einer kleinen Schachtel an einem trockenen, dunklen und kühlen Ort – bei mir ist das die Speisekammer. So geht das Rohmaterial für die hier vorgestellten Rezepte nie zur Neige.

INFO

Die Knospen verströmen einen etwas eigenartigen balsamischen Duft. Ihr würziger Geschmack wird von den Bitterstoffen dominiert.

PROPOLIS

Das Harz der Bienen wirkt antibakteriell, antiviral und antimykotisch. Bienen kleiden damit die Wabenzellen ihrer Brut aus und dichten den Stock gegen Zugluft ab. Als Rohstoff für die Herstellung der Propolis dient ihnen das klebrige Knospelharz von Pappeln, Rosskastanien, Fichten und auch Birken. Bienenarbeiterinnen kauen das Knospelharz durch und vermengen es dabei mit ihrem Speichelsekret, Wachs (ca. 30 %) und Pollen (ca. 5 %). Der Gehalt von ca. 10 % ätherischer Öle stammt von den Baumknospen. Propolis ist ein wertvoller Rohstoff für Naturkosmetika und ein bewährtes Stärkungsmittel. Empfehlung: täglich 1 TL einnehmen, z.B. zu Müsli.

Ich empfehle Ihnen, sich einen Vorrat an getrockneten Pappelknospen anzulegen, denn auf diese Weise haben Sie sie jederzeit zur Zubereitung von Heil- und Stärkungsmitteln zur Hand (Rezepte dazu am Ende dieses Kapitels).

Ein ganz einfaches volksheilkundliches Mittel, für das Sie nur Blätter und Rinde benötigen, sind Umschläge, die ganz hervorragend bei rheumatischen Beschwerden und Schmerzen helfen:

Pro Anwendung benötigen Sie etwa 5 g Blätter und Rinde junger Zweige. Zerstoßen Sie diese in einem Mörser, bis ein grünbrauner Brei entstanden ist – wenn die Masse zu zäh ist, können Sie einige Tropfen Wasser hinzugeben. Tragen Sie diese Pappelzubereitung dann auf der schmerzenden Körperstelle bzw. dem Gelenk auf, bedecken es mit einem leicht angefeuchteten Küchenkrepp und legen ein warmfeuchtes Küchentuch aus Stoff darüber. Danach schlagen Sie noch ein trockenes Handtuch darum und fixieren den Umschlag mit einem Band oder einer Mullbinde, so dass der Pflanzenbrei längere Zeit, gerne über Nacht, einwirken kann.

Es spricht nichts dagegen, diese Umschläge, falls nötig, auch über einen längeren Zeitraum anzuwenden.

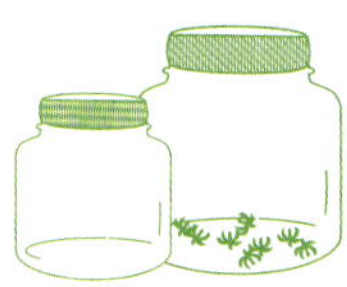

SAMMELHINWEISE:

Knospen:	**März und April, kurz vor dem Austrieb**
Blätter:	**Mai–August**

Das Sammeln der Blätter ist an sich unkompliziert. Die Knospen sind allerdings im Frühjahr harzig-klebrig, wodurch Ihre Taschen und auch die Kleidung leicht verschmutzt werden können. Nehmen Sie deshalb eine kleine Plastiktüte oder, wenn Ihnen das lieber ist, eine Vorratsdose mit in den Wald, in der Sie das Sammelgut verstauen können.

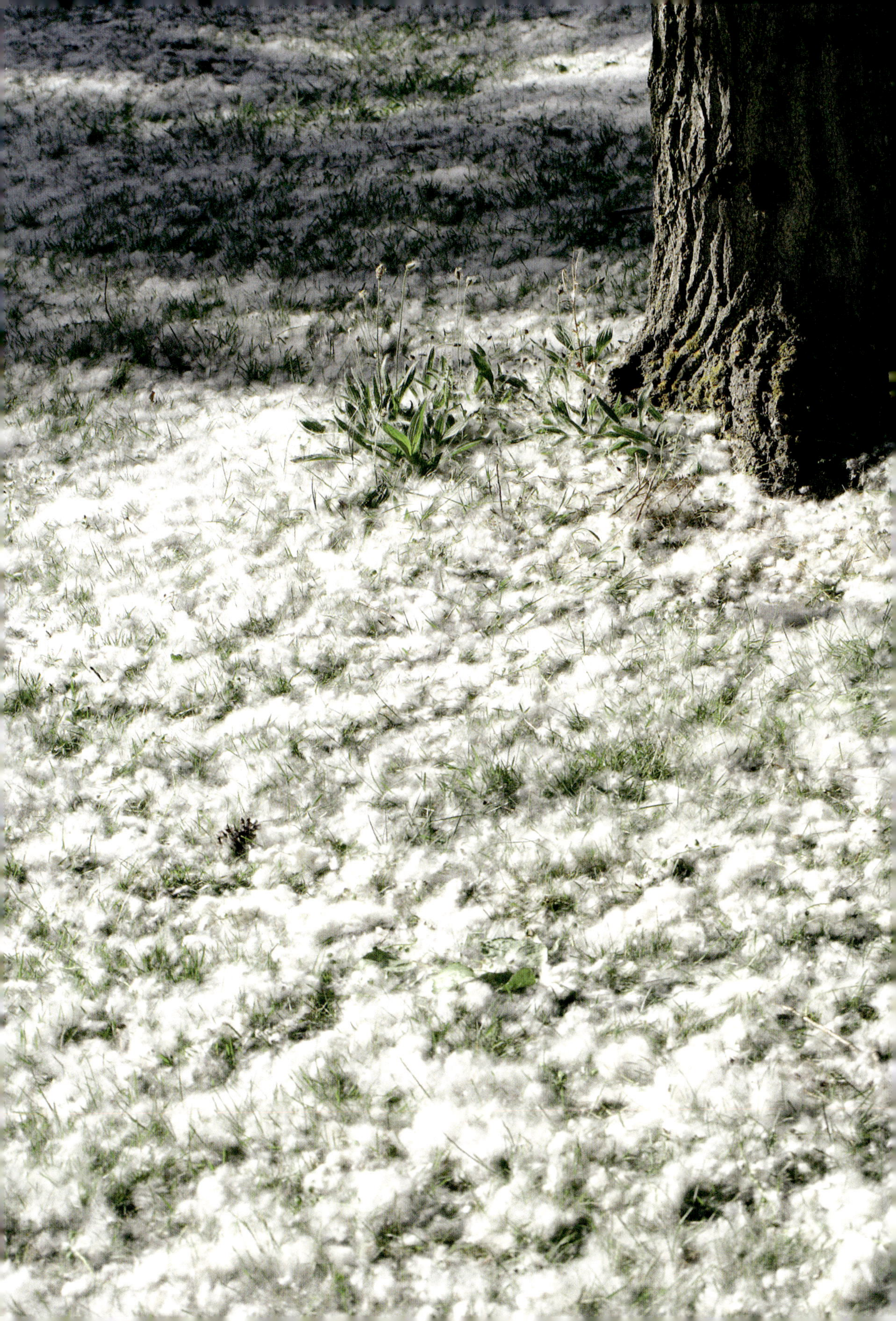

DIE REZEPTE

Nicht nur die intelligenten Bienen nutzen die Harze an den Knospen der Schwarzpappeln als Rohstoff für ihre Propolis-Produktion. Auch wir können von den antibiotischen und antiviralen Eigenschaften dieses wertvollen »Bienenharzes« profitieren.
Als Grundlage dient ein einfach herzustellendes Pappelöl:

PAPPELÖL

Füllen Sie ein sauberes Schraubdeckelglas zu etwa einem Drittel mit frischen (oder auch getrockneten) Pappelknospen und übergießen diese dann mit Olivenöl, bis alles gut bedeckt ist. Stellen Sie das Glas in einem Topf in ein Wasserbad und lassen es darin 20 Minuten köcheln. Anschließend den Herd abstellen und Topf mit Glas einfach darauf stehen lassen, bis alles völlig abgekühlt ist, am besten über Nacht.
Lassen Sie das Glas mit dem Pappelöl an einem warmen Ort 3 bis 4 Tage nachziehen und sieben die Knospen im Anschluss durch ein feines Sieb ab. Das gewonnene Öl sollten Sie in eine dunkle Flasche füllen und beschriften – fertig ist das Pappelöl. Es hält sich etwa 1 Jahr.

PAPPEL-PROPOLIS-SALBE

Wirkt entzündungshemmend, abschwellend, wundheilend und die Haut regenerierend

60 ml Pappelöl (s. o.)
4 g Bienenwachs

Beide Zutaten zusammen in ein Glas geben und in einem Wasserbad erwärmen. Dabei rühren, bis sich das Wachs vollständig aufgelöst hat. Die flüssige Salbe im Anschluss in Tiegel umfüllen und fest werden lassen. Das geschieht automatisch mit dem Abkühlen. Die Tiegel beschriften und verschließen. Die Salbe hält sich im Kühlschrank mindestens 1 Jahr.

Auch das Öl kann direkt auf die Haut aufgetragen werden, jedoch ist die festere Salbe einfacher in der Anwendung. Direkt verwendet, eignet sich das Pappelöl auch wunderbar als Massageöl.

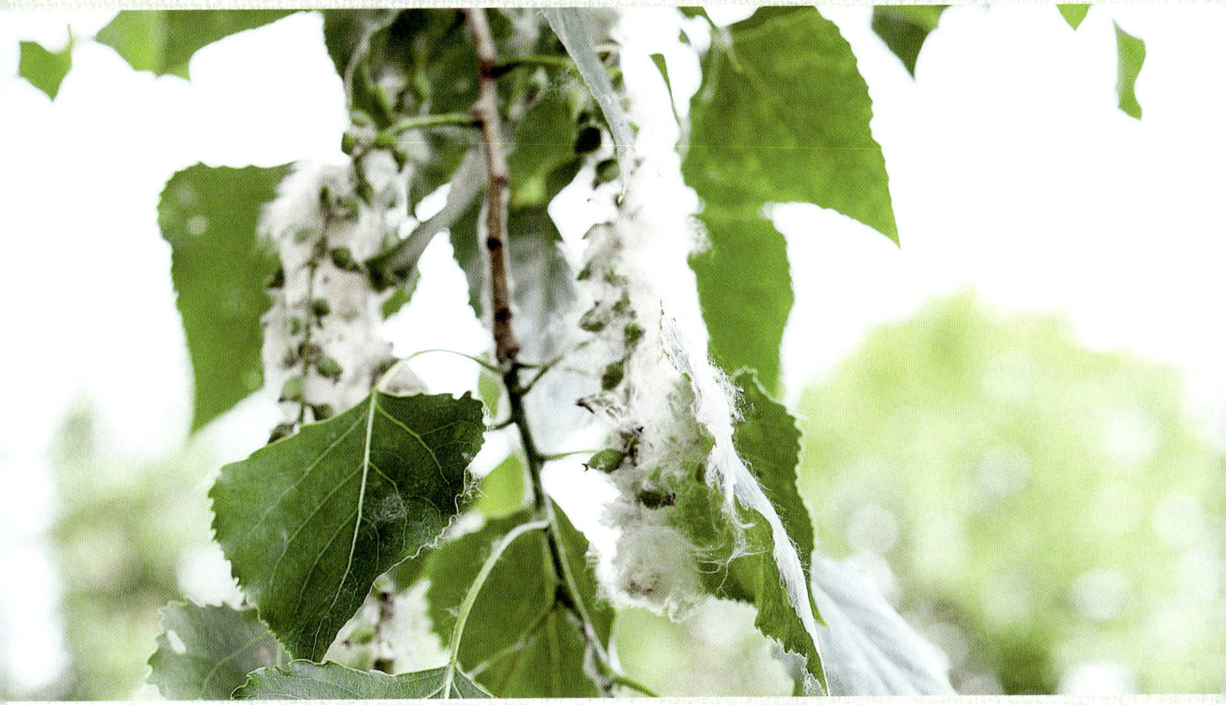

PAPPEL-STÄRKUNGSMITTEL
Besonders bei fieberhaften Erkältungen und zur Rekonvaleszenz

2 EL Pappelknospen
50 g Waldhonig
50 g Birkenzucker
50 ml trüber Apfelessig
100 ml reines Wasser

Alle Zutaten zusammen in einem Mixer verarbeiten. Dieses Konzentrat in eine sterilisierte Flasche füllen und im Kühlschrank aufbewahren. Aber Achtung: Es ist nur einige Tage haltbar, also nicht zu viel davon herstellen. Mehrmals täglich 1 bis 2 Esslöffel in ein Glas mit reinem Wasser geben und trinken.

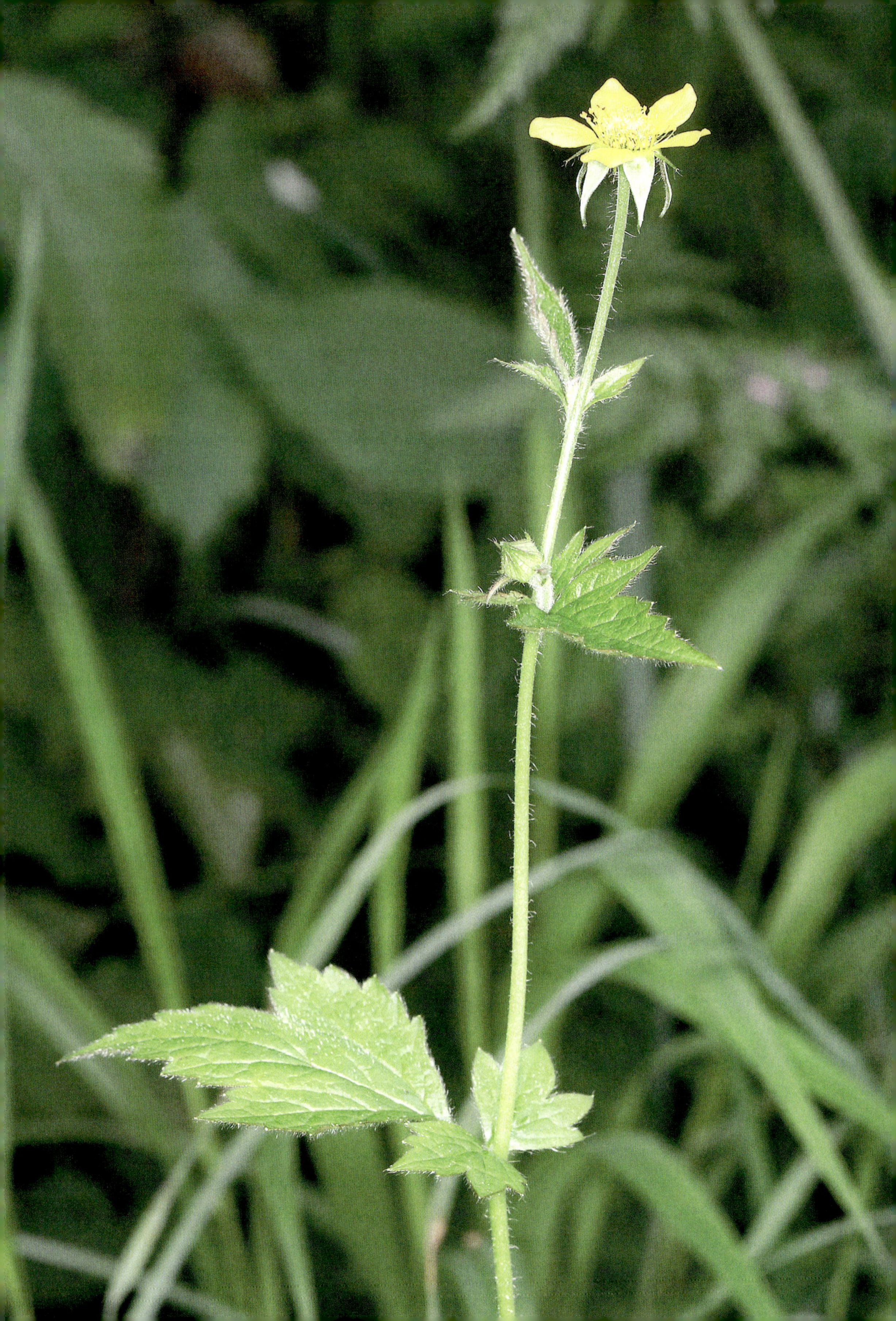

NELKENWURZ

Nach der Nelkenwurz sollten Sie meiner Meinung nach vor allem im Winterhalbjahr Ausschau halten. Sie ist in unseren Wäldern eine Art Allerweltspflanze und wirklich sehr weit verbreitet. Natürlich kann man die kleineren und sogar etwas zarteren Blätter an den sommerlichen Blütentrieben auch sammeln und im Salat oder Smoothie verspeisen, muss man aber nicht. Im Sommerhalbjahr ist die Auswahl an anderen Kräutern und Wildgemüsen schließlich riesig.

Im Winter stehen uns jedoch nur noch wenige Sammelpflanzen mit frischem Grün zur Verfügung. Neben der Nelkenwurz sind hier im Wald noch die Goldnessel und die Brombeerblätter zu nennen. Nun schlägt also, strategisch gesehen, die große Stunde der Nelkenwurz. Sie hilft uns, die üblichen winterlichen Ernährungsdefizite in puncto Grün- und Rohkost nicht allzu gravierend ausfallen zu lassen.

Doch damit nicht genug: Eine Etage tiefer warten exotische Aromen und heilsame Gerbstoffe auf uns: Die Wurzeln, die der Pflanze ihren Namen gaben, halten diese ab Oktober für uns bereit. In früheren Zeiten, als der Gewürzhandel durch die Araber und Venezianer kontrolliert wurde und manchmal zweifelhafte Qualität zu hohen Preisen verkauft wurde, suchte man in der heimischen Natur nach Alternativen – und fand sie zum Beispiel in Form der Nelkenwurz.

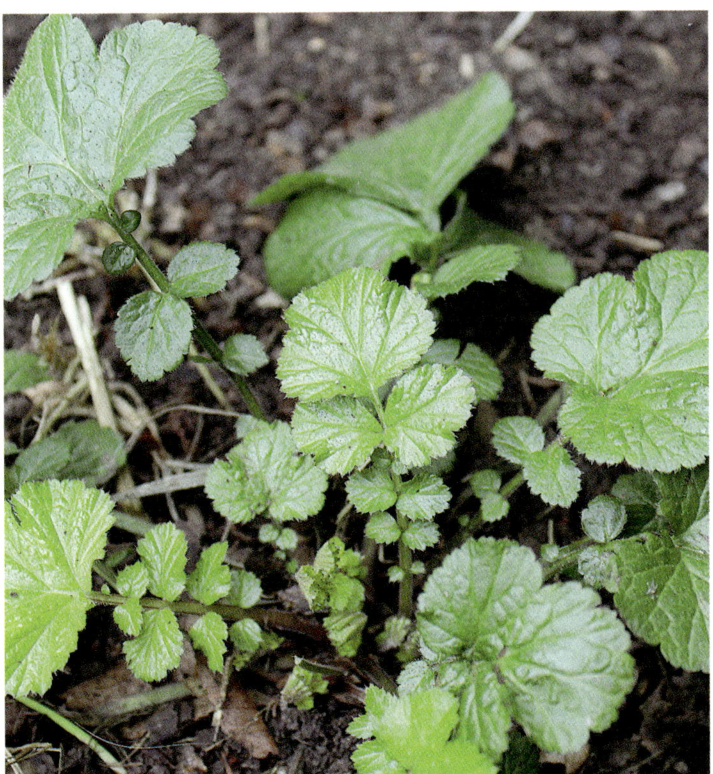

HIER WÄCHST SIE:

Die Nelkenwurz ist eine sehr häufige Pflanze im Unterwuchs von Laub- und Mischwäldern aller Art. Sie finden Sie ebenso am Waldrand, entlang von Waldwegen sowie unter Hecken, Parkbäumen und in naturnahen Gärten.

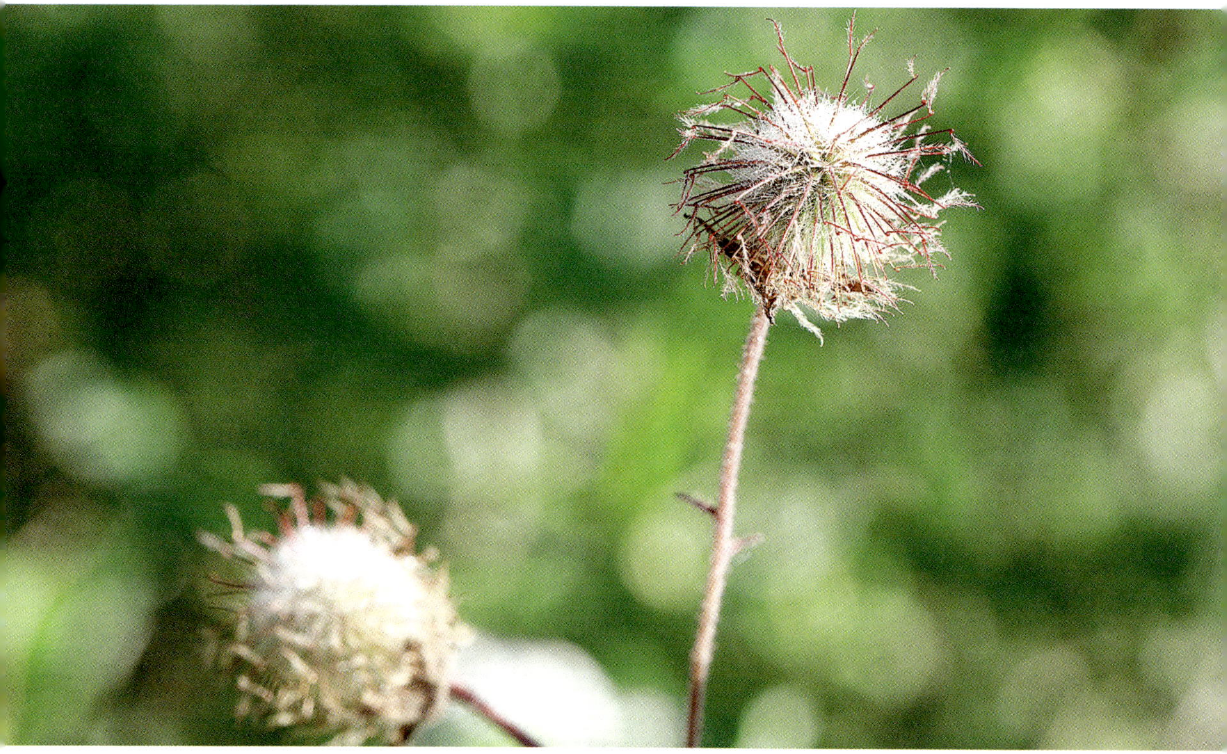

INFO
Interessant zu wissen:
Die Blätter fühlen sich rauh behaart und derb an, das ist im Smoothie aber nicht zu spüren. Feine Nelkenwurzblätter eignen sich auch als wertvolle, wilde Zutat in winterlichen Salaten wie z. B. Endivie oder geraspelter Karotte.

DARAN ERKENNEN SIE SIE:

Bei der Nelkenwurz handelt es sich um eine mehrjährige Staude. Im Sommer wird sie mit ihren bogigen Blütentrieben bis zu 70 cm hoch. Sie entwickelt kleine gelbe Blüten mit je 5 Blütenblättern, die außerdem »Samenkugeln« ausbilden. Die einzelnen Samen sind mit Haken ausgerüstet, das ist eine sehr schlaue Konstruktion, denn so ist eine leichtere Verbreitung durch Anhaftung an Tiere oder menschliche Hosenbeine gewährleistet. Im Winter bildet sich eine immergrüne, grundständige Blattrosette aus gefiederten Blättern – dies ist neben den Wurzeln das wertvolle Sammelgut in der kalten Jahreszeit. Bei den Fiederblättern fallen die dominanten End-Fiederblätter besonders auf – diese sind bedeutend größer als alle anderen Teilblätter. Der Blattrand aller Teilblätter ist gezähmt.

SO WIRKT SIE:

An der Nelkenwurz sind für uns zwei Pflanzenteile interessant: Die grünen Blätter enthalten reichlich Mineralien, Spurenelemente, Vitamin C, Chlorophyll und auch Ballaststoffe. Mit diesen Inhaltsstoffen bieten sie daher eine basische, reinigende und belebende Wirkung, die wir gerade im kalten und dunklen Winterhalbjahr nötig haben und auf die wir auf keinen Fall verzichten sollten. Ich selbst schätze sehr einen grünen Smoothie am Morgen (Rezept dazu am Ende des Kapitels)

Die Wurzel zeichnet sich durch einen sehr hohen Gehalt an Gerbstoffen aus, die für ihre adstringierende, also zusammenziehende Wirkung bekannt sind. Deshalb eignet sie sich ganz hervorragend zur Behandlung von Wunden oder Entzündungen. Ihr ganz typischer, nelkenähnlicher Geruch wird durch Eugenol, ein ebenfalls enthaltenes ätherisches Öl, hervorgerufen, das zudem antiseptisch wirkt. Vor der Verwendung verarbeite ich das Rhizom zu Pulver, das macht es besser handhabbar:

Die gesammelten Wurzeln schneide ich in Stücke und dörre sie in einem Dörrgerät oder im Backofen bei max. 40 °C für 8 bis 10 Stunden. Die getrockneten Wurzelrhizomstücke pulverisiere ich anschließend in einem Mörser oder einem Cutter. Das entstandene Pulver fülle ich in ein steril gemachtes Schraubdeckelglas ab und lagere es trocken, kühl und dunkel. So hält es locker bis zur nächsten Erntesaison.

Leiden Sie häufig unter Entzündungen des Zahnfleisches und/oder der Mundschleimhaut, möchte ich Ihnen das Nelkenwurz-Gurgelwasser wärmstens empfehlen. Es ist leicht gemacht und wirkt effektiv: siehe mein persönlicher Tipp.

Nehmen Sie dieses Gurgelwasser schluckweise in den Mund, legen Ihren Kopf nach hinten und gurgeln laut bzw. bewegen die Flüssigkeit mit geschlossenem Mund in diesem hin und her. Danach ausspucken und den Vorgang mehrmals wiederholen. Falls nötig, auch über mehrere Tage hinweg. Die Anwendung abends nach dem Zähneputzen vor dem Zubettgehen finde ich ideal, auf diese Weise können die zusammenziehenden Gerbstoffe, der antibakterielle Birkenzucker und das desinfizierende Eugenol länger einwirken.

TIPP

Die wintergrünen Blätter eignen sich auch zum Entsaften, zum Beispiel zusammen mit Möhren und Äpfeln – sie bietet wertvolle, mineralreiche Grünkraft zum Trinken.

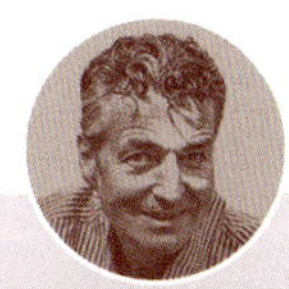

MEIN PERSÖNLICHER TIPP

NELKENWURZ-GURGELWASSER-REZEPT

1 TL Nelkenwurz-Pulver und 1 TL Birkenzucker (Xylit) mit 200 ml heißem Wasser überbrühen. Abgedeckt 10 Minuten ziehen lassen, so dass das leicht flüchtige ätherische Öl Eugenol erhalten bleibt.

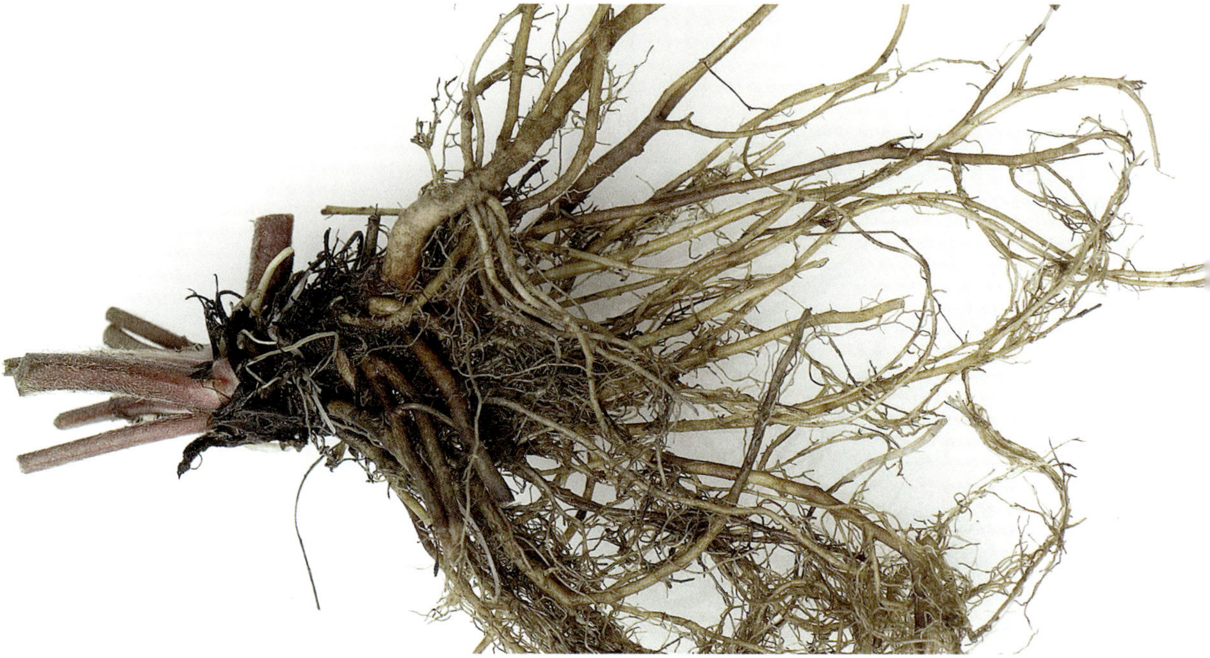

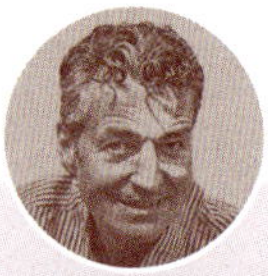

MEIN PERSÖNLICHER TIPP

Zusammen mit anderen winterlich wärmenden Gewürzen wie Zimt, Ingwer und Kardamom verwende ich auch Nelkenwurz-Pulver zum Würzen meines Frühstücks-Hirsebreis oder verfeinere Desserts damit.

SAMMELHINWEISE:

Grüne Blätter:	ganzjährig, besonders wertvoll jedoch von Oktober–März
Wurzel:	Oktober–März (sofern der Boden nicht gefroren ist)

Zur Ernte benötigen Sie einen kleinen Handspaten. Mit diesem graben Sie mehrere Pflanzen aus und schütteln die Erde grob ab. Halb abgestorbene und gelbe Blätter sollten Sie schon im Wald entfernen. Die grünen Blätter können Sie für Smoothies verwenden. Befreien Sie die Wurzel zu Hause unter fließendem Wasser mit einer Gemüsebürste von der restlichen Walderde. Schneiden Sie dann die Blätter ab; geben Sie sie in nassem Zustand in eine luftdichte Vorratsdose, darin bleiben sie, im Kühlschrank aufbewahrt, 3 bis 4 Tage frisch.

GRÜNER WINTER-SMOOTHIE

Ein ideales Frühstück oder eine Pausenmahlzeit am Arbeitsplatz: nährend, belebend, basisch, reinigend und – macht nicht müde

2 Hand voll wintergrüne Nelkenwurzblätter
1 Apfel
1 Zitrone, geschält
1 cm frische Ingwerwurzel
1 getrocknete Feige
4 Datteln, entsteint
1 TL Flohsamenschalen
500 ml reines Wasser

Alle Zutaten zusammen etwa 1 Minute in einem leistungsstarken Mixer zu einem cremigen Smoothie verarbeiten und gleich genießen.

Smoothies sollten immer möglichst frisch genossen werden, auch im Kühlschrank bestenfalls ein paar Stunden stehen lassen, nicht für Tage. Besser ist es, immer kleinere Portionen für den direkten Verzehr frisch zuzubereiten. Außerdem empfehle ich das genussvolle »Schmauen« als ein langsames Schmecken und Kauen des Smoothies, statt diesen nur hektisch hinunterzustürzen. Auf diese Weise wird der Smoothie nämlich eingespeichelt, denn eine gesunde Verdauung beginnt bereits im Mund!

NELKENWURZ-PUNSCH

Ein aromatischer »Seelenwärmer« zum Aufheizen, die Immunkraft stärken und vor allem zum Genießen

500 ml Apfelsaft
1 cm frische Ingwerwurzel
1 TL Nelkenwurz-Pulver
1 Stange Ceylon-Zimt
4 schwarze Pfefferkörner
Abrieb von 1 unbehandelten Zitrone
500 ml Orangensaft
Saft von 1 Zitrone
2 EL Honig, Ahornsirup oder Birkenzucker

Zunächst nur den Apfelsaft in einem Topf erhitzen, dann die Gewürze und den Zitrusabrieb dazugeben, alles aufkochen und bei geringer Hitze 5 Minuten abgedeckt ziehen lassen. Anschließend Orangen- und Zitronensaft sowie das gewünschte Süßungsmittel hinzugeben und erwärmen, auf keinen Fall noch einmal aufkochen. Heiß servieren und genießen!

Dieser Punsch eignet sich auch ideal zum Mitnehmen in der Thermoskanne auf eine winterliche Waldwanderung!

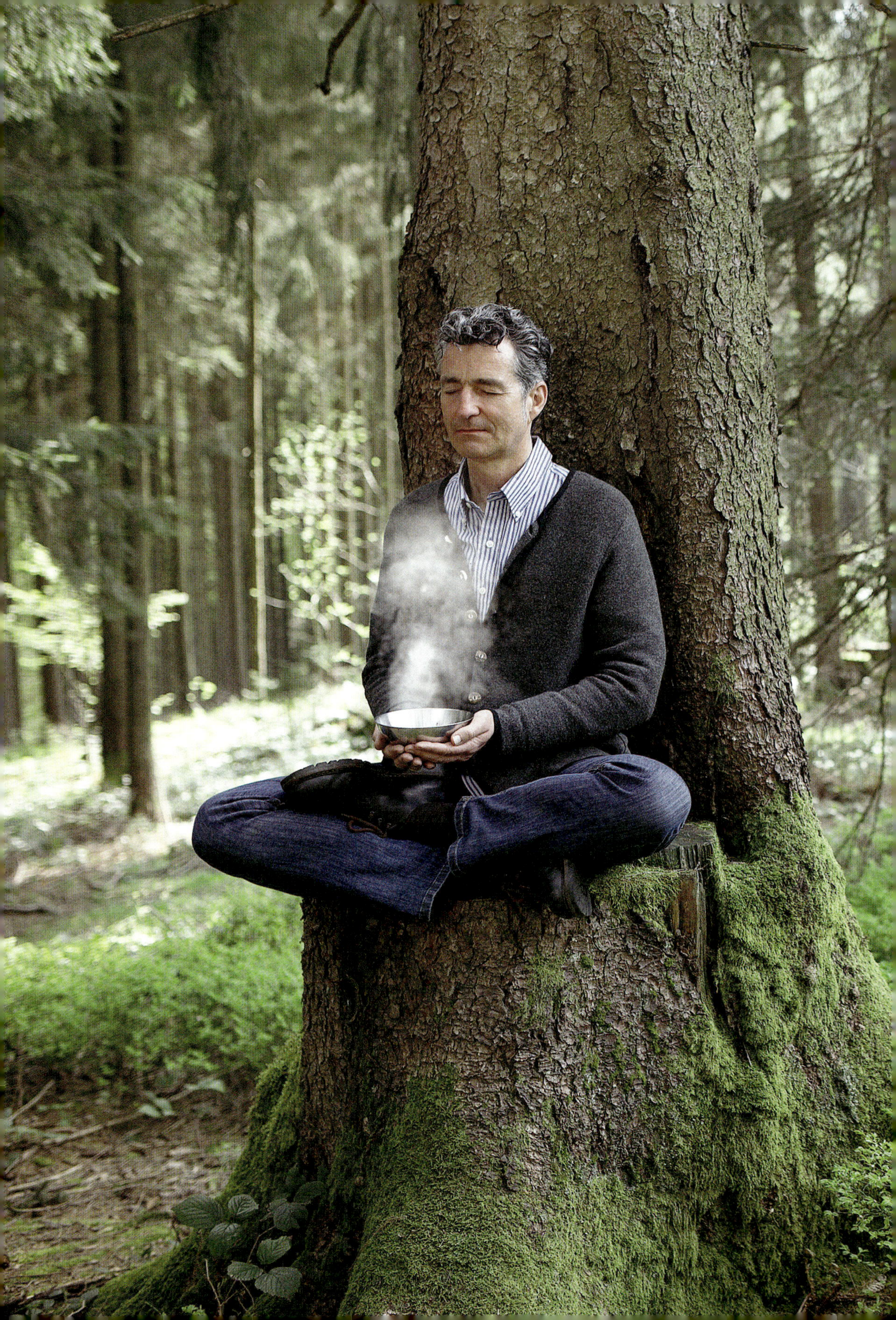

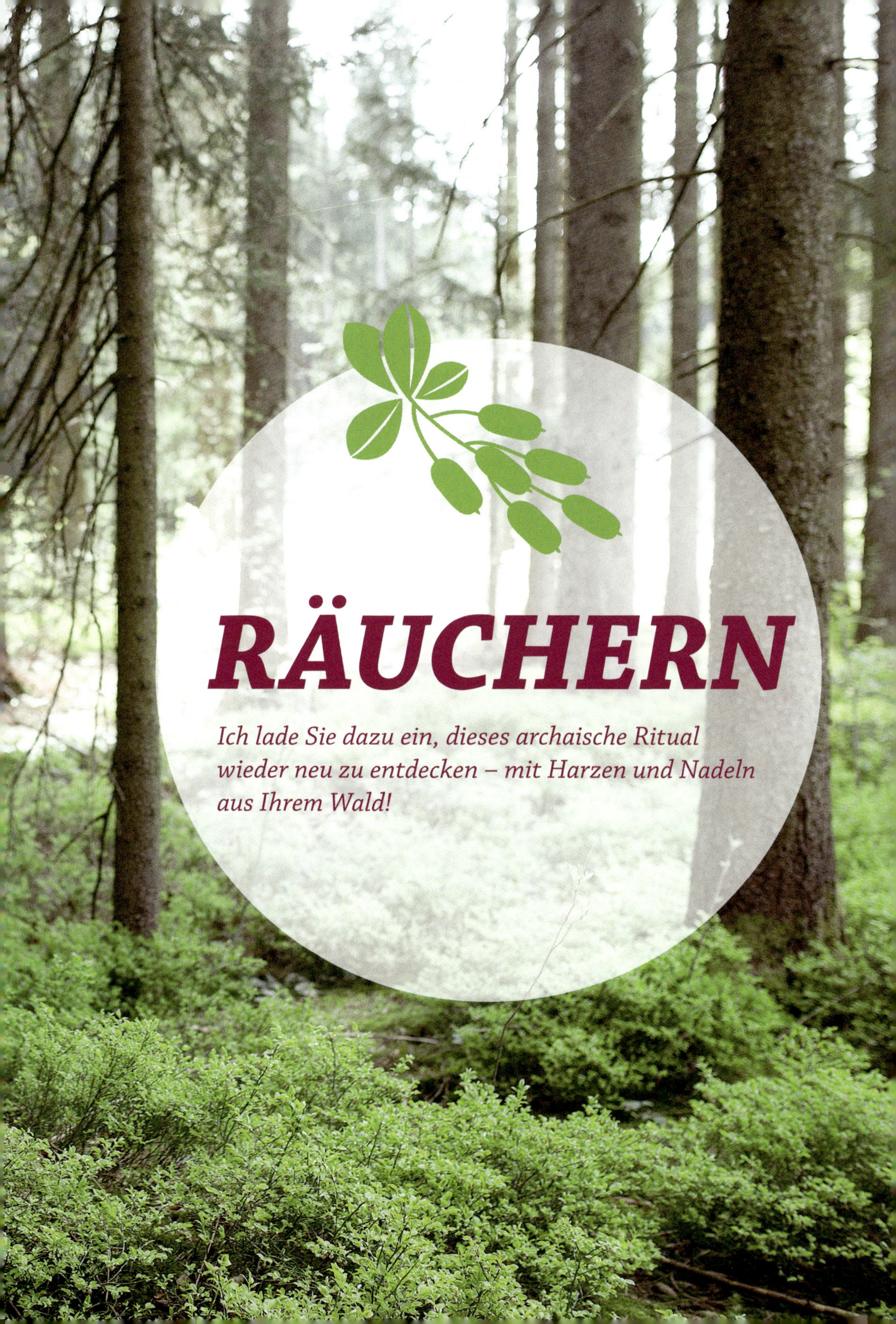

RÄUCHERN

Ich lade Sie dazu ein, dieses archaische Ritual wieder neu zu entdecken – mit Harzen und Nadeln aus Ihrem Wald!

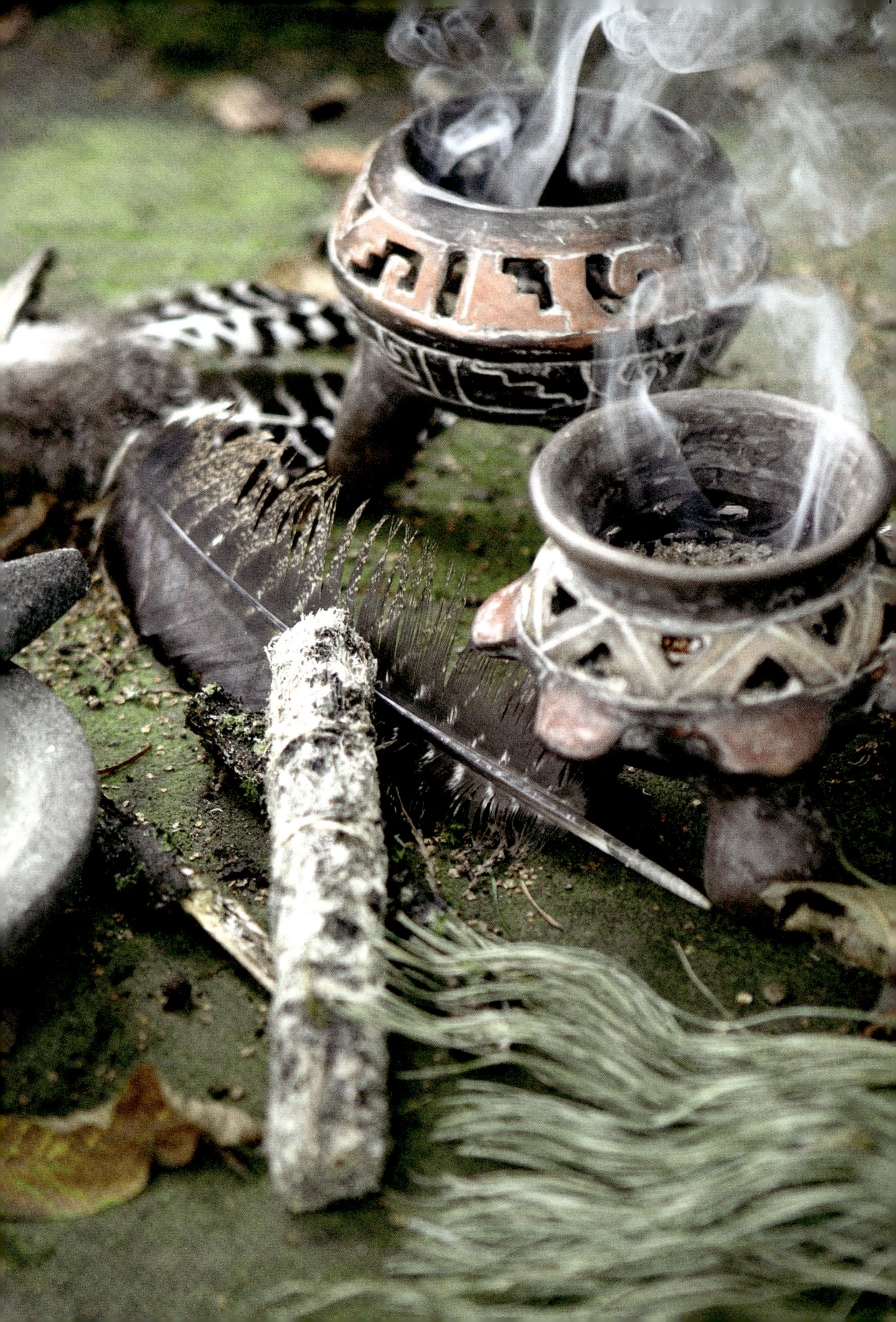

ARCHAISCHES HANDWERK UND RITUAL

Neben dem Dörren ist das Räuchern die älteste Methode, Lebensmittel haltbar zu machen. Beide entstanden an der steinzeitlichen Feuerstelle. Rauch tötet Keime ab und verleiht dem Räuchergut außerdem ein unverwechselbares Aroma, denken Sie nur an geräucherten Schinken oder Forellenfilet.

Heute jedoch kommt in der Lebensmittelindustrie fast ausschließlich künstlicher Labor-»Rauch« in Form von Aromen zum Einsatz – ohne Feuer, dafür mit reichlich chemischen Zusätzen. Das geht schneller und ist billiger als echtes Räucherhandwerk.

Früher – und damit meine ich bis in die 70er Jahre hinein – war es auf dem Land noch üblich, selbst zu räuchern. Mir ist in diesem Zusammenhang die Erinnerung an meinen Opa noch ganz präsent: Auf halber Höhe der Kellertreppe verbarg sich hinter einer Metalltür sein »Räucher-Kamin« mit Aufhängung für Schinken, Speck oder Forellen. Die glimmende Glut, der Rauch und der Duft nach Harzen und ätherischen Ölen im Halbdunkel der Kellertreppe – es war für mich als Kind ein geradezu magischer Ort.

Wie mein Opa das gemacht hat? Zunächst wurde der Kamin mit Buchenholz angeheizt. Wenn das Feuer schon weit heruntergebrannt war und man keine Flammen mehr sah, gab er Buchenholzspäne auf die Glut. Diese bestreute er etwas später mit Tannen- oder Fichtennadeln und einigen Wacholderbeeren zum Aromatisieren. Die Luftzufuhr wurde gedrosselt, so dass die Glut lange vor sich hin schwelte und rauchte. Die Räucherwaren hingen tagelang im Rauch, und mein Opa prüfte regelmäßig Glut und Aromen. Ich finde es sehr schade, dass solche althergebrachten Methoden zugunsten der industriellen »Schneller-und-billiger-Einstellung« nur noch selten angewendet werden. Ein echter Verlust an Kultur!

Ein ganz anderes Erlebnis aus meiner Jugend zeigt die Bedeutung des Räucherns als religiösen Ritus: Als älterer Ministrant war ich stolz, in der Kirche endlich auch das Rauchfass schwenken zu dürfen. Allerdings verursachte der billige Kirchen-Weihrauch mit den gefärbten Harzkörnchen mir wie auch bei vielen Kirchenbesuchern Kopfschmerzen. Heute wüsste ich es besser und würde auf naturbelassenes Räucherwerk achten.

Das Räuchern ist allerdings keine Erfindung der Kirche, vielmehr wurde es von älteren Kulturen übernommen und in den eigenen Ritus integriert. Das Feuer und dessen Rauch als Zeichen des Wandels und der Transformation galten in allen alten Kulturen als etwas Magisches und Heiliges. Neben den Harzen der einheimischen Nadelbäume ist das älteste und beliebteste Rauchgut in unserem Kulturkreis der Beifuß, das Rauchkraut der Germanen. Die Römer bevorzugten dagegen mediterrane Kräuter wie Lavendel und Salbei.

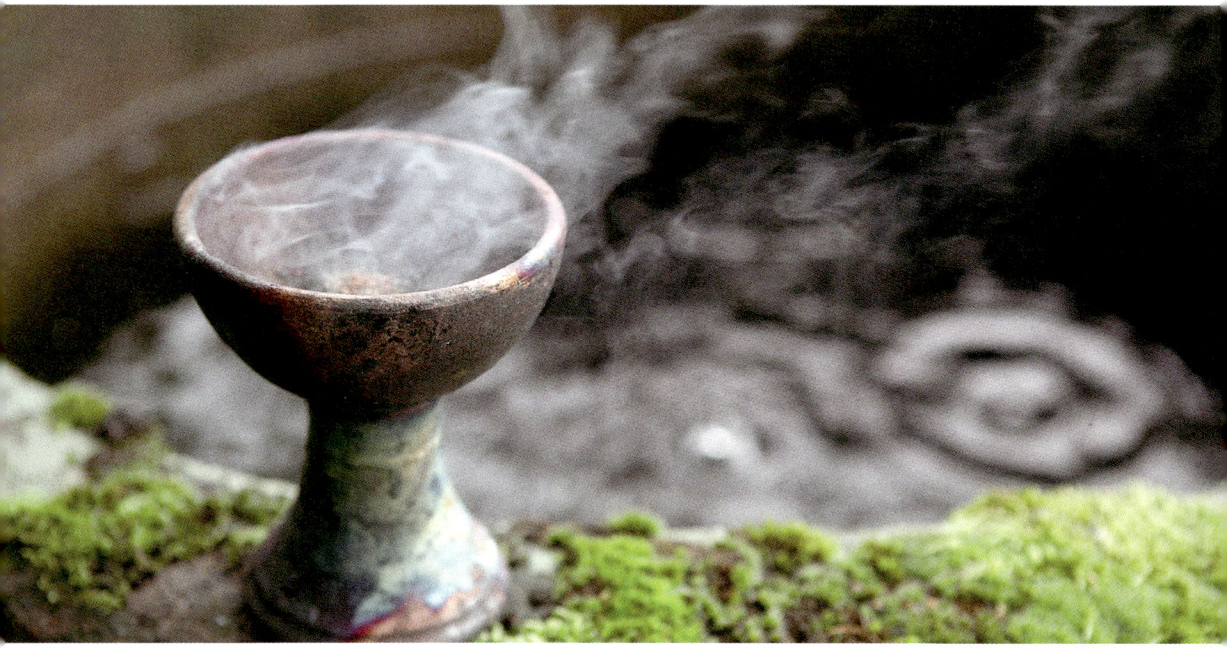

DIE WIEDERENTDECKUNG DES RÄUCHERNS

Mit der Hinwendung zu althergebrachten und schon von unseren Vorfahren geschätzten Methoden wird auch das Räuchern heutzutage langsam wieder entdeckt. So auch bei mir. Nach drei Jahrzehnten »Räucherpause« zelebriere ich heute sehr gerne wieder Rituale mit Räucherwerk – allerdings mit selbstgetrockneten Kräutern und Harzen aus dem Wald und damit ohne Kopfweh!

Ich nutze es zum energetischen Reinigen und Beduften der Wohnräume sowie als genussvolles Ritual, bei dem man einmal nicht nachdenken muss und sollte. Hier geht es einzig und alleine ums Ruhigwerden, Loslassen und darum, sich der Wirkung der verräucherten Pflanzenteile hinzugeben. Eine echte Wohltat in fordernden Zeiten. Redewendungen wie »Ich kann dich nicht riechen …« oder »Das stinkt mir aber gewaltig« verweisen auf die fundamentale Bedeutung unseres Geruchssinns, der sich der Ratio komplett entzieht. Der Geruchssinn ist im Kleinhirn angesiedelt, dem ältesten Teil unseres Gehirns. Das heißt, dass die Qualität und die Information der geräucherten Pflanze über diese alte, archaische Verbindung direkt auf uns einwirkt und nicht erst den »Umweg« über das Großhirn und damit das logische Denken gehen muss.

Aber Probieren geht hier über Studieren. Werden wir also praktisch und beginnen mit den Vorbereitungen:

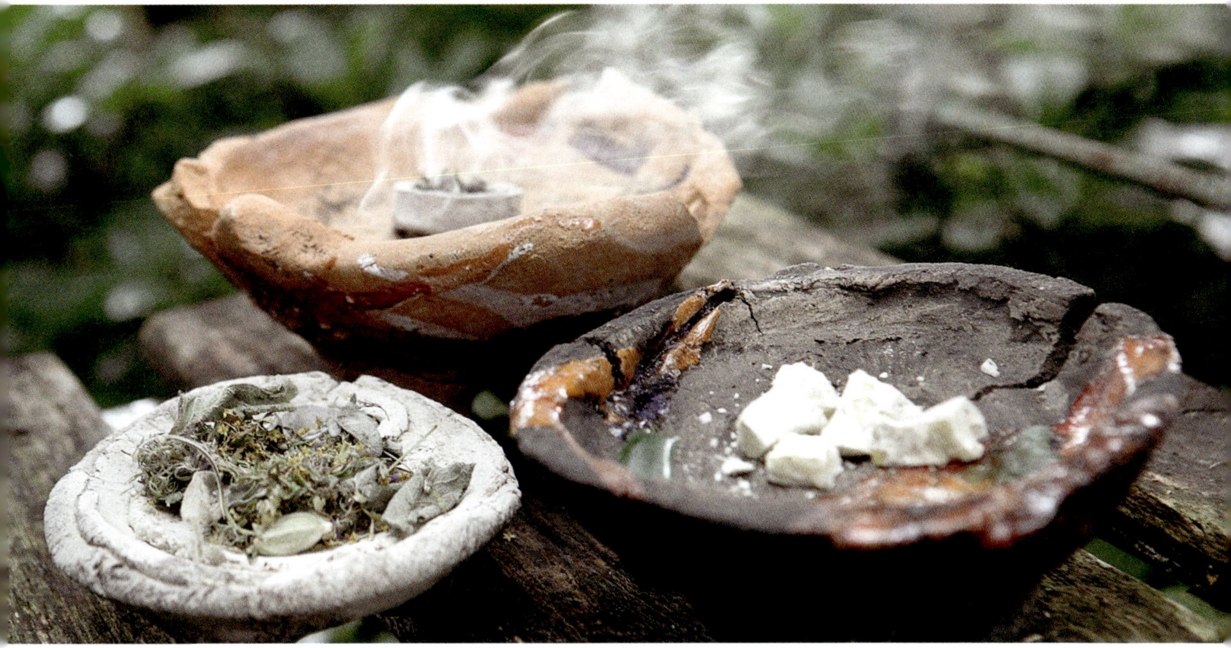

SO GEHT ES:

Füllen Sie Ihre Räucherschale etwa zur Hälfte mit Sand. Zünden Sie die Kerze an und halten Sie die Kohle mit Hilfe der Zange über die Flamme. Warten Sie, bis die Kohle richtig durchgeglüht ist, bevor Sie sie mit der Vertiefung nach oben im Sand absetzen und das jeweilige Räuchergut auflegen. Tun Sie dies zu früh, erstickt die Kohle möglicherweise und kann nicht vollständig glühen. Hilfreich ist es, wie beim Grillen auch, ein wenig Luft zuzufächeln, zum Beispiel mit einer Feder oder einem Stück Karton. Wenn Sie Harze verräuchern, reicht ein erbsengroßes Stück, bei Kräutern oder getrockneten Nadeln sollte es etwa 1 Teelöffel voll sein.

Auch hier gilt: Verwenden Sie keine künstlichen Duftstoffe! Besser sind Gewürze und Kräuter in Bio-Qualität (z. B. Salbei, Lavendel, Kardamom) und reine Harze ohne künstliche Zusatzstoffe (Bezugsquelle: z. B. www.labdanum.de). Im Handel werden allerdings fast ausschließlich orientalische Harze, allen voran Weihrauch angeboten. Deshalb ist die meiner Meinung nach beste Alternative: Machen Sie sich auf in den heimischem Wald zum Sammeln Ihres eigenen Räuchergutes! Unsere einheimischen Waldbäume bieten erstklassige reine sowie wohlriechende Harze und Nadeln mit herrlich duftenden ätherischen Ölen. Auf den folgenden Seiten stelle ich Ihnen eine ganze Reihe wertvoller »Räucher«-Bäume vor, die uns Harze und Nadeln in 1a-Qualität schenken.

DAS BRAUCHEN SIE:

- eine feuerfeste Schale oder einen Teller, mit Sand gefüllt (es entwickelt sich eine erstaunlich große Hitze, daher der Sand unter der Kohle); alternativ ein Räucheröfchen mit Siebeinsatz für das Räuchergut (im Fach- oder Internethandel erhältlich)
- spezielle Räucherkohle (im Fach- oder Internethandel erhältlich) sowie
- eine Zange
- eine Kerze
- das Räucherwerk

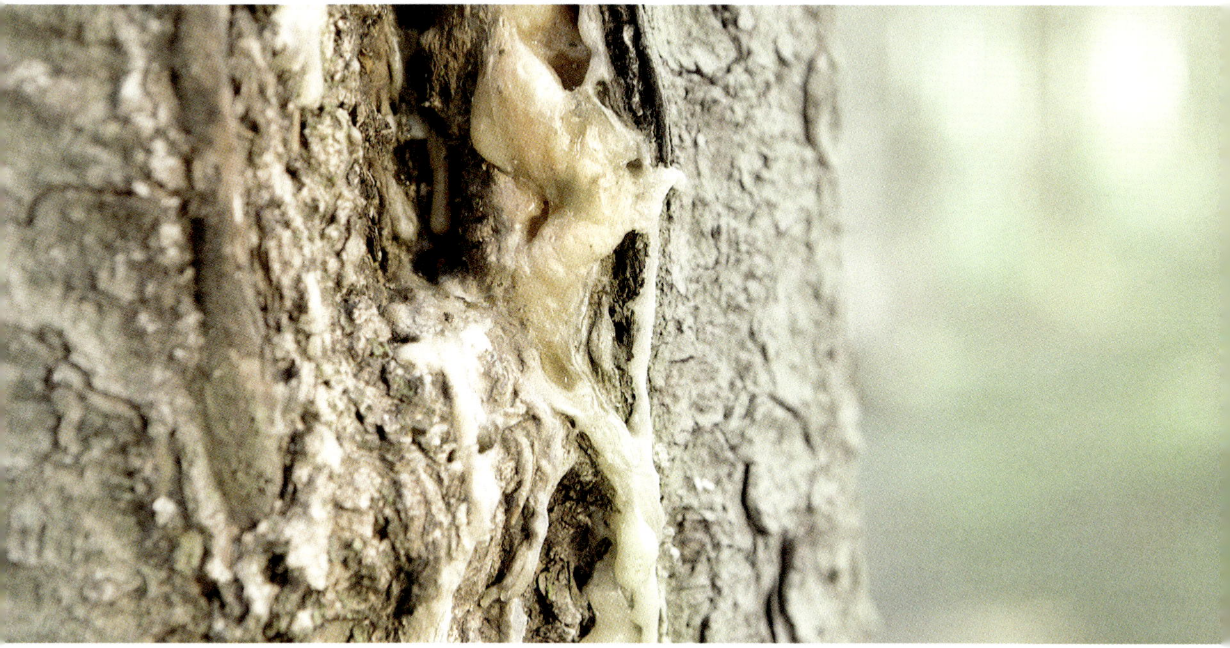

INFO

Achtung:
Stellen Sie die Schale nicht auf Holzflächen, es könnte sich ein Rand einbrennen. Eine Unterlage, zum Beispiel aus Filz, schützt Ihr Mobiliar.

Auch eine gute Idee:
Wenn Sie viel Harz gefunden haben, verwenden Sie es als natürlichen Anzünder für Ihren Kamin oder Kachelofen. Sind Sie Fan von Outdoor-Aktivitäten oder Survival-Ausflügen, kann Ihnen das Harz sehr hilfreich sein: Bei nassem Wetter bekommt man damit ganz schnell ein Feuer angezündet.

SAMMELHINWEISE HARZ UND NADELN:

Harz wird auch das Blut der Bäume genannt. Sind Nadelbäume verletzt, tritt als Schutzfunktion Harz aus. Es schließt und desinfiziert die Wunde und schützt das Innere des Baumes gegen Schädlinge und Eindringlinge wie Käfer und Pilzsporen.

Ganz wichtig ist daher: Legen Sie beim Sammeln bzw. Abkratzen nicht die Wunde des Baumes offen. Achten Sie vielmehr darauf, nur das überschüssige Harz wegzunehmen, welches von der verwundeten Stelle heruntergeflossen oder -getropft ist.

Das brauchen Sie zum Sammeln

♦ Plastiktüte: Das klingt wenig romantisch, ist aber unschlagbar praktisch, da das Harz sehr klebrig sein kann und Taschen sowie Kleidung stark verschmutzt.

♦ altes Messer oder Löffel: Zum Abheben der Harzstränge oder Tropfen bzw. Klumpen. Reservieren Sie es nur für diesen Zweck, denn es lässt sich meist nicht mehr vollständig reinigen.

Wann?

Harz ist zwar immer verfügbar, jedoch ist es im Winter leichter zu sammeln. Denn bei eher kaltem oder kühlem Wetter wird das Harz fest, klebt nicht so stark und lässt sich leichter von der Rinde lösen.

Möchten Sie Nadeln räuchern, empfehle ich Ihnen, nicht die Nadeln junger Triebe zu sammeln, sondern die ausgereiften

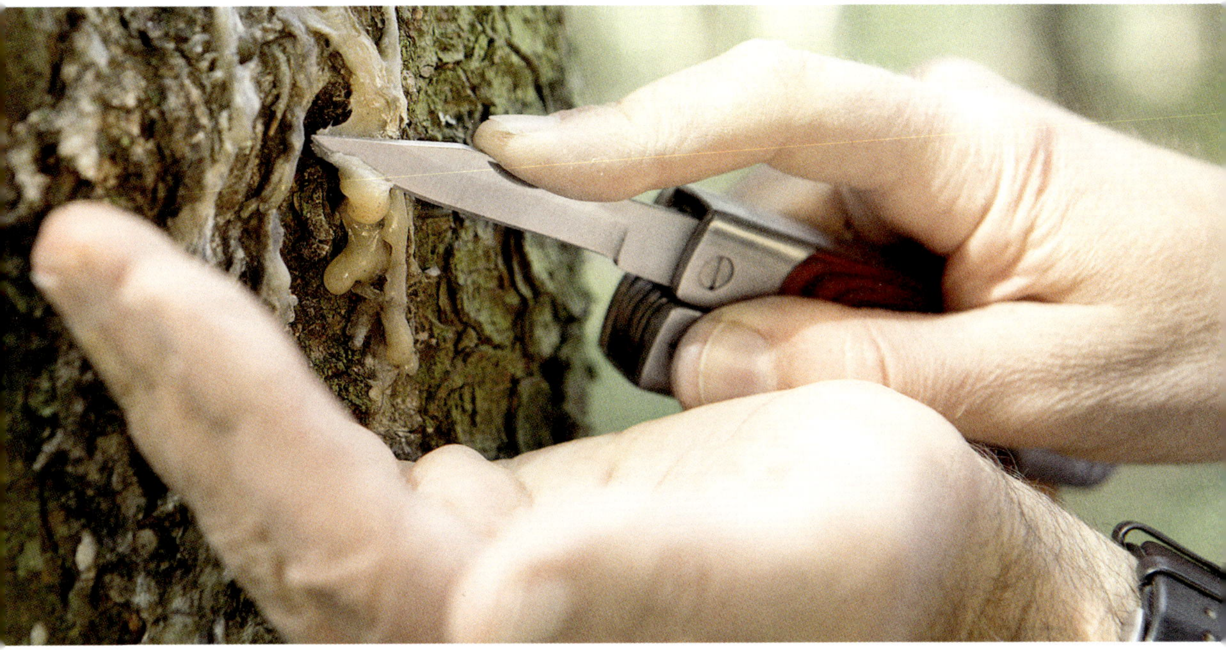

Nadeln, die ab Juli verfügbar sind. Diese enthalten weit mehr ätherisches Öl als weiche, frühlingshafte Nadeln.

Wo?

Eine gute Stelle zum Sammeln sind Holzlagerplätze. An den frisch gefällten Bäumen ist häufig Harz zu finden. Schauen Sie auch direkt im Wald, besonders dort, wo Waldarbeiten, Wegebau oder Fällarbeiten stattgefunden haben. An diesen Orten wurden im Zuge der Arbeiten mit Sicherheit umstehende Bäume verletzt. Diese Bäume schließen nun ihre Wunde, indem sie stark harzen. Das über die Verletzungen der Bäume hinauslaufende und herabgetropfte, also überschüssige Harz können Sie getrost einsammeln, ohne dem Baum damit Schaden zuzufügen.

Aufbewahrung

Trocknen Sie das Harz etwa 1 bis 2 Wochen auf der Fensterbank (Sonneneinstrahlung und Wärme aber vermeiden). Bewahren Sie es anschließend in einer kleinen Dose auf. Ich rate Ihnen, große Klumpen erst vor Gebrauch in kleine Stückchen zu brechen, da sonst ätherische Öle entweichen. Der Lagerplatz sollte relativ kühl und trocken sein.

Nadeln können Sie auf die gleiche Weise trocknen und in einer Tüte, einem Säckchen oder einer Vorratsdose aufbewahren.

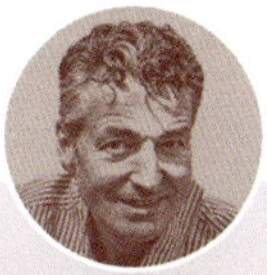

MEIN PERSÖNLICHER TIPP

Im Sommer ist das Harz aufgrund der Wärme klebriger. Belassen Sie es am besten in der Plastiktüte und legen es zu Hause mitsamt der Tüte ins Gefrierfach oder wenigstens über Nacht in den Kühlschrank. So wird es hart, und Sie können es leichter aus der Tüte entnehmen, sortieren und eventuell vorhandene Verunreinigungen wie Nadeln, Zapfenschuppen oder Rindenstückchen entfernen.

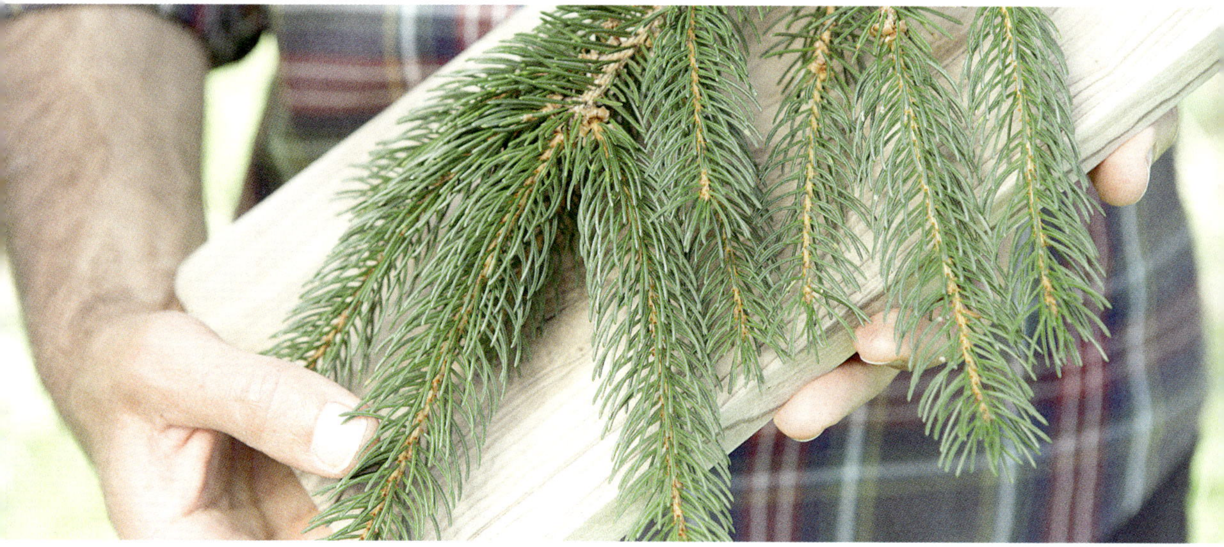

TIPP

Eine volksmedizinisch bewährte 7-Tage-Kur gegen Erkrankungen der Atemwege: Nehmen Sie täglich an 7 aufeinanderfolgenden Tagen eine reine Fichten-»Harzträne« (= Harztropfen) mit einem Glas Wasser ein. Auf stofflicher Ebene kann die Wirkung mit dem hohen Gehalt des Harzes an ätherischen Ölen erklärt werden.

RÄUCHERHARZE UND NADELN VON EINHEIMISCHEN NADELBÄUMEN – DIE EINZELNEN ARTEN IM PORTRÄT:

FICHTE

Die Fichte ist nach wie vor einer der häufigsten Waldbäume bei uns und aus diesem Grund am leichtesten, weil praktisch überall zu finden. Nähere Informationen zu dieser Baumart finden Sie im Kapitel über Genussmittel, S. 98.

Räucherwerk und Wirkung

Zwar lassen sich auch getrocknete Fichtennadeln gut räuchern, doch steht bei der Fichte hinsichtlich des wohltuend aromatischen Dufterlebnisses eindeutig das Harz im Vordergrund. Der Rauch des Harzes ist im Vergleich zu den Nadeln intensiver und »voluminöser«, er vermittelt innere Geborgenheit und Selbstsicherheit und hilft damit auch, alte Ängste zu überwinden.

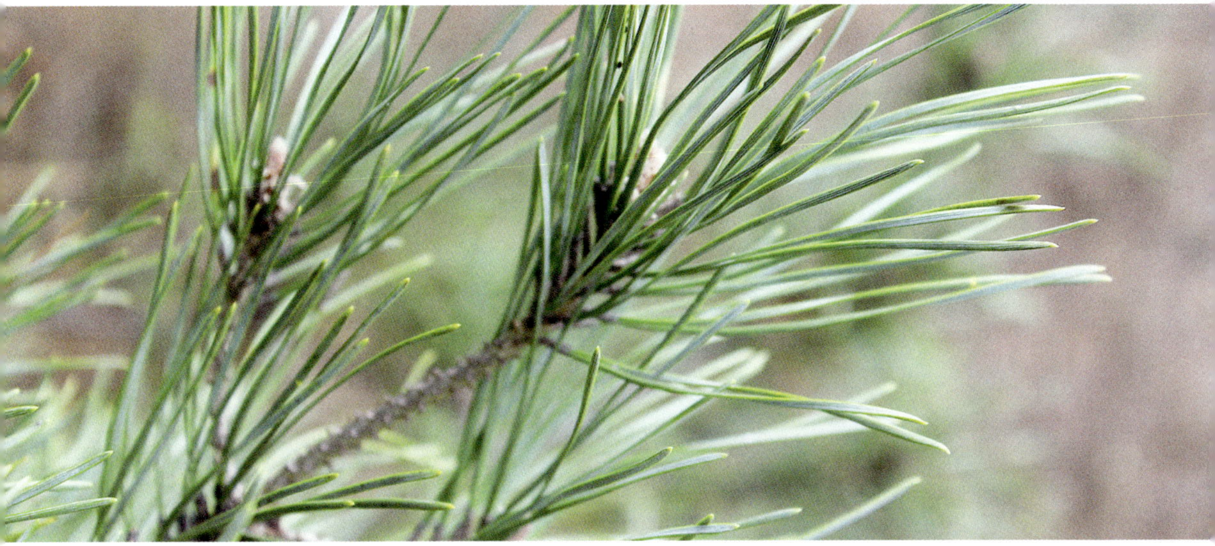

WALD-KIEFER (FÖHRE)

Sie ist neben der Lärche der harzreichste Baum im mitteleuropäischen Wald. Früher gab es den »Harzer« als echten Beruf. Sein »Brotbaum« und damit seine Erwerbsgrundlage waren die Föhren. Um das Harz zu sammeln, ritzten die Harzer Kiefernstämme an und sammelten das Kiefernharz in einem unter die Wunde am Stamm geklemmten Eimer. Harz war ein begehrtes Gut – es diente zur Herstellung von Farben und Klebstoff, als Abdichtungsmaterial im Schiffsbau sowie in Form von Kienspänen und Fackeln zur nächtlichen Beleuchtung von Räumen.

Auch das Harz und die Nadeln anderer Kiefernarten können Sie räuchern: Schwarzkiefer, im südöstlichen Österreich heimisch, aber auch in Deutschland und der Schweiz in geringem Umfang forstlich genutzt, vor allem aber in Gärten und Parks zu finden. Im Alpenraum findet man außerdem die Latschenkiefer und an der Baumgrenze in Höhenlagen von 1900–2200 m die charaktervollen Zirbelkiefern (auch Arven genannt). Diesen Bäumen sollten Sie auf jeden Fall sehr respektvoll gegenübertreten und sie schonend behandeln. Dies gilt natürlich prinzipiell für alle Bäume, doch im ganz besonderen Maße für diese Lebenskünstler im hochalpinen Bereich.

Räucherwerk und Wirkung

Der Rauch des Kiefernharzes schenkt innere Ruhe und eine vorausschauende Gelassenheit. Ferner werden Widerstandsfähigkeit, Ausdauer und Kraft gestärkt. Der Rauch getrockneter Kiefernadeln ist leichterer, ätherischer Natur. Ihm wird eine reinigende und belebende Wirkung zugeschrieben.

INFO

Ein Kienspan ist eine Art Mini-Fackel, ein kleines Stück harzgetränktes Kiefernholz, das in eine spezielle Halterung gesteckt und angezündet etwa 20 Minuten lang als Lichtquelle dient, bevor es verbrennt und erlischt.

TIPP

Bei Husten, Heiserkeit und Erkältung hilft ein Kiefern-Dampfbad: Dazu Nadeln und junge Zweige klein schneiden und in eine große Schüssel geben, mit kochendem Wasser übergießen und den aufsteigenden Dampf einatmen. Halten Sie dazu den Kopf über die Schüssel gebeugt und decken sich mit einem Handtuch ab.

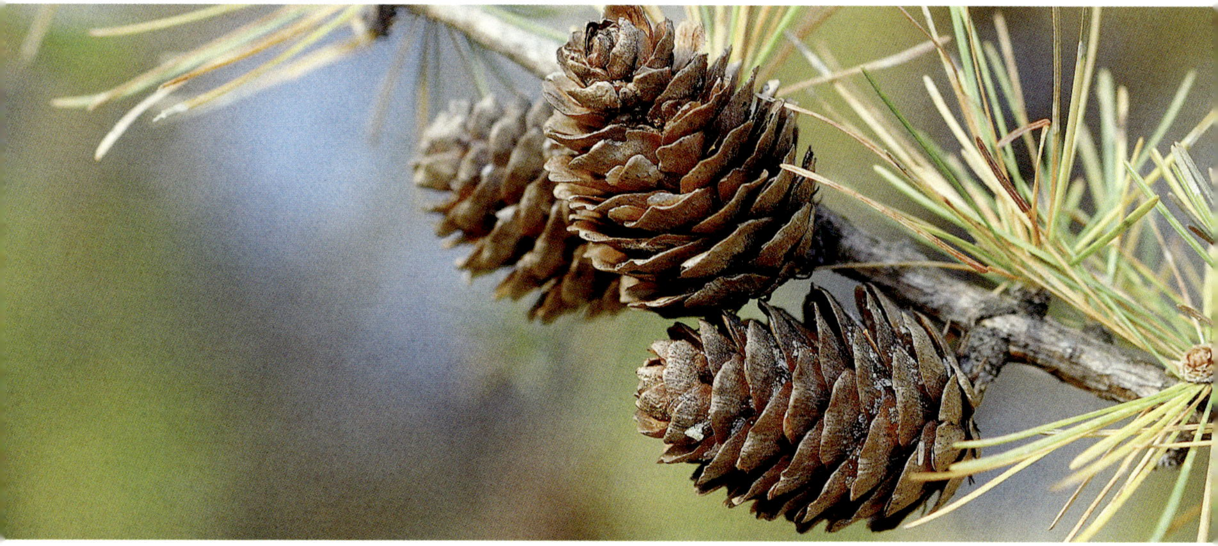

LÄRCHENHARZ-SALBE

Sie dient zur äußerlichen Behandlung von Ekzemen und Furunkeln. Die lokalen Abwehrkräfte werden durch die ätherischen Öle des sogenannten Lärchenterpentins stark angeregt, die Infektion breitet sich nicht weiter aus und kann abheilen.

(Quelle: Siegfried Bäumeler: Heilpflanzenpraxis heute, S. 262)

Herstellung: Erhitzen (nicht kochen!) Sie 1 Teelöffel Lärchenharz mit 1 kleinen Tasse Ghee (geklärte Butter) und 1 Esslöffel Olivenöl in einem kleinen Topf unter Rühren, bis sich alle Zutaten zu einer homogenen Masse vermischt haben. Füllen Sie die entstandene Salbe in einen Tiegel und lassen sie abkühlen.

LÄRCHE

Die Bergwälder an der oberen Waldgrenze sind auch die natürliche Heimat der Lärche. Hier bildet sie zusammen mit der Zirbelkiefer traumhaft schöne Wälder, ganz besonders im Herbst, wenn die goldgelb gefärbten Lärchen mit den dunkelgrünen Arven kontrastieren. Inzwischen findet man die Lärchen aber überall, sogar in norddeutschen Wäldern, da der schnellwüchsige Baum wertvolles und begehrtes Holz bietet und daher forstwirtschaftlich angepflanzt wurde. Die Lärche ist der einzige unserer heimischen Nadelbäume, der jedes Jahr seine Nadeln abwirft und im Frühling wie die Laubbäume neu austreibt. Das Harz dieser zähen und ausdauernden Hochgebirgsbäume ist besonders wert- und gehaltvoll. Die einjährigen Nadeln sind jedoch weicher als die der anderen Bäume, da sie nicht so viel Material in die kurzlebigen Nadeln investieren. Auch der Gehalt an ätherischen Ölen ist in den Nadeln geringer, da sie nicht über Jahre hinweg gegen Schädlinge und Fraßfeinde geschützt werden müssen. Aus diesem Grund sollten Lärchennadeln nicht Ihre erste Wahl beim Räuchern sein.

Räucherwerk und Wirkung

Das Harz der zähen Hochgebirgsbäume ist im Vergleich zu den sommergrünen, einjährigen Nadeln das eindeutig wertvollere und gehaltvollere Räucherwerk. Die Energie der Lärche hilft, das eigene Potenzial voll zu entfalten, indem sie das Selbstvertrauen stärkt und einem Mut macht, sich aufzurappeln, um sich für seine Ziele einzusetzen.

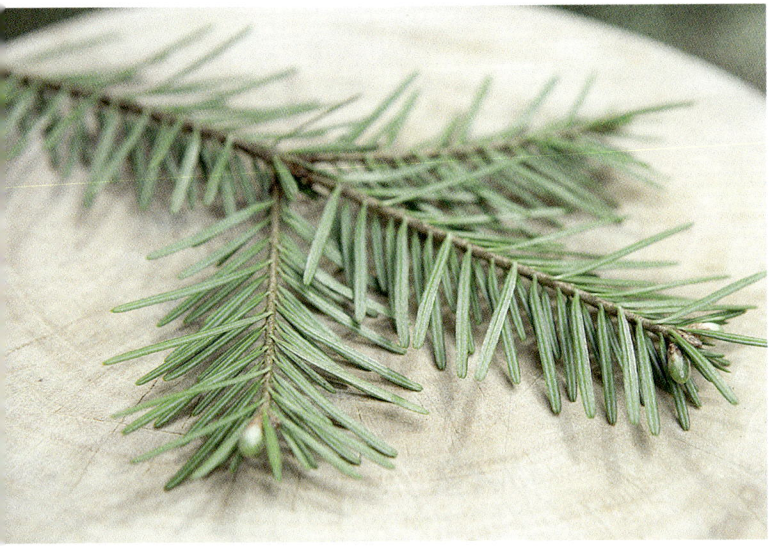

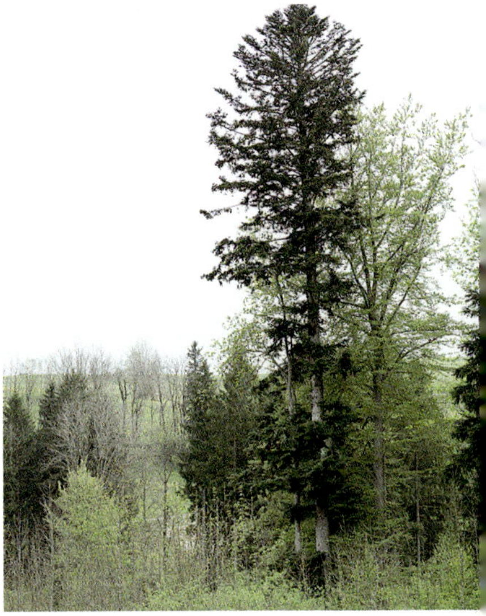

WEISSTANNE

Die Weißtanne ist, außer im Schwarzwald und im Voralpenland, ein seltener Waldbaum. Harz und Nadeln sind sehr gutes Räucherwerk, mit angenehm erfrischend-würzigem Duft. In jüngster Zeit wird der bis zu 40 m hohe, im Alter majestätische Baum mit seiner dann charakteristischen Schirmkrone auch im Waldbau wieder mehr geschätzt und angepflanzt. Die Weißtanne bildet ein sehr tief reichendes Wurzelwerk mit einigen wie Pfahlwurzeln nach unten reichenden Hauptwurzeln aus. Daher sind Tannen bei Sturm sehr viel standfester als Fichten.

Früher war die einheimische Weißtanne als edler Christbaum sehr begehrt (der gewöhnliche Weihnachtsbaum war die Fichte). Heute dominiert die aus dem Kaukasus stammende Nordmanntanne.

Räucherwerk und Wirkung

Im Fall der Weißtanne eignen sich sowohl die Nadeln als auch das Harz hervorragend zum Räuchern: Der Rauch getrockneter Tannennadeln wirkt sowohl reinigend und desinfizierend als auch auf unaufgeregte Weise belebend und erfrischend. Geräuchertes Weißtannenharz fördert darüber hinaus aufbauende und stärkende Prozesse.

TIPP

Ein Rezept aus der Volksmedizin: Kauen Sie ein erbsengroßes Harzklümpchen der Tanne (oder auch der Fichte) wie einen Kaugummi – das kräftigt das Zahnfleisch und schützt vor Parodontose.

(Quelle: Michael A. Vescoli: Der Keltische Baumkalender)

INFO

Mein Tipp zur Harzernte bei Tannen: Weißtannen bilden, wie alle anderen Tannenarten auch, am Stamm sogenannte Harzbeulen aus. Sticht man diese mit einem Taschenmesser an, kann man frisches, relativ flüssiges und noch sehr helles Harz aus der Beule herausdrücken.

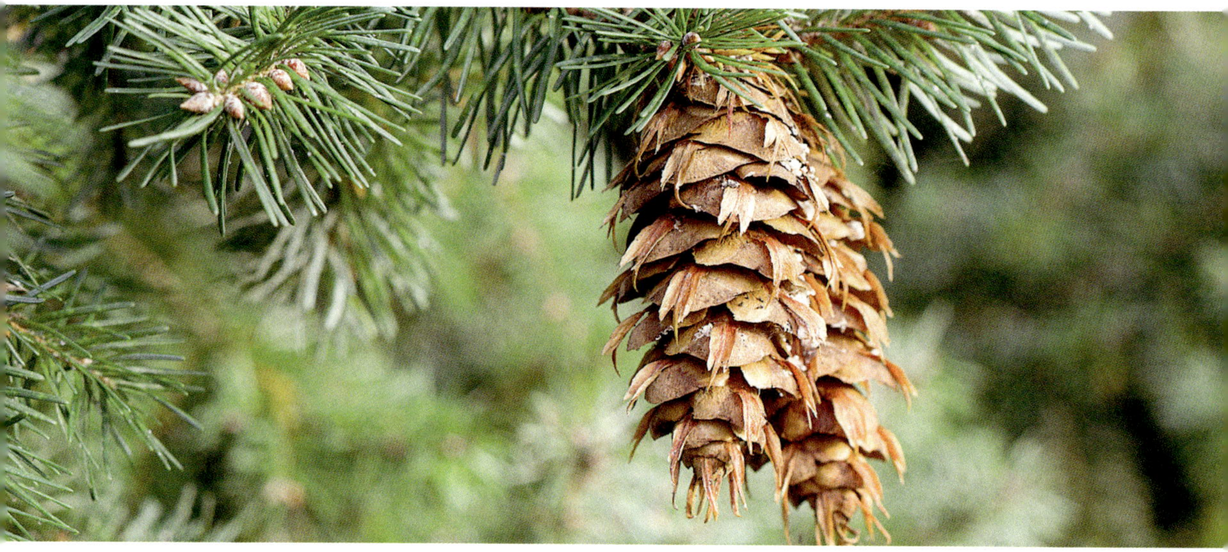

TIPP

SAUNA-AUFGUSS

Die perfekte Wellness- und Prophylaxe-Anwendung gegen Erkältungen: Machen Sie doch mal einen Saunaaufguss mit Nadeln und jungen Zweigen der Douglasie. Dazu etwa 750 g junge, dicht benadelte und in etwa 2 cm große Stücke geschnittene Zweige mit 3 Litern Wasser in einem großen Topf mit Deckel (!) 5 Minuten kochen. Im Anschluss noch mindestens 10 Minuten oder auch über Nacht abgedeckt ziehen lassen. Diesen Sud mit einer Schöpfkelle auf den Saunaofen geben. Er riecht wunderbar nach Orangenöl, befreit die Atemwege und wirkt angenehm entspannend.

DOUGLASIE

Die Douglasie stammt ursprünglich aus Nordamerika und findet heute in der Forstwirtschaft immer größere Verbreitung. Laut neuester Waldstatistik macht sie schon 1,5 % der Waldbäume in Deutschland aus. Kräftiger und schneller Wuchs und eine bessere Standfestigkeit als die Fichte sind wohl die Hauptgründe dafür. Für das Räuchern ist ebenfalls das Harz der Bäume geeignet, doch bei der Douglasie möchte ich Sie ganz besonders auf den geradezu überwältigend angenehmen Duft der Nadeln hinweisen. Diese duften beim Zerreiben nach Orangenöl! Daher sind die getrockneten Nadeln ein wunderbares Räucherwerk.

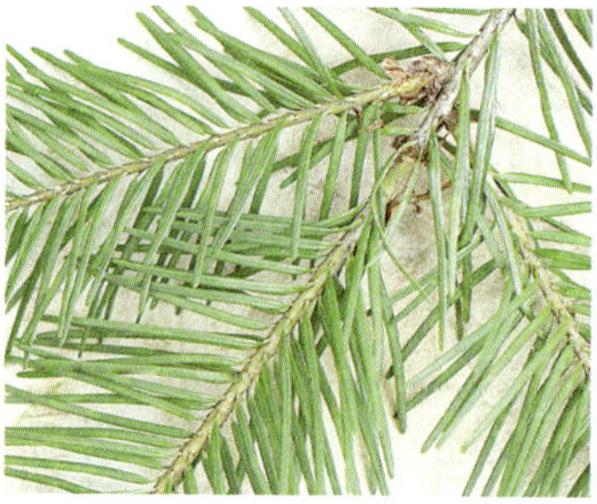

Douglasie

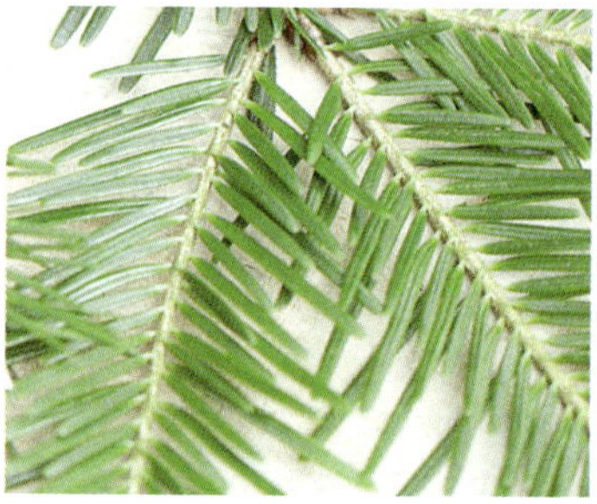

Weißtanne

Räucherwerk und Wirkung

Der Rauch von Douglasiennadeln eignet sich hervorragend zur Beduftung von Wohnräumen. Ich schätze dieses wunderbare Baumaroma vor allem in der Adventszeit sehr, da es eine angenehm wärmende, festliche Atmosphäre schafft, in der es sich gut und entspannt leben lässt.

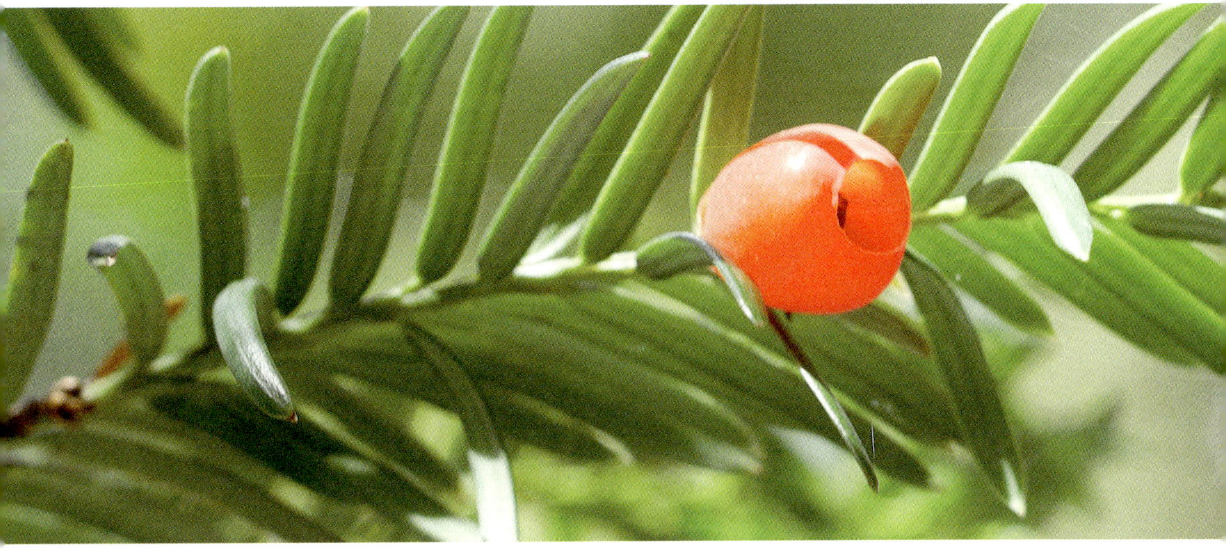

EIBE – GIFTIG!

Bitte merken Sie sich unbedingt: Die Nadeln der Eibe sind nicht zum Räuchern geeignet! Die Eibe ist stark giftig – dies trifft auf alle Teile des Baumes zu. Das Holz, die Wurzeln, Nadeln und Samen sind allesamt sehr – ja sogar tödlich – giftig. Der Baum ist zwar als Waldbaum selten, auf Friedhöfen und in Parks sowie in Gärten jedoch recht häufig anzutreffen. Er war fast ausgestorben, da das sehr harte und zähe Holz im Mittelalter für den Bau von Waffen, vor allem Armbrüsten, sehr begehrt war. Zudem verendeten immer wieder Pferde, nachdem sie von Eiben gefressen hatten. Erst in der Zeit der Industrialisierung wurde die Eibe als Zierbaum in Parks und herrschaftlichen Gärten wiederentdeckt und sogar zu einer Art Modebaum. Seither ist sie wieder oft in Siedlungsnähe anzutreffen, auch als Heckenpflanze und Formgehölz, da sie Rückschnitte geduldig hinnimmt und besonders regenerationsfreudig ist. Aber in Bezug auf das Sammeln und Räuchern: Finger weg! Sicherste Erkennungszeichen der Eibe sind: keine Zapfen, sondern leuchtend rote Beeren und charakteristische, abgeflachte Nadeln (siehe Tabelle der Erkennungsmerkmale im Folgenden).

DIE ERKENNUNGSMERKMALE DER VERSCHIEDENEN NADELBAUMARTEN IM ÜBERBLICK

BAUMART	NADEL-ART	NADELFORM UND -FARBE	BEFESTIGUNG AM ZWEIG	FRUCHT
Fichte	immergrün	0,5–2,5 cm lang, nur 1 mm breit, 4-kantig, spitz, dunkelgrün	rundum am Zweig, einzeln, mit braunem Nadelkissen	10–15 cm langer Zapfen, hängend
Wald-Kiefer	immergrün	3–7 cm, blaugraugrün, 1–2 mm breit, spitz	rundum am Zweig, in Paaren	ca. 4 cm große, ovale, aber spitz zulaufende Zapfen
Schwarzkiefer	immergrün	10–18 cm lang, 1–2 mm breit, sehr kräftig, etwas gekrümmt, sehr spitz, sehr dunkles Grün	rundum am Zweig, in Paaren	5–9 cm große, ovale, aber spitz zulaufende Zapfen
Zirbelkiefer (Arve)	immergrün	5–12 cm lang, 3-kantig, ziemlich gerade, derb, zugespitzt, nicht stechend	rundum am Zweig, in 5er-Bündeln	eiförmige, 5–8 cm lange Zapfen
Latsche	immergrün	2–8 cm lang, 1–3 mm breit, spitz, dunkelgrün	rundum am Zweig, in Paaren, sehr dicht stehend	ca. 3 cm große, runde Zapfen
Lärche	sommergrün, gelbe Herbstfärbung	1,5–3 cm lang, 0,5–0,9 mm breit; gerade gewachsen, hellgrün, weich	junge Zweige: Nadeln einzeln; ältere, verholzte Zweige: vielzählig in Büscheln	2–4 cm lang; dicke, ovale Zapfen

BAUMART	NADEL-ART	NADELFORM UND -FARBE	BEFESTIGUNG AM ZWEIG	FRUCHT
Weißtanne	immergrün	bis 3 cm lang, abgeflacht, 2–3 mm breit; Oberseite dunkelgrün, Unterseite 2 silbrig weiße Streifen	einzeln in 2 Zeilen am Zweig	10–18 cm langer Zapfen, walzenförmig, stehend
Douglasie	immergrün	1,8–3,5 cm lang, 1–1,5 mm breit; Oberseite mittelgrün, Unterseite 2 silbrige Streifen; beim Zerreiben: Orangenduft	einzeln am Zweig, dicht stehend, spiralig angeordnet	3–5 cm große, längliche Zapfen mit auffallenden Spitzen an den Schuppen
Eibe: giftig! Nicht zum Räuchern geeignet!	immergrün	1–3 cm lang, abgeflacht, 2–3 mm breit, spitz zulaufend; Oberseite dunkelgrün, Unterseite etwas heller	einzeln, sowohl in 2 Zeilen am Zweig als auch rundum	rote Beeren mit schwarzem Samen, keine Zapfen!

ZUM SCHLUSS

Nun haben Sie vermutlich den Wald und seine Pflanzenwelt einmal von einer ganz anderen Seite kennengelernt. Somit können Sie ab jetzt jeden Ausflug in unsere Urheimat mit spannenden Neuerkundungen für Ihr Wohlbefinden und Ihre Gesundheit verbinden. Ich kann Sie nur ermutigen und dabei unterstützen, mit Freude und Forschergeist »Ihren« Lieblingswald mit »Ihren« Lieblingspflanzen zu entdecken. Auf den nachfolgenden Seiten finden Sie dazu noch den einen oder anderen Hinweis darauf, wie Sie Ihr neu erworbenes, wildes Wissen noch weiter vertiefen können.

An dieser Stelle möchte ich allen an diesem Buchprojekt Beteiligten ein »herzliches Dankeschön« sagen! Namentlich erwähnen möchte ich besonders Frau Julia Bauer vom Redaktionsbüro Küchenzeile, die mir vor allem während der Sommersaison 2016 redaktionell zur Seite stand, Frau Silvia Vrablecova für die professionelle Projektleitung seitens des Verlages Droemer Knaur sowie meiner Assistentin Birgit Matz, die mir zuverlässig den Rücken frei gehalten hat.

Gerade heute, da wir mitten in einer multiplen kulturellen Krise leben, ist es meiner Ansicht nach sehr heilsam, wenn wir unsere Verbindung zur Natur und damit auch zu unserer eigenen Natur wiederentdecken und stärken. Mit diesem Buch habe ich versucht, Ihnen die Vorteile auf der persönlichen Ebene, meist gesundheitlicher und kulinarischer Art, näherzubringen. Doch auch gesamtgesellschaftlich gesehen ergeben sich hier wunderbare Chancen, schließlich eröffnet die Re-Integration der essbaren Wildpflanzen in unsere Alltagskultur völlig neue Perspektiven in Bereichen wie der Forst- und Landwirtschaft sowie der Umweltpolitik. So gesehen sind wir Sammler alle Teil eines umfassenden kulturellen Entwicklungsprozesses. Mit jedem Sammelspaziergang in der Natur und jedem Zubereiten und Genießen nehmen Sie teil an dieser kreativen Entwicklungsarbeit, gerade wenn Sie dies gemeinsam mit Freunden und Bekannten oder mit Ihrer Familie erleben. In diesem Sinne danke ich Ihnen für Ihr Engagement und grüße Sie herzlich

Ihr Markus Strauß

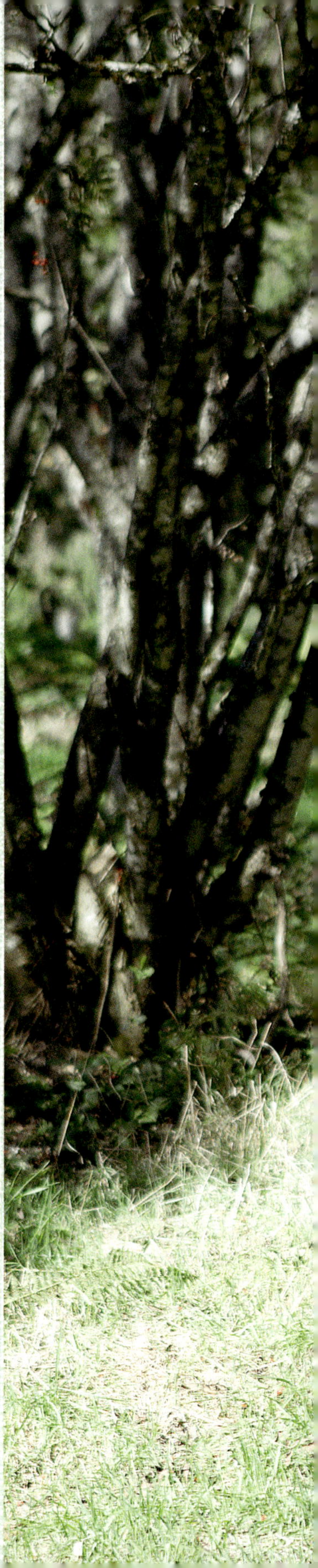

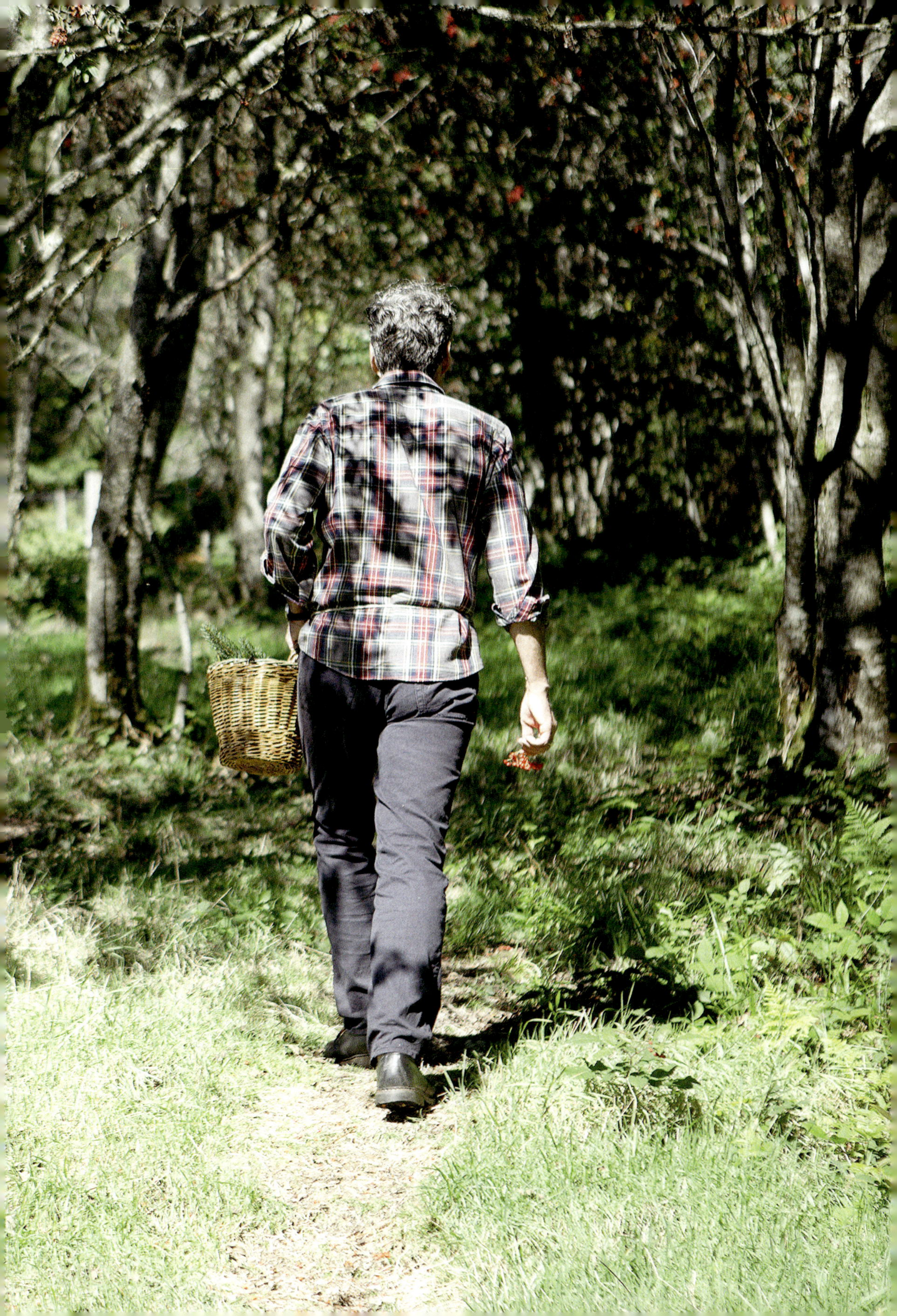

LITERATUR ZUM WEITERLESEN

Arvay, Clemens G.: *Der Biophilia-Effekt. Heilung aus dem Wald,* Edition a, Wien 2015

Bäumeler, Siegfried: *Heilpflanzenpraxis heute*, Urban & Fischer Verlag der Elsevier GmbH, München 2007

Franke, Wolfgang: *Nutzpflanzenkunde*, Thieme Verlag, 7. Auflage, Stuttgart 2007

Fuchs, Christine: *Räuchern mit heimischen Pflanzen*, Kosmos Verlag, Stuttgart 2013

Machatschek, Michael: *Nahrhafte Landschaft*, Böhlau Verlag, 3. Auflage, Wien 2007

Machatschek, Michael: *Nahrhafte Landschaft 2*, Böhlau Verlag, Wien 2004

Nedoma, Gabriela: *Knospen*, Freya Verlag, Linz 2014

Schilcher, Heinz: *Kleines Heilkräuter-Lexikon*, Hädecke Verlag, 2. Auflage, Weil der Stadt 1999

Strauß, Markus: *Die 12 wichtigsten essbaren Wildpflanzen*, Hädecke Verlag, 4. Auflage, Weil der Stadt 2013

Strauß, Markus: *Köstliches von Waldbäumen*, Hädecke Verlag, 6. Auflage, Weil der Stadt 2014

Vescoli, Michael A.: *Der Keltische Baumkalender*, Kailash, München 2009

BÜCHER DES AUTORS

Dr. Markus Strauß
Die 12 wichtigsten essbaren Wildpflanzen
Band 1 der Reihe »Natur & Genuss«
Hädecke Verlag, Weil der Stadt 2017
Überarbeitete und erweiterte Auflage
(30. Januar 2017)
ISBN 978-3-7750-0768-9

Dr. Markus Strauß
Köstliches von Waldbäumen
Band 2 der Reihe »Natur & Genuss«
Hädecke-Verlag, Weil der Stadt 2010
ISBN 978-3-7750-0585-2

Dr. Markus Strauß
Köstliches von Hecken und Sträuchern
Band 3 der Reihe »Natur & Genuss«
Hädecke-Verlag, Weil der Stadt 2011
ISBN 978-3-7750-0594-4

Dr. Markus Strauß
Köstliches von Sumpf- und Wasserpflanzen
Band 4 der Reihe »Natur & Genuss«
Hädecke-Verlag, Weil der Stadt 2013
ISBN 978-3-7750-0643-9

Dr. Markus Strauß
Die 12 besten Beeren aus Wildsammlung und aus dem Garten
Band 5 der Reihe »Natur & Genuss«
Hädecke-Verlag, Weil der Stadt 2015
ISBN 978-3-7750-0665-1

Dr. Markus Strauß
Wilder Mix
Grüne Smoothies & Desserts mit Wildpflanzen
Hädecke-Verlag, Weil der Stadt 2015
ISBN 978-3-7750-0689-7

Dr. Markus Strauß
Ernteplaner
Mit Natur & Genuss durchs Jahr
DIN-A2-Poster
Hädecke-Verlag, Weil der Stadt

Dr. Markus Strauß / Dr. Hilmar Burggrabe
»Trinkwasser & Säure-Basen-Balance« – Leben im Gleichgewicht
Dr. Markus Strauß / Dr. Hilmar Burggrabe
Verlag Naturaviva, Weil der Stadt 2009
ISBN 978-3-9354-0705-2

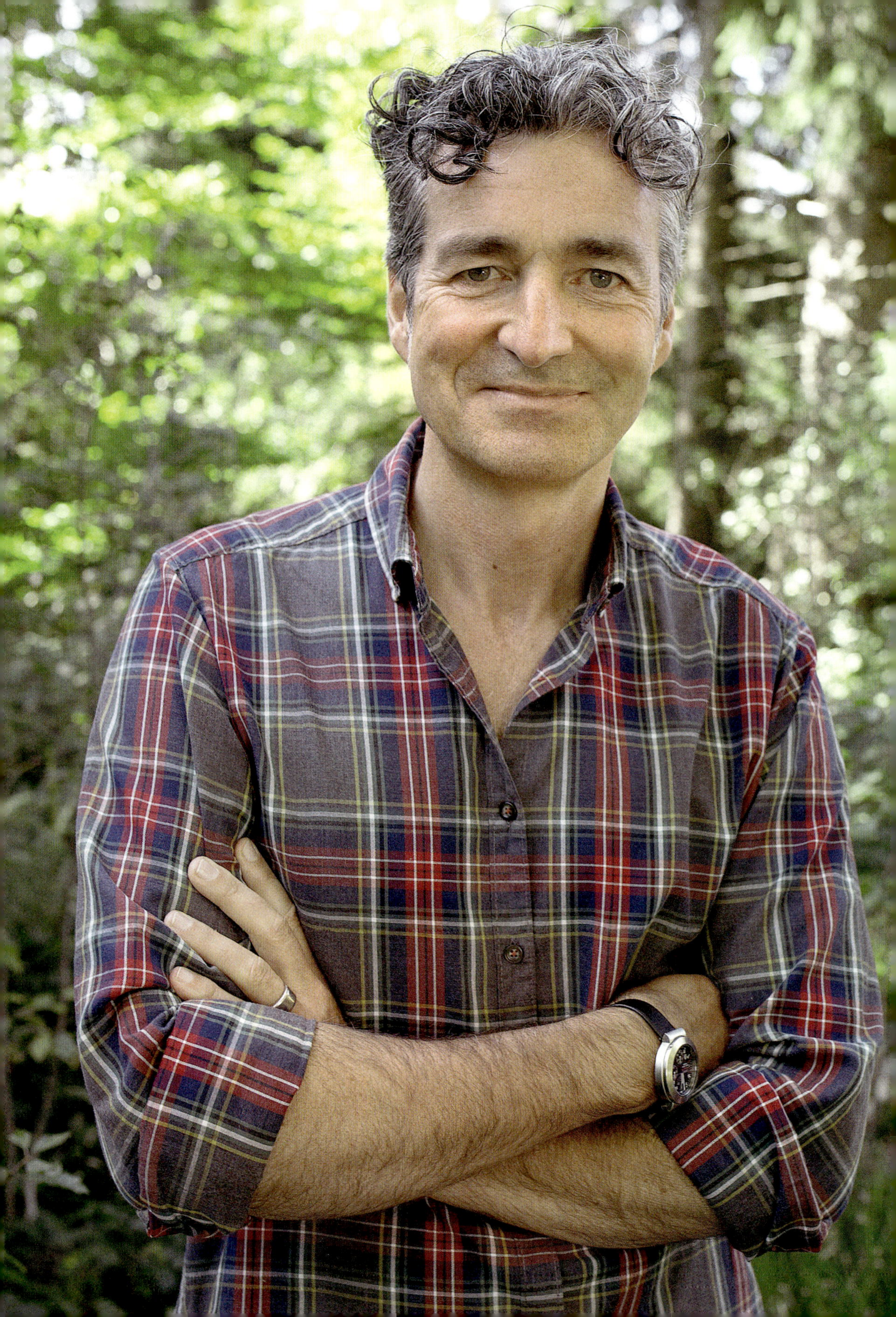

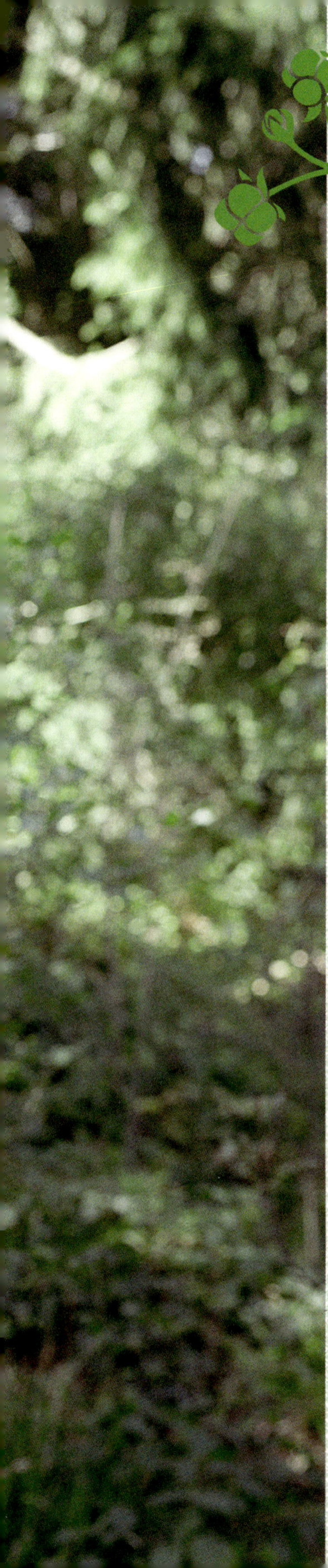

ÜBER DEN AUTOR

Dr. Markus Strauß ist in der Nähe des Bodensees geboren und aufgewachsen. In Heidelberg studierte er Geographie, Geologie sowie Biologie. Als wissenschaftlicher Mitarbeiter des Heidelberger Südasien-Instituts führten ihn Forschungsprojekte zu agrarökologischen Themen und kleinbäuerlicher Landwirtschaft nach Südamerika in die Anden, nach Indonesien und nach Nepal – darunter auch die Promotion über den ökologischen Teeanbau im Himalaja. Nach einigen Jahren in der freien Wirtschaft hat er während einer Auszeit auf einem Hof im Südharz die Selbstversorgung mit essbaren Wildpflanzen für sich entdeckt. Die wilde Kost wurde in Theorie und Praxis täglich erlebt und führte schließlich zu seiner Tätigkeit als vielfacher Autor, Dozent und Berater. Auf seine Initiative hin bietet die Weiterbildungsakademie der Hochschule für Wirtschaft und Umwelt Nürtingen-Geislingen (HfWU) bundesweit die berufsbegleitende Ausbildung zum »Fachberater für Selbstversorgung mit essbaren Wildpflanzen (HfWU)« an.

Nach einiger Zeit in Stuttgart lebt Markus Strauß privat nunmehr im Oberallgäu, sein Büro befindet sich allerdings weiterhin in Stuttgart. Mit zahlreichen Veröffentlichungen in namhaften Printmedien (unter anderem GEO Wissen und Natur) sowie Gastauftritten in verschiedenen Fernsehsendungen und bei Kongressen weckt Markus Strauß die Begeisterung für die heute in vielfacher Hinsicht sinnvolle Integration der essbaren Wildpflanzen in unsere Alltagskultur.

Sein Newsletter »Wildpflanzen aktuell« informiert regelmäßig über die jeweils aktuellen Sammelmöglichkeiten in der freien Natur und bietet darüber hinaus »wildes Fachwissen« in Form von Rezepten und Pflanzenporträts.

ADRESSEN & KONTAKT

Dr. Strauß
Leben mit der Natur

Leben mit der Natur:
www.dr-strauss.net

Stiftung EssbareWildpflanzenParks:
www.ewilpa.net

»Wildpflanzen aktuell« mit Sammelliste:
www.ewilpa.net/newsletter

Dr. Strauß auf Facebook:
www.facebook.com/DrMarkusStrauss

Dr. Strauß auf YouTube:
www.youtube.com

Wildpflanzenpulver, Bücher und Erntekalender:
www.simply-wild.de

LEHRGANG

ZERTIFIKATSLEHRGANG »FACHBERATER/IN FÜR SELBSTVERSORGUNG MIT ESSBAREN WILDPFLANZEN (HFWU)«

Seit 2013 bietet Dr. Markus Strauß zusammen mit der Hochschule für Wirtschaft und Umwelt (HfWU) die deutschlandweit erste und einzige Ausbildung auf Hochschulniveau im Bereich essbare Wildpflanzen an. Der Zertifikatslehrgang »Fachberater/in für Selbstversorgung mit essbaren Wildpflanzen (HfWU)« ist eine berufsbegleitende Weiterbildung, die sich schwerpunktmäßig an Berufe aus den Bereichen Gesundheit, Gartengestaltung, Gastronomie, Touristik, Wellness, Pädagogik und Erwachsenenbildung richtet. In Kombination von Theorie und Übungen »vor Ort« in der Natur werden die Vorgaben der Lehre an eine praxisnahe Ausbildung auf sinnvolle Weise erfüllt. Der Lehrgang vermittelt zudem die notwendigen Kompetenzen für eine Integration im jeweiligen beruflichen Umfeld.

Mehr Informationen dazu unter
www.hfwu.de/weiterbildung/weiterbildungkurse

oder unter
www.dr-strauss.net

WAF
Weiterbildungsakademie an der
Hochschule für Wirtschaft und Umwelt
Nürtingen-Geislingen e.V.

Hochschule für
Wirtschaft und Umwelt
Nürtingen-Geislingen

DIE STIFTUNG

Im Jahr 2015 hat Dr. Markus Strauß die Stiftung »EssbareWildpflanzenParks« – kurz EWILPA – initiiert und gegründet. Diese Stiftung zeigt zukunftsweisende Lösungen auf: In möglichst siedlungsnah gelegenen Landschaftsparks bietet ein EWILPA kostenfreie Sammelgelegenheiten für krautig wachsende Wildpflanzen, Wildgemüse, essbare Blüten und Blätter, Obst, Wildobst und Beeren, Nüsse, Waldbaumfrüchte und Pilze.

Darüber hinaus versteht sich ein EWILPA auch als Bildungsstätte und sozialer Treffpunkt, als Ort der naturnahen Erholung – und im Sinne des mittelalterlichen Allmende-Gedankens als sozialer Ausgleich in unserer Gesellschaft. Die Stiftung setzt sich für den Aufbau und den Betrieb von Sammelmöglichkeiten in ganz Deutschland ein. Fachkundige Paten betreuen die Parks vor Ort, leiten die Bildungsangebote und koordinieren die Arbeit der ehrenamtlichen Helfer. Der Pflegeaufwand im Vergleich zu landwirtschaftlichen Nutzflächen oder Urban-Gardening-Projekten ist dabei sehr gering. Ein Essbarer Wildpflanzenpark ist ein gesunder Weg, essbare Wildpflanzen täglich in unsere Alltagskultur zu integrieren.

Mehr Informationen dazu unter
www.ewilpa.net

Ewilpa
Stiftung

REGISTER REZEPTE

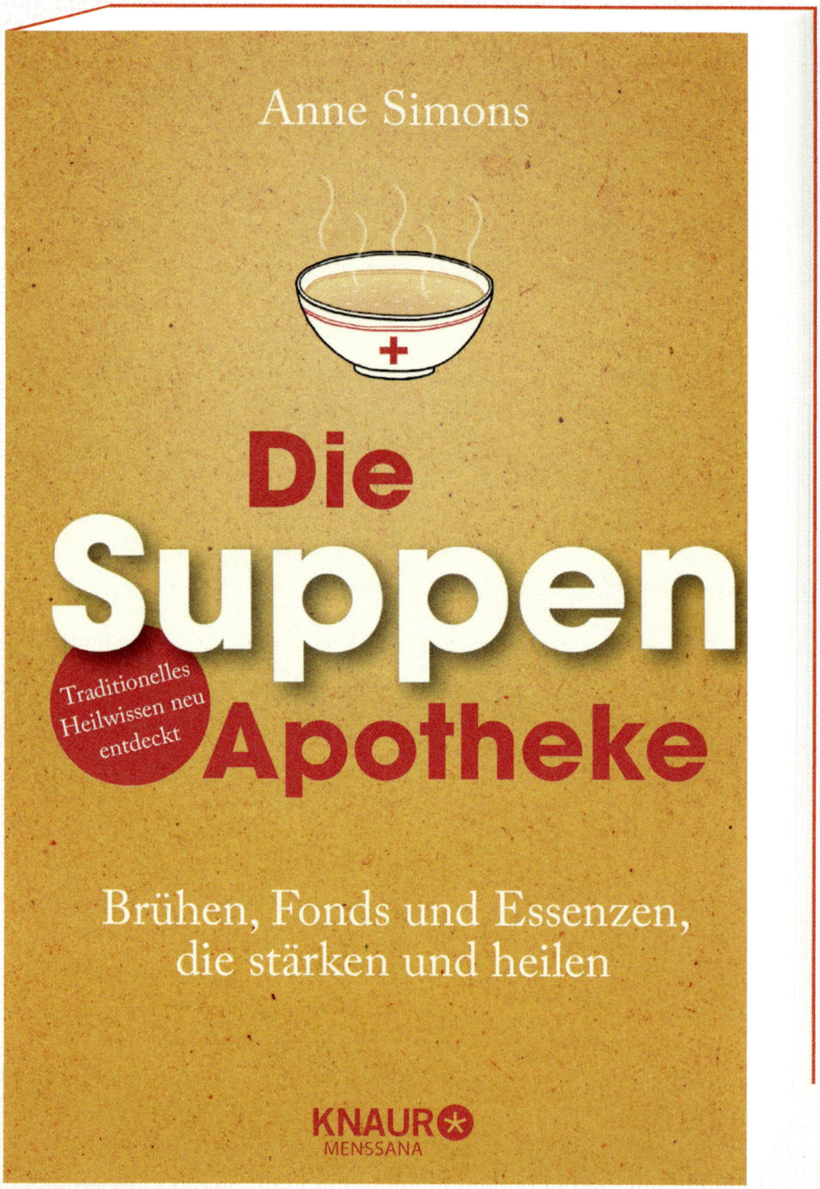

Anne Simons
Die
Suppen
Apotheke
Traditionelles Heilwissen neu entdeckt
Brühen, Fonds und Essenzen, die stärken und heilen
KNAUR
MENSSANA

Die wiederentdeckte Kraft der Suppen

Ob aus Knochen, Huhn, Meerestieren, Getreide oder Gemüse – schon die Großmütter wussten, wie heilsam natürliche Brühen sind. Ihre wertvolle Kraft besteht darin, den ganzen Organismus aufzubauen als auch Erkrankungen wie Allergien, Immunschwäche oder Hautprobleme effektiv zu bekämpfen. Die Gesundheitsexpertin Anne Simons vermittelt hier alles, was man über die Suppen wissen muss: von der Heilwirkung über die Anwendung bei gesundheitlichen Beschwerden bis hin zu Inhaltsstoffen und den besonders langen Kochzeiten.

Mit sechs Grundrezepten und zahlreichen Rezeptvariationen.

Anne Simons
Die Suppen-Apotheke
Brühen, Fonds und Essenzen, die stärken und heilen

978-3-426-65789-8

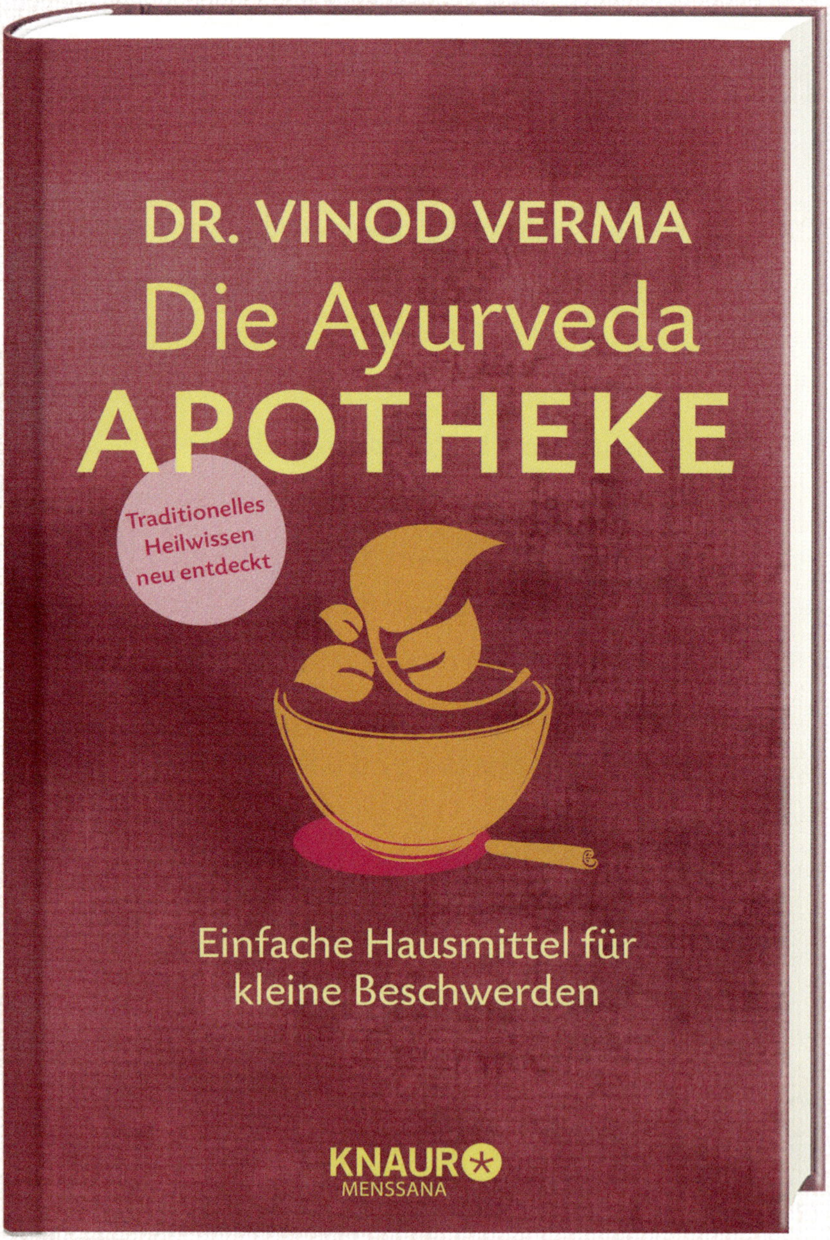
DR. VINOD VERMA
Die Ayurveda
APOTHEKE
Traditionelles
Heilwissen
neu entdeckt
Einfache Hausmittel für
kleine Beschwerden
KNAUR
MENSSANA

Heilen mit Ingwer, Zimt und Kardamom

Die international renommierte Ayurveda-Ärztin Dr. Vinod Verma stellt eine Hausapotheke mit ayurvedischen Kräutern und Gewürzen vor. Es werden nur Zutaten verwendet, die auch in der Küche benutzt werden und überall erhältlich sind. Mit den über 100 Heilrezepten lassen sich gängige Alltagsbeschwerden auf natürliche Weise heilen. Dazu gehören:

· Erkältungskrankheiten,
· Verdauungsprobleme,
· Hautkrankheiten,
· Kopfschmerzen oder
· Heuschnupfen.

Besondere Bedeutung haben Vorsorgeprogramme für Darm, Immunsystem und einen guten Schlaf, die im Ayurveda die Voraussetzung sind für eine stabile Gesundheit. Ein Extrakapitel bietet schnelle Hilfe bei Kinderkrankheiten.

Ein praktisches Nachschlagewerk zur Selbsthilfe.

Dr. Vinod Verma
Die Ayurveda-Apotheke
Einfache Hausmittel für kleine Beschwerden

978-3-426-65789-8

Bildnachweis:
Alle Fotos im Innenteil von **Maximilian Gall** außer:
Getty Images: S. 64 Sungmoon Han / EyeEm, S. 143 fotolinchen, S. 146 ra-photos, S. 150 Chris Murray, S. 154 Stefan Jansson; **Imago:** S. 33 Martin Werner, S. 163 nature picture library; **Mauritius Images:** S. 24 o. Fir Mamat / Alamy, S. 87 Frank Hough / Alamy, S. 115 Zoonar GmbH / Alamy, S. 165 Frank Teigler/Hippocampus Bildarchiv / Alamy, S. 167 Frank Teigler / Hippocampus Bildarchiv / Alamy, S. 169 Florapix / Alamy; **Picture Alliance:** S. 92 zb / Sandra Neuhaus, S. 93 blickwinkel / H. Schmidbauer, S. 132 blickwinkel / McPHOTO, S. 166 Arco Images GmbH; **Shutterstock.com:** S. 7, 72 agrino, S. 17 Glock, S. 22 Aleksey Stemmer, S. 23 roundstripe, S. 24 u. Kuttelvaserova Stuchelova, S. 25 Mny-Jhee, S. 26 Irina Kozorog, S. 30 LeicherOliver, S. 31 roundstripe, S. 32 re. Guentermanaus, S. 32 li. Llaszlo, S. 34 Robert Mertl, S. 51 Tibesty, S. 56 marina kuchenbecker, S. 57 Aleksander Bolbot, S. 58 Adnan Vejzovic, S. 59 ArgenLant, S. 60 TonelloPhotography, S. 63 Sea Wave, S. 65 LFRabanedo, S. 66 patjo, S. 68 DrimaFilm, S. 71 Matej Kastelic, S. 74 Wiktory, S. 77 Sergei Gorin, S. 81 Henrik Larsson, S. 83 SusaZoom, S. 98 Gucio_55, S. 101 Studio Wonders, S. 105 Sergei Mishchenko, S. 107 Alex Alekseev, S. 125 tanja-vashchuk, S. 127 ChWeiss, S. 130 LeOPL, S. 131 francesco de marco, S. 134 Perutskyi Petro, S. 142 Vaclav Mach, S. 144 Valentyn Volkov, S. 151 Seqoya, S. 153 schankz, S. 158 Manfred Ruckszio, S. 159 Maren Winter, S. 160 Nailia Schwarz, S. 161 Smileus, S. 164 Bildagentur Zoonar GmbH, S. 171 vvoe, S. 172 Bildagentur Zoonar GmbH, S. 174 Grezova Olga, S. 176 Manfred Ruckszio, S. 187 Olha Solodenko, S. 188 Geo-grafika, S. 190 srekap, S. 191 JeanRee; S. 35, 89, 173 **Birgit Matz**; S. 157 **www.birken leder.de**; S. 180, 182, 183 **LAB.DANUM** – Die Räuchermanufaktur, Fotograf: Roberto Bulgrin
Illustrationen: Hintergrund-Muster: arigato ; Blätter mit Dolden: MSSA ; Blätter mit Beeren: agrino; Besteck, Schraubgläser: Claudia Sanna

Besuchen Sie uns im Internet:
www.mens-sana.de

FSC
www.fsc.org
MIX
Papier aus verantwortungsvollen Quellen
FSC® C004592

Aus Verantwortung für die Umwelt hat sich die Verlagsgruppe Droemer Knaur zu einer nachhaltigen Buchproduktion verpflichtet. Der bewusste Umgang mit unseren Ressourcen, der Schutz unseres Klimas und der Natur gehören zu unseren obersten Unternehmenszielen. Gemeinsam mit unseren Partnern und Lieferanten setzen wir uns für eine klimaneutrale Buchproduktion ein, die den Erwerb von Klimazertifikaten zur Kompensation des CO_2-Ausstoßes einschließt. Weitere Informationen finden Sie unter: www.klimaneutralerverlag.de

Originalausgabe 2017
© 2017 Knaur Verlag
Ein Imprint der Verlagsgruppe Droemer Knaur GmbH & Co. KG, München.
Alle Rechte vorbehalten. Das Werk darf – auch teilweise – nur mit Genehmigung des Verlags wiedergegeben werden.
Text unter Mitwirkung von Julia Bauer, redaktionsbuero-kuechenzeile.de, Berlin
Redaktion: Désirée Schoen
Covergestaltung: atelier-sanna.com, München
Coverabbildung: Umschlag Vorderseite: Maximilian Gall, außer oben links SusaZoom / Shutterstock.com, unten rechts Jaye-Thompson / Shutterstock.com
Umschlag Rückseite: links Wiktory / Shutterstock.com, rechts Maximilian Gall
Layoutgestaltung: atelier-sanna.com, München
Druck und Bindung: APPL, aprinta druck, Wemding
ISBN 978-3-426-65804-8

6 5 4 3